心と体をゆたかにする

マインドエクササイズの証明

Altered Traits

Science Reveals How Meditation Changes Your Mind, Brain, and Body

ダニエル・ゴールマン
Daniel Goleman

リチャード・J・デビッドソン
Richard J. Davidson

藤田美菜子 訳

Altered Traits
Science Reveals How Meditation Changes Your Mind, Brain, and Body

By Daniel Goleman and Richard J. Davidson

目次

1 深い道、広い道

ある晴れた秋の朝。ペンタゴン（訳注：アメリカ国防総省）で勤務中のスティーブ・Z中佐は「尋常でない轟音」を耳にした。次の瞬間、瓦礫と化した天井が頭上を舞ったかと思うと、スティーブの上に降りそそいだ。スティーブは床に叩きつけられ、気を失った。二〇〇一年九月一一日、一機のジェット旅客機がその巨大な建造物に体当たりを食らわせたのだ。それも、スティーブのオフィスからすれすれの場所に。

スティーブは瓦礫に埋もれていたおかげで、機体の爆発によって放たれた炎の玉がむき出しのオフィスを駆けめぐっても命を落とさずにすんだ。脳震盪を起こしてはいたものの、四日後には仕事に復帰し、熱に浮かされたように夜を徹して働いた。午後六時から午前六時まで。アフガニスタンでは日中にあたる時間だ。そしてまもなく、志願してイラクで一年間の任務に就くことになった。

「私がイラクに行ったのは、ワシントンの記念公園ですら、おちおち歩き回ることもできなくなったからです。どうしてもびくびくしてしまうし、周囲の人間の目が気になってしかたがない。警戒しっぱなしでした」とスティーブは回想する。「エレベーターに乗ることもできませんでした。渋滞につかまって車の中に閉じ込められているような気分になるんです」

スティーブの症状は、典型的な心的外傷後ストレス障害（ＰＴＳＤ）だった。やがて、自分ひとりでは解決できないことを悟ったスティーブは、心理療法家の手を借りることになり、それはいまも続いている。心理療法家はマインドフルネスを試してみるよう、ゆっくりとスティーブを説得していった。

マインドフルネスについてスティーブはこう述懐している。「自分でも何かできることがあるというのがよかったですね。ずっと落ち着いた気持ちになれるし、ストレスを感じることも少なくなりました。神経過敏ではなくなったというか」。さらにマインドフルネスの実践を重ね、そこにラビングカインドネス（慈愛の瞑想）も取り入れ、瞑想の合宿にも通うことで、ＰＴＳＤの症状は徐々におさまり、発作の頻度も減っていった。いまでもいらだちや不安に襲われることはあるが、それがいつどのように襲ってくるかを感知できるようになったという。

スティーブの体験談は、瞑想の力を証明する心強い味方だ。著者である私たちは成人してからずっと瞑想を習慣にしてきたし、スティーブ同様、瞑想の実践が数限りない効能をもたらすことを実感している。

しかし、科学の世界に身を置く者として、私たちは、ここで立ち止まらなければならない。実際のところ、瞑想の奇跡として数えられている効能のすべてが、厳密な科学的検証に耐えられるわけではないのだ。そこで私たちは、瞑想が何に対して効力を持ち、何に対して効力を持たないのかを見定める作業に取りかかることになった。

あなたが瞑想について知っていることの中には誤りもあるだろう。一方で、真実なのに知らないことだってあるはずだ。

スティーブの話について考えてみよう。これと似たようなエピソードは無数の人々によって際限なく語られてきた。彼らは皆、マインドフルネスのような瞑想法に心の安らぎを見いだしたと話す。これは何もＰＴＳＤに限った話ではなく、文字どおり、あらゆる心の病気について聞かれることだ。

それでも、古代から伝わる瞑想の系譜の中で、マインドフルネスは本来、そのような治療を目的としたものではなかった。この方法が現代人の心の不安を取り除くために用いられるようになったのは、ごく最近のことにすぎない。一部の人々が今日まで受け継いできた見方に従うなら、マインドフルネスのそもそもの狙いは人間の心を深く探求することにあり、その探求を通じて人間のあり方そのものを根本から変えることなのである。

一方で、スティーブのトラウマ克服にマインドフルネスが一役買ったときのような、瞑想の実際的な利用法も、広く浅く人々の関心を捉えている。広い道から瞑想の世界に近づくことはたやすい。だからこそ、大勢の人々が日常の中に少しだけ瞑想を取り入れようとしてきた。

つまり、瞑想にはふたつの道があるということだ。深い道と広い道。このふたつはよく混同されるが、実はまったく異なっている。

深い道の瞑想はふたつのレベルに分けられる。もともとの純粋な形は、たとえば古く東南アジアで実践されていた小乗仏教の伝統や、チベットのヨギ（ヨガ行者）たちのあいだに見られるものだ（ヨギたちが示した驚くべきデータについては、11章で見ていきたい）。この最も密度の高い瞑想をレベル1と呼ぶことにする。

次にレベル2。仏僧やヨギたちのように瞑想を生活の一部とするのではなく、もっと西洋人にも取り入れやすいようにアレンジした形がこれだ。アジアの原典から、異文化の人間には取り入れにくい要素を省略したものが、このレベル2の瞑想ということになる。

この先は、広い道の話になる。レベル2をさらに推し進めて、瞑想から宗教の要素をふるい落とし、より間口を広くとったものがレベル3だ。マインドフルネス・ストレス低減法（MBSRという呼称がよく知られている）が、これに相当するだろう。MBSRは、私たちのよき友人であるジョン・カバットジンによって開発されたものだが、いまや多くのクリニックやメディカルセンターで指導されているのはもちろん、その裾野はますます広がってきている。さらに、超越瞑想（TM＝Transcendental Meditation）をこのレベルに加えてもいいだろう。古典的なヒンドゥーのマントラを、実践しやすくアレンジして現代社会に取り入れようとするものだ。

ここからさらに間口を広げたものがレベル4ということになるが、これは当然のことながら最も薄められた形の瞑想で、それだけに誰にでも手が出しやすい。勤務中のマインドフルネス、瞑想アプリを使った短時間のマインドフルネスといった現在のブームは、このレベルの典型的な例だ。

加えて、ゆくゆくはレベル5が登場するだろうと私たちは予想している。いまはまだちっぽけな存在だが、時間とともに勢いを増し、広く普及していくはずだ。科学者たちが他のすべてのレベルを研究することで蓄積してきた知識が集結し、イノベーションを起こし、各方面へ応用され、これまで以上に幅広い恩恵をもたらすことになるだろう。その潜在的な力については、最終章で見ていきたい。

私たちが最初に瞑想に出合ったとき、レベル1の瞑想に見られる、人を根底から変容させずにはおかないその力に魅せられた。ダン（ダニエル）は、大学院生時代とその直後の二年間をインドとスリランカで過ごし、もっぱら古代の文献を研究し、そこに書かれている瞑想法を実践した。一方、リッチー（リチャード）も、ダンに続いてアジアに長期間滞在し、同様に都会の喧騒から離れた場所で瞑想に励み、瞑想学者との面会を重ねた。最近では、ウィスコンシン大学の自身のラボで、第一級の瞑想家の脳をスキャンする研究を続けている。

私たち自身が実践する瞑想は主にレベル2のものだ。しかし当初から、レベル3やレベル4の

「広い道」もまた、私たちにとって大事なものだったし、それはいまも変わらない。アジアの師匠たちから言われたのは、瞑想がなんらかの形で苦痛を緩和することに役立つならば、それはあらゆる人々に差し出されるべきものであって、精神世界の探求者が独占してよいものではない、ということだった。私たちはその提案を受け入れて、博士論文では瞑想がどのように人間の認知機能と感情にポジティブな影響を及ぼすかを研究することになった。

本書で語られるストーリーは、私たちの個人的ないしは職業的な遍歴を反映したものだ。私たちはハーバードの大学院で出会った一九七〇年代から、親しい友人として、また瞑想科学の共同研究者としてつき合い、その間、この精神修練法を実践してきた（とはいえ、ふたりともすっかりマスターしているとは到底言えない）。

私たちは心理学者として訓練を重ねてきたが、本書を書くにあたっては、その他の補助的なスキルも活用している。ダンはニューヨーク・タイムズ紙に一〇年以上にわたって寄稿している経験豊かな科学ジャーナリストだ。神経科学者でもあるリッチーは、ウィスコンシン大学の〈健やかな心センター（Center for Healthy Minds）〉の創設者であり、現在も同センターの責任者である。さらに、同じくウィスコンシン大学のワイズマンセンターで脳イメージングの研究を指揮している。同研究所にはｆＭＲＩ（磁気共鳴機能画像法）、ＰＥＴスキャナ、最新鋭のデータ解析プログラム群が完備されており、この仕事には欠かせない、膨大な計算をこなすためのサーバが何百台も設置されている。リッチーの研究チームには一〇〇人以上の専門家が名を連ね、その研究領域は精神医療、統計学、コンピュータ科学、神経科学、心理学と幅広い。さらに、伝統的な瞑想法について研究をおこなっている学者たちも所属する。

ふたりの著者が一冊の本を書くとなれば、時に折り合いをつけるのに苦労することもある。実際、私たちにもそういう瞬間はあった。けれども、共同執筆がどのような困難をもたらそうと、ともに仕事をすることの純粋な楽しさに比べれば大したことでもなかった。私たちは何十年にもわたって親友ではあったが、こと仕事に関しては、たいていは別々に活動してきたからだ。本書はそんな私たちをふたたび引き合わせ、ともに過ごす喜びを思い出させてくれた。

だからいま、あなたが手にしているこの本は、私たちが書きたいと望みながらも、これまで果たすことのできなかった本なのである。説得力をもって私たちのアイデアを語るための科学的手法やデータは、最近になってようやく充実してきた。はちきれんばかりに材料を抱え込んだいま、喜んでこれを世に提供したいと考えている。

いま、私たちは意義のある使命を分かち合っており、その感覚がまたふたりの喜びの源泉になっている。私たちが目指すのは、ふたりの対話によって瞑想を抜本的に解釈し直すことだ。実際のところ、瞑想にはどんな効力がある（もしくはない）のか。そして、いつの時代も瞑想家が目指すべき真の目標とはなんなのか。

深い道

一九七四年の秋にインドから帰国してハーバードに戻ったリッチーは、ある日、精神病理学のゼミに出席する。その頃のリッチーは髪を長く伸ばし、色とりどりの紐で編んだ帯をベルトがわりにするなど、当時のマサチューセッツ州ケンブリッジの時代精神を反映したファッションで決めていた。そんなリッチーを教授は意味ありげに一瞥して、「統合失調症を診断する決め手のひとつは、妙な服装をしていることだ」と言いはなった。リッチーは唖然とした。

さらに、指導教官であるハーバードの教授に学位論文のテーマを瞑想に絞りたいと告げたところ、すぐさま冷ややかな返事が返ってきた。「もし本気なら、学者としての未来はないぞ」

ダンのほうは、マントラを用いた瞑想の効果について研究を進めていた。これを耳にした臨床心理学の教授は、疑わしげにこう質問してきた。「マントラというのは、強迫観念に取り憑かれた患者が口にする『くそっ、くそっ、くそっ』といったうわ言と、どう違うのかね？」[1]。これに対してダンは、精神病理学的に見れば、そうした罵倒の言葉は非自発的なものであり、それに対して、黙してマントラを唱えることは意識を集中するための自発的で意図的な工夫なのだと説明したが、教授の理解を得ることはできなかった。

こうした反応は、私たちが大学院のお偉方から受けた抵抗の典型的なものだ。彼らは人間の意識を取り扱う研究に対しては、それがなんであれ、いかがわしいものと決めてかかる習慣をいまだに捨てていなかった。おそらくは、ティモシー・リアリーとリチャード・アルパート（別名ラム・ダス）が中心になって引き起こした悪名高い事件をきっかけに、言わばマイルドなPTSDを患っていたのだろう。リアリーとアルパートの指導のもと、ハーバードの学生らが幻覚剤を使った人体実験をおこなって大騒動を巻き起こし、ふたりの教授が私たちの研究科から追放されたことは広く知れわたっていた。私たちが研究科に入る五年ほど前の出来事だったが、その残響はまだ消えていなかったのだ。

学問上の指導者たちは、私たちの瞑想研究を先のないものと見なしていたが、本人たちは、瞑想には見逃すわけにはいかない重要性があることを直感していた。私たちは壮大なアイデアを思い描いていた。瞑想とは、心に一時的な快の状態をもたらすだけのものではない。そこから生じる永続的な質の変化に、瞑想の真価はあるのだと。

瞑想を実践することによって生じる新しい脳の性質のことを「変性特質（Altered Traits）」と呼ぶことにしよう。この性質は、瞑想を実践していないときでも保たれる。瞑想のあいだや瞑想の直後ばかりでなく、日常全般において人間がどうふるまうかを方向づけるものだ。

私たちは、これまでのキャリアを通じてこのコンセプトを追求しつづけ、その全容を解明するために協力し合ってきた。まずはダンが数年間のインド暮らしで、アジア発祥の、精神を変性させる修行を観察すると同時に実践してきた。その後ダンはアメリカへ帰国し、瞑想がもたらす有益な変化や、それを達成するために古代から採用されてきた作業モデルを現代の心理学に生かそうと試みたが、この点についてはあまり成功したとは言えない。

リッチーも独自に瞑想の経験を積むことで、「変性特質」の理論を支える科学的知見を何十年にもわたって鍛えあげてきた。いまやリッチーの研究チームは豊富なデータを蓄積し、単なるおとぎ話で片づけられかねない理論の信用性を高めている。さらに、瞑想神経科学という産声を上げたばかりの分野の先頭に立って研究をおこなうことで、次世代の科学者たちを育ててきた。彼らはリッチーが築いた成果の上に新たなデータを積み重ねている。

いま、瞑想の「広い道」をめぐる熱狂が津波のように押し寄せたことで、もうひとつの「深い道」がしばしば見失われてしまう事態が起きている。それでも「深い道」こそが瞑想の真の目的へと至る道であることに変わりはない。これから見ていくように、瞑想の注目すべき効果とは、健康増進やパフォーマンス向上ではなく、むしろ、人間をより良い特性へと近づけていくことなのだ。

深い道をたどっていけば、次から次へと発見があるだろう。それらによって、人間の潜在能力の上限は一挙に押し上げられる。深い道をさらに深く進めば、無我、平静、思いやり、分け隔てのない共感といった、非常に好ましい性質が育まれることになる。

私たちが研究を始動させたことは、現代の心理学にとって大ニュースになると思われた――心理学界が耳を傾けてさえくれれば。当初、この「変性特質」というコンセプトに証拠と呼べるようなものがなかったことは確かだ。あったのはただ、経験を積んだアジアの瞑想家に出会ったことから得られた直感と、古代の瞑想の手引書に書かれていた内容と、それに私たち自身の拙い瞑想体験だけだった。そしていま、何十年にもわたる無視と黙殺の時代を経て、ここ数年は、私たちの最初の思いつきを支持する発見が相次いでいる。実証的なデータは最近のものだけでもすでに十分に積み上げられており、私たちの直感と文献の記述を裏づけている。すなわち、瞑想によって人の性質が根底から変わってしまうことは、それまでとは異なる脳の機能が活性化した証しなのだ。

そうしたデータの多くは、リッチーの研究室からもたらされたものである。何十人にもおよぶ瞑想の達人について調査をおこない、その知見を蓄積してきた唯一の研究機関だ。調査の対象となったのは、主にチベットのヨガを実践するヨギたちだった。チベットは深い経験を積んだ瞑想家の宝庫で、彼らは世界中で研究されている。

瞑想家は、研究対象としては異色の存在に思えるかもしれない。しかし、近代的な思考では捉えきることのできない状態（世界中の主なスピリチュアルの伝統は、まさにその状態を目的としている）が現に実在していることを科学的に立証するには、彼らの存在が不可欠だ。いまや私たちは、人のあり方が根底から変わってしまうこともあるという事実を、科学的な証拠をもって語ることができる。人間の可能性に対する心理学の常識は覆され、その限界は劇的に引き上げられることになる。

現代人の感覚からすれば、この深い道が目的とする「覚醒」という観念自体、古臭いおとぎ話だろう。しかしながら、リッチーの研究室で集められたデータ（本書の刊行と足並みを揃えるように、その一部が専門誌に発表された）は、これが神話ではないことを裏づけるものだ。深い道の本質として語り伝えられてきた、脳と行動のすばらしい変化は、まぎれもない事実なのである。

広い道

私たちふたりはともに〈心と生命研究所（Mind and Life Institute）〉の理事を長らく務めている。この研究所はもともとダライ・ラマと科学者たちが幅広い話題について集中的に対話する場を設けるために設立されたものだ。[2] 二〇〇〇年には「破壊的感情」をテーマにした会合が開かれ、感情研究の専門家が数名出席したが、その中にはリッチーもいた。[3] 対話の半ばで、ダライ・ラマはリッチーのほうを向いて、ある挑戦的な提案をする。

ダライ・ラマいわく、チベットに伝わる瞑想には、破壊的感情を飼いならすための方法が数多くあり、なかには時の試練に耐えて現代まで生き残っているものも多い。そうした方法を、宗教に足を突っ込まずに研究所に持ち込んでみてはどうか。厳密に検証し、もし破壊的感情を抑えることに役立つとわかったなら、それを必要としているすべての人々に広く活用してもらえばいい。

この提案が、私たちに火をつけた。その日の夕食の席で、私たちは本書で報告することになる研究の大まかな計画に着手し、その作業はその後の数夜にわたって続いた。

ダライ・ラマが投げかけたこの課題によって、リッチーは自身の研究所の他にはない力に改めて注目することになる。それは、深い道、広い道の両方に対応できるという点だ。そして〈健やかな心センター〉の創設ディレクターとして、科学的根拠に基づいて瞑想を有効活用するための研究に邁進してきた。瞑想の活用範囲は、学校、クリニック、企業から警察まで多岐にわたる。就学前の子供たちの情操教育から、PTSDを患った退役軍人の治療まで、瞑想はあらゆる人々に適用できるものだ。

ダライ・ラマの提案を受けて、広いほうの道を科学的に検証し、地球上の誰もが受け入れられる形で説明しようとする試みも見られるようになった。こうした研究と並行するように、瞑想の話題はインターネットで広まり、ブログやツイッター、お手軽なアプリのネタにもなった。先にも述べたように、この熱気はマインドフルネスを中心にして盛んに渦を巻き、いまや何十万、何百万という人々が瞑想を実践している。

マインドフルネス（あるいは、他のどんな形の瞑想であってもいいが）を科学のレンズを通して眺めるには、まずは次のような質問から始めるべきだろう。それはどんなときに効いて、どんなときに効かないのか？　誰にでも効くのか？　得られる効果はエクササイズなどとは違うのか？　私たちはそのような疑問に答えるために、この本を書いた。

「瞑想」という言葉には、黙想的な修行全般が含まれてしまう。「スポーツ」という言葉が、あらゆる種類の運動を指すのと同じことだ。スポーツにしろ瞑想にしろ、最後にどのような結果が得られるかは、実際に何をおこなうかによって決まる。

ここで、これから瞑想を実践しようとしている人、あるいはすでにいくつかの方法をつまみ食いした人に、実際的なアドバイスを送りたい。つねに心しておきたいのは、スポーツを習得しようとする場合と同じく、自分にしっくりくる瞑想法を見つけ、それをやり通すことだ。そうすれば最大限の効果が得られるはずである。やってみようと思う方法を見つけたら、ほんの数分でもかまわないから、日々瞑想に割ける時間を現実的なラインで決めて、とにかく一カ月間やってみよう。それで、三〇日後に自分がどう感じているかを見きわめるのだ。

標準的な運動をおこなえば身体が健康になるように、瞑想には、たいていどんな種類のものであっても、精神の健やかさを向上させる効果がある。また、これから見ていくように、それぞれの瞑想法から得られる効果は、実践にかける時間を増やすほどに強まっていくだろう。

失敗から得た教訓

X師（と仮に呼ぶ）は一九七〇年代半ば、私たちがハーバードに在学していた当時、アメリカに大挙してやってきた瞑想指導者たちの先駆けであった。この「スワーミー（ヨガ行者）」は私たちのところにやってきて、自分は卓越したヨガのスキルを持つ者であるから、この身を被検体としてハーバードの科学者たちに差し出したい、と語った。諸君なら自分の非凡な能力を確認することができるであろう、というのだ。

当時は、バイオフィードバックが先端テクノロジーとして人々の注目を集めていた時代だった。人間が意識的に制御することができない生理機能（血圧など）についての情報を、瞬時に得ることができる技術だ。この新しい技術によってもたらされた信号を解釈し、それに合わせて行動することで、人間は自分の身体状態をより健康な方向へと調節することができるようになった。しかしX師は、自分はフィードバック技術など用いることなく、そのような制御をおこなうことができると主張した。

研究にうってつけのベテラン被験者とめぐり会ったことに私たちは小躍りし、ハーバード・メディカルスクール付属のマサチューセッツ・メンタルヘルスセンターで、研究室を使う手はずを首尾よくととのえた(4)。

ところが、いざX師の実力をテストする日が来て、血圧を下げるように言うと、彼の血圧は上がってしまったのだ。上げるように言うと、今度は下がってしまう。しかも、そのことを伝えると、X師は、さっき出されたお茶がよくなかった、あれは「毒茶」で、そのせいで自分の能力が破壊されてしまったのだと、私たちを責める始末だった。

X師の身体反応を記録するという試みによって明らかになったのは、師が自慢げに語っていた精神的妙技のうち何ひとつとして彼に実現できたものはない、ということだった。代わりに、X師は心臓を心房細動状態にするという芸当をやってみせた。非常に危険な生物学的曲芸である。

彼はその技を「ドッグ・サマディ（犬三昧）」と呼んでいたが、その意味するところは今日まで不明だ。

X師はときどき姿を消しては男子トイレにこもり、ビディ（インド全域で人気のある安タバコで、刻んだタバコの葉を樹木の葉で包んだもの）を吸っていた。のちにインドにいる友人から届いた電報によると、このスワーミーはもともと靴工場のマネジャーだった男で、妻とふたりの子供を捨ててひと山当てようとアメリカにやってきたらしい。

X師が商売上のうま味を求めてやってきたのは明らかだった。実験で箔をつけることでヨガの生徒を勧誘しようとしていたのだ。彼は人前に出るたびに「ハーバードの科学者たち」が自分の瞑想スキルを研究したとアピールすることを忘れなかった。その後、膨大な量の瞑想にまつわる実験データが、無惨な尾ひれのついたセールストークへと化けていくことになるが、この事件は、その先駆け中の先駆けだったと言える。

私たちは、こうした警戒すべき事例があることを心に留め、現在の瞑想研究ブームに向き合うときも、開かれた心と同時に懐疑心を忘れないようにしている。それが科学者の取るべき態度だろう。マインドフルネス・ムーブメントが高まり、それが間口の広いアプローチによって学校や職場、人々の私生活にまで速やかに浸透していったことについては、私たちもおおむね満足している。しかし、データがあまりにしばしば歪められ、誇張され、科学が商売のタネとして利用されていることには心が痛む。

これまでのところ、瞑想から収益を得ようとする試みは残念な結果しか生んでいない。それはいわば、拝金主義と失望、悪くすればスキャンダルを生み出すレシピだ。瞑想を売り込むために、はなはだしい不当表示や根拠薄弱な断言、あるいは科学研究の歪曲が、幾度となく繰り返されている。たとえばあるビジネスサイトには、「マインドフルネスは脳を鍛え、ストレスを減らし、業績を向上させる」というタイトルの記事が掲載されている。こうした主張は、確固たる科学的根拠によって正当化され得るものだろうか？　答えはイエスでありノーだ。問題は「ノー」があまりに簡単に見落とされてしまうことにある。

盛んに言い広められ、いつしか定着したあやしげな知識の中には、次のようなものがある――瞑想は脳の司令中枢である前頭前野を分厚くし、「戦うか逃げるかすくむか反応」と呼ばれる急性ストレス反応を引き起こす扁桃体を縮小させる。瞑想によって、感情の振れ幅はよりポジティブな領域へと移行する。瞑想は老化の速度を緩める。瞑想は糖尿病からＡＤＨＤ（注意欠陥・多動性障害）まで幅広い病気の治療に有用である……などだ。

よくよく眺めてみれば、これらの説が根拠としている研究は、それぞれ採用している方法に問題を抱えている。言い換えれば、説を確かなものとするには、さらなるテストや証拠が必要ということだ。なかには、いっそうの精査をクリアできるものもあるだろうし、クリアできないものもあるだろう。

たとえば扁桃体の収縮を報告した研究では、扁桃体の体積を測るために正確とは言えない方法が採用されている。また、瞑想が老化を緩和するという説の根拠として広く引用されている研究では、ひどく込み入ったやり方が採用されていて、そこでは瞑想と特別な食事、集中的なエクササイズがごちゃまぜになっている。これでは瞑想そのものの効果を読み取ることは不可能だ。

それでもソーシャルメディアにはこのような説があふれているし、誇大広告のコピーは時に魅力的に映るかもしれない。だからこそ私たちは、ハードサイエンスに基づいた濁りのない見方を提供し、タイトルほどには説得力のないデータの数々をふるい落としていこうと思うのだ。

良識ある人々でも、何が理にかなっていて何があやしいのか（あるいはまったくのナンセンスなのか）を見分ける指標は持ち合わせていないものだ。瞑想への関心が熱狂的な高まりを見せているなか、私たちのように醒めた見方をする者が出てきたのは、むしろ遅すぎたくらいだ。

ここで、本書の読み方を案内しておこう。1〜3章では、私たちが初めて瞑想の世界に足を踏み入れた頃のエピソードや、私たちを探求へと駆り立てた科学的な直感について語っている。4章から12章にかけては科学の旅だ。それぞれの章で「注意」「共感」といった特定のテーマを取り上げている。私たちの探究の旅そのものより、そこで発見された事柄に興味がある読者は、章末の要約を読んでもらえばいいだろう。11章、12章にきて、私たちは長く探し求めた目的地へ到着することになる。ここでは、これまで研究されてきたなかでも最も卓越した瞑想家について、特筆すべき発見を語ることにしよう。13章では、初心者・経験者・オリンピック選手クラスの三つのレベルに分けて、瞑想の効果を示す。最終章では未来を展望して、ここで示された発見が一人ひとりの個人だけでなく、社会にとっても大きくプラスに作用することについて考察していきたい。

加速する研究

早くも一八三〇年代には、ソローやエマーソンといった超絶主義（訳注：ニューイングランドを中心に起った理想主義運動）の信奉者が、仲間とともに東洋の精神修練法に興味を示している。その頃、アジアの古代宗教の文献が初めて英訳され、彼らはそれに刺激を受けたのだ。しかしながら、それらの文献に書かれた技法を実践に移そうにも、彼らはなんの指針も持ち合わせていなかった。それからほぼ一世紀後に、ジークムント・フロイトが精神分析家に対して、患者の話を聞く際には、その話の特定のポイントに注意を払うのではなく、「平等に漂う注意」を払え、とアドバイスしている。しかし、ここでも具体的な方法は示されていない。

西洋世界がこれらの技法に身を入れて取り組むようになったのは、わずか数十年前のことだ。東洋から瞑想の指導者たちが来訪し、さらに、ある世代の西洋人たちが瞑想を研究するためにアジアへ渡り、その一部が指導者として戻ってくるのを待たなければならなかった。こうした交流が、今日に見られる「広い道」の加速的な普及をもたらした。また少数ではあるが、新鮮な可能性に惹かれて「深い道」を追求しようとする者も現れた。

瞑想およびマインドフルネスを対象とした科学研究の発表点数（1970〜2016年）

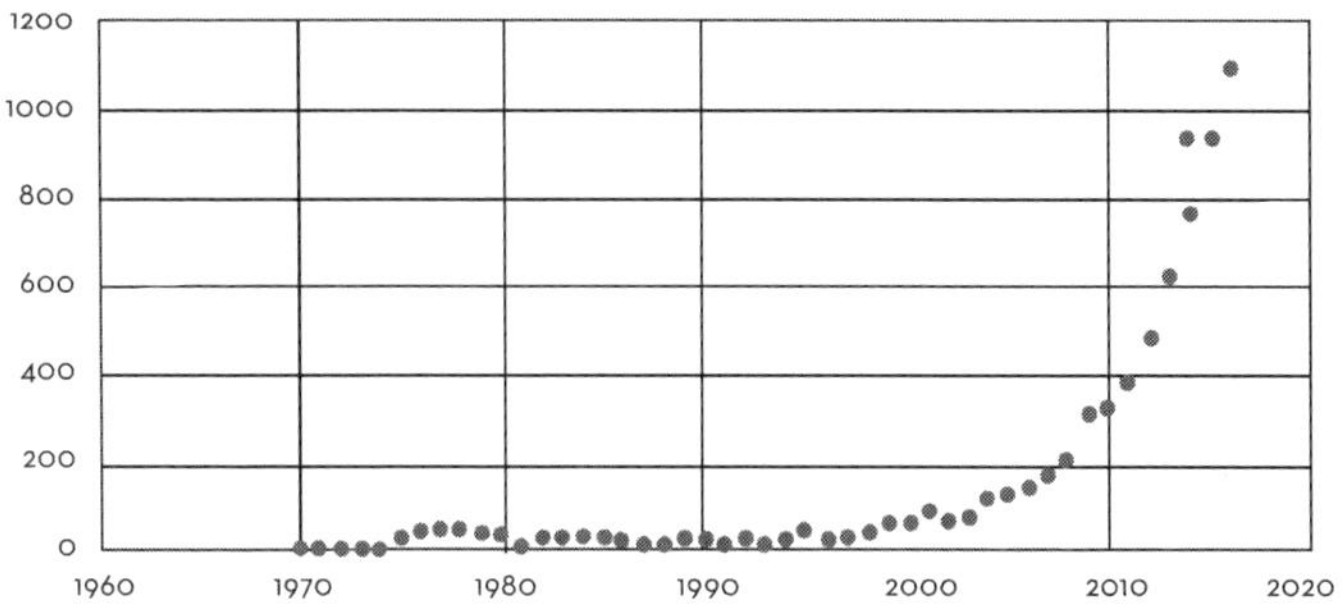

私たちが瞑想についての研究を発表しはじめた一九七〇年代、瞑想をテーマにした科学記事はごくわずかしかなかった。いまやその数はうなぎのぼりで、最新のデータでは累計六八三八本を数えるまでになっている。英語で発表されたこのテーマの科学文献は、二〇一四年は九二五本、二〇一五年は一〇九八本、二〇一六年は一一一三本だった。[5]

畑に種をまく

それは二〇〇一年四月のことだった。ある日の午後、私たちはウィスコンシン大学マディソン校のキャンパス内にあるフルノセンターの最上階で、ダライ・ラマを交え、瞑想研究によってもたらされた知見について科学的な議論を交わしていた。だが、そこにはフランシスコ・ヴァレラの姿がなかった。彼はチリ生まれの神経科学者で、パリのフランス国立科学研究センターの認知神経科学研究所で研究部長を務めていた。その非凡な経歴には〈心と生命研究所〉の共同創設者であることも含まれている。このときの会合も、同研究所がセッティングしたものだった。

　自身も真摯な瞑想家であったフランシスコは、経験豊かな瞑想の達人と、彼らを研究する科学者が密に協力し合うことで大きな成果が得られることを理解していた。こうした作業モデルは、リッチーのラボを含む多くの研究所でも踏襲されることになった。

　当初、フランシスコも会合への出席を予定していたが、彼は肝臓がんで闘病中だった。ひとたび容態が悪化すれば、長旅は叶わない。そしていま、彼はパリの自宅でベッドに横たわっていた。死を目前にして。

　この時代にはまだスカイプやビデオ会議はなかったが、リッチーの研究チームは、ウィスコンシンにある会議室とパリにあるフランシスコの寝室を結ぶ、双方向のビデオ中継を実現させた。

　ダライ・ラマはカメラをじっとのぞき込んで、直接フランシスコに話しかけた。これがこの世で最後の面会となるであろうことを、ふたりとも承知していた。

　ダライ・ラマはフランシスコに感謝の言葉を述べた。科学への尽力に対して、さらに、世界そのものへの尽力に対して。そして気丈であるようにと伝え、ふたりの結びつきは永遠であると語った。リッチーも部屋にいた多くの人間も涙を流していた。誰もがその瞬間が持つ重要な意味を理解していた。その会合から数日後、フランシスコはこの世を去った。

　それから三年後の二〇〇四年、フランシスコがかねて語っていた夢を実現させるイベントが開かれることになる。場所はニューヨーク市からハドソン川を一時間さかのぼったところにあるギャリソン・インスティテュート。一〇〇人の科学者、大学院生、博士研究員が一堂に会し、以後、夏期研究講習会（ＳＲＩ）として毎年開かれることになるイベントの第一回が開催されたのだ。このイベントの目的は、厳密な科学としての瞑想研究をいっそう推し進めていくことだった。

ＳＲＩを主催しているのも〈心と生命研究所〉だ。設立されたのは一九八七年のことで、創設メンバーはダライ・ラマ、フランシスコ・ヴァレラ、そして弁護士出身のビジネスマンであるアダム・エングルである。私たちは創設理事として参加した。この研究所の使命は「科学と瞑想を統合させることで、人々の苦痛を緩和し、豊かな人生を促す」ことにある。

この夏期講習会は、院生時代の私たちのように瞑想の研究を志す若者にとって、自分の居場所をより実感できる場ではないかと思う。私たちはこのジャンルのパイオニアではあったが孤立していたし、だからこそ似た志を持つ学者や、同じテーマを共有する科学者を束ねてひとつのコミュニティをつくりたいと考えていた。それぞれが所属する機関に関心を共有する者がいなくても、ＳＲＩの仲間がいれば、遠くから互いの研究に貢献することができるはずだ。

ＳＲＩを具体的にどう運営していくかは、マディソン郡にあるリッチーの自宅で、アダム・エングルとテーブルを挟んで話し合いながら練られていった。第一回の大会では、リッチーと数名の学者たちがプログラムを構成し、一週間にわたって講師を務め、認知神経科学における注意や心象といったトピックを取り上げた。これを書いている現在、講習会は一三回を数えている（うち二回は、はるか彼方のヨーロッパで開かれたが、将来的にはアジアや南米で開かれることもあるだろう）。

第一回ＳＲＩの開催と同時に、〈心と生命研究所〉はフランシスコの名前にちなんだささやかな研究助成金制度をスタートさせた。この慎ましいヴァレラ賞（上限は二万五〇〇〇ドルだが、たいていの場合、この種の研究にかかる費用ははるかに大きい）は、これまで数十人の受賞者を出しているが、彼らはそれぞれ各財団や連邦助成機関からも追加で資金提供を受けており、その総額は六〇〇〇万ドル以上にふくれあがっている。ＳＲＩの取り組みも大きな成果を生んでおり、これまで五〇人を超える受講者が数百におよぶ瞑想研究の論文を発表してきた。

ＳＲＩ出身の若い科学者らが学問の世界で地位を固めるにつれ、瞑想研究者の数も急増していった。瞑想の科学研究がますます広がりを見せている現状には、少なからず彼らの貢献が寄与している。

それと同時に、瞑想研究の分野で貴重な成果が上がってくると、すでに確固たる地位を築いていた研究者たちまで、研究の照準をこちらにシフトするようになってきた。ウィスコンシン大学に付属するリッチーの研究所から飛び出した新しい発見の数々が、新聞の見出しを飾ることも日常的な風景になった。スタンフォードやエモリー、イエールやハーバード、その他の研究室が発見した事柄についても同様である。

瞑想の人気が沸騰したことで、私たちとしてはここで冷静な視点を持つ必要を感じている。神経科学や生物学の観点から確固とした科学的手法によって立証される瞑想の効果は、マスコミやフェイスブック、あるいはメールマーケティングの煽り文句に見られる効果とは必ずしも一致しない。広く知れわたっている効果の一部には、科学的な根拠がほとんどないものもある。

多くの報道を集約すれば「毎日短時間の瞑想をおこなうだけで、心身の健康が好転する」といった内容になる。こうしたニュースが広まり、興味を惹かれた世界中の何百万という人々が、瞑想を日課に取り入れようとしている。

しかし、瞑想にははるかに大きな可能性がある――そして、いくらかの危険も。そろそろ、新聞の見出しが見落としている大きな物語を語るべきときがやってきた。

私たちが本書で織り上げようとしているタペストリーには、何本かの糸が通っている。その一本は、私たちの何十年にもおよぶ友情と、ふたりが心の底から共有しているより大きな目的についての物語だ。その目的は、当初は遠くにあって達成不可能に思えたが、さまざまな障害にもかかわらず、私たちがけっして手放さなかったものだ。もう一本の糸は、神経科学が明らかにしてきた証拠をたどる物語である。それは、経験が人間の脳を形づくるという証拠であり、私たちはそれらを根拠として、瞑想で脳を鍛えれば脳は再形成される、という理論を展開していくことになる。この変容がどれほど急速に生じるかを示すデータも、本書の中で大量に紹介している。

一日数分の瞑想を実践するだけで、最初から驚くような効果を得ることは可能だ（世間に広まっている効果のすべてではないにしても）。しかし、こうした初歩的な成果以上のものを求めて、より多くの時間を実践にあてることで、よりすばらしい恩恵を受けられることを私たちは示そうと思う。最高レベルの瞑想の実践において、人は真の「変性特質」を見出すだろう。科学がかつて目にしたことのない、しかし私たちが何十年も前に提唱していた変化を。

2 いにしえの手がかり

私たちの物語は、一九七〇年一一月のある早朝から始まる。場所はブッダガヤ。仏塔（ストゥーパ）の尖った屋根が、近くを流れるナイランジャナー川から立ちのぼる神秘的な霧の中に姿を隠そうとしていた。ブッダは菩提樹の下で瞑想しているときに悟りを開いたと言い伝えられているが、ストゥーパの脇に立つ木は、ほかならぬその菩提樹の子孫だという。

ダンはその朝霧の中に、年配のチベット仏僧がのんびりと歩いている姿を目にした。夜明けの勤めとして聖地をぐるりとめぐっているのである。短く刈ったごま塩頭にコーラ瓶の底のようなメガネをかけ、手にした数珠をいじりながら、賢人ブッダを讃えるマントラを静かに唱えている。賢人のことをサンスクリット語でムニ（牟尼）というが、こんな調子だ。「ムニ、マハムニ、マハムニヤ、スヴァーハー！」

その数日後、ダンはたまたま友人たちに連れられて、この僧を訪ねることになった。僧の名をクヌ・ラマという。クヌ・ラマが暮らすのは暖房のない粗末な庵で、コンクリートの壁に近づくと晩秋の冷気が感じられるほどだった。木の幹でつくられた粗末な台がベッドとソファを兼ねており、その脇には書物を置いて読むための小さなテーブルがあったが、他にはほとんど何もなかった。仏僧にふさわしく、一切の私物は部屋から排除されていた。

クヌ・ラマは朝早くから夜遅くまでそのベッドに腰かけているのが常だった。彼の目の前には決まって何かしらの書物が開かれている。不意の来客があっても（チベットではしょっちゅうあることだ）、クヌ・ラマはいつ変わることのない、やさしげなまなざしと温かい言葉で客を迎え入れる。

来客に示すやさしい気遣い、気安い物腰、穏やかな佇まい――そうしたクヌの人柄に、ダンはすっかり魅せられてしまった。これほどポジティブな資質の持ち主には会ったことがなかったからだ。ダンは臨床心理学の学位を取得するためにハーバードで研究を続けてきたが、その内容は人間のネガティブな側面にばかり焦点を当てるものだった。つまり、神経症的な行動、圧倒的な無力感、あるいはずばり精神病などだ。

一方、クヌからは人間が本来持っている善の資質が静かに滲み出ていた。彼の慎み深さは語り草になっている。クヌの霊格を認めた僧院の長が、僧院の最上階の続き部屋を住まいとして提供しようとクヌに申し出た。さらに、付き人として僧がひとりあてがわれるという。ところがクヌはその申し出を断った。簡素を好むクヌにとっては、家具のない小さな庵のほうが望ましかったのだ。

クヌのようにチベット仏教のあらゆる宗派から尊敬を集める指導者は稀だ。ダライ・ラマもまたクヌに教えを請い、利他心に満ちた悟りへの道を説いた七世紀のインドの仏僧、シャーンティデーヴァ（寂天）の『入菩薩行論』について指導を受けている。この典籍はダライ・ラマの大のお気に入りだが、彼自身がこれを教えるときには、自分がこの本を学んだのはクヌの指導によるものであることに必ず言及する。

クヌ・ラマと会う前、ダンはインド人のヨギ、ニーム・カロリ・ババのもとで数カ月を過ごしている。そもそもダンがインドにやってきたのはニーム・カロリに会うためだった。マハラジという尊称でも知られるニーム・カロリが、ラム・ダスの師匠として西洋社会でにわかに有名になってきた頃のことだ。ラム・ダスとは、ハーバードで同僚のティモシー・リアリーとともに幻覚剤を用いた実験をおこない、教授職を失ったリチャード・アルパートのことである。それからの彼は、大学教授から老ヨギの信奉者となった経緯をめくるめく転生の物語に仕立て上げ、それを語り聞かせながら国中をツアーしていた。一九六八年、クリスマス休暇でハーバードを離れていたダンは、偶然ラム・ダスと出会う。ラム・ダスがインドのニーム・カロリのもとから帰国して間もない頃のことだった。この出会いがダンをインドへ向かわせることになる。

一九七〇年の秋、どうにか研修旅行のための奨学金をハーバードから取り付けてインドへ渡ったダンは、ニーム・カロリ・ババがヒマラヤの山麓にある小さなアーシュラム（道場）にいることを突き止めた。サドゥー（行者）として生きるマハラジがこの世で持っているものといえば、見たところ暑い日に身につける白いコットンのドウティ（腰布）と、寒い日に纏う厚手のウールでできた格子柄の肩掛けだけだった。彼の行動にこれといった予定はなく、組織とも無縁で、ヨガのポーズや瞑想について決まった講義をおこなうこともなかった。サドゥーの多くがそうであるように、マハラジもまた思い立ったように旅に出ては、各地を巡回していた。道場であれ、寺院であれ、家であれ、行く先々でポーチの椅子に陣取り、日がな一日のんびりするのが彼の流儀だった。

マハラジはいつでも、わが身に引いては寄せる静かな歓喜に心を遊ばせているように見えた。と同時に、矛盾しているようだが、そばにいる者への関心を欠くこともなかった[1]。ダンが感銘を受けたのは、マハラジが完全なる平静の中にあって、他人に対する気遣いを忘れないことだった。クヌ・ラマと同じように、マハラジもまた、政府高官から物乞いまで彼のもとを訪れる人々に分け隔てなく関心を払っていた。

いったい、マハラジの心の状態をどう表現すればいいのだろう？　それは、ダンが他の誰からも感じ取ったことのないものだった。マハラジは何をするにしても、ごく自然体でありながら、幸福そうで思いやりに満ちており、どんなときも寛いでいるように見えた。マハラジがどのような心境にあったとしても、それは一過性の心のオアシスなどではない。その状態はいつまでも続いていた。つまり、マハラジは完璧に健やかな特質の持ち主だったのである。

パラダイムを超えて

マハラジの道場に日参するようになって二カ月ほどが過ぎた頃、ダンは友人のジェフ（現在は儀礼音楽「キルタン」の歌手、クリシュナ・ダスとして広く知られている）と旅に出る。もうひとり、サドゥーとしてインドに七年間暮らし、早急にビザを更新する必要に迫られていた西洋人も旅の道連れに加わった。ダンの旅はブッダガヤで終点を迎え、この地でやがてクヌ・ラマと出会うことになる。

インド北部のビハール州に位置するブッダガヤは、世界中の仏教徒にとっての聖地であり、ほとんどの仏教国がここに巡礼者のための宿泊施設を置いている。ビルマ（訳注：現在のミャンマー。原書に倣って本書では「ビルマ」と表記）もまたビハーラ（僧房）、すなわち巡礼者のためのレストハウスを置いていたが、ビハーラが建設されたあと、ビルマ国内では軍事独裁政府が実権を握り、国民の渡航が禁じられることになった。そういった経緯で、このビハーラは、部屋はたくさんあるのに巡礼者はほとんどいないという状態だったが、ほどなくして街をぶらつくボロをまとった西洋人たちが一夜の宿を求めて集まる場所になった。

一九七〇年一一月にダンがこのビハーラへたどり着いたとき、彼はひとりで長期滞在していたアメリカ人、ジョセフ・ゴールドスタインと出会う。ジョセフはもともとタイに派遣された平和部隊の一員だったが、瞑想の導師アナガリカ・ムニンドラに師事してこのビハーラですでに四年以上暮らしていた。華奢な身体にいつも白い布を纏ったムニンドラはベンガルの「バルア」を名乗る集団に属している。バルアの人々は釈迦その人の時代から仏教徒だった。[2]

ムニンドラはヴィパッサナー瞑想（上座部仏教の瞑想法。現在人気を博しているマインドフルネスの手法の多くはここに端を発している）をビルマの高名な導師たちの下で学んでいる。ダンが瞑想法を最初に教わったのもムニンドラからだ。ちょうどその頃、ムニンドラは友人のS・N・ゴエンカをこのビハーラに招き、一〇日間の瞑想指導をおこなうよう依頼していた。ゴエンカは陽気な太鼓腹の元ビジネスマンで、少し前に瞑想講師へと転じたところだった。

瞑想講師としてのゴエンカはレディ・サヤドーの系譜に属している。ビルマの僧侶であったレディ・サヤドーは、二〇世紀初頭の同国で発生した文化ルネッサンスの一環として瞑想に革命をもたらした。この文化運動は、イギリスの植民地支配の影響力に対抗しようとするものだ。ビルマの文化では何世紀ものあいだ、瞑想が許されるのは僧侶や尼僧に限られていたが、レディ・サヤドーはこれを広く在家の仏教徒の手にも届く形に変えた。ゴエンカはウ・バ・キン（ウはビルマにおける尊称。一時はビルマの経済相を務めていた人物）からヴィパッサナー瞑想を学んだ。そのウ・バ・キンは、ひとりの農夫からこの瞑想法を伝授されている。その農夫に瞑想を教えたのが、レディ・サヤドーその人だった。

ダンはゴエンカの一〇日間講習を五回も続けて受講したが、これはこの瞑想法の豊かさに浸りきる体験だった。このとき、ダンを含めて約一〇〇人の旅行者が講習に参加している。こうして、アジアの秘教的な習慣でしかなかった瞑想は、一九七〇年の末から一九七一年にかけて催されたこの集いをきっかけに、広く世界中で取り入れられるようになっていった。ジョセフ・ゴールドスタインを筆頭に、この集いに参加した何人かの学生たちは、のちに瞑想を西洋世界に紹介する中心的な役割を果たすことになる。(3)

大学に入って以来、ダンは二〇分の瞑想を一日に二度おこなうことを習慣にしていたが、このとき一〇日間ぶっ通しで瞑想に没頭したことをきっかけに、新しいステージに入っていく。ゴエンカ流の瞑想は、まずは息をただ吸っては吐くという感覚に意識を向けるところから始まる。といっても、たったの二〇分ではすまない。これを一日何時間もおこなうのだ。こうして集中力が高まってくると、意識は全身の感覚を順序だててスキャンしていくようになる。身体のどこでどんな感覚が生じていようと取りこぼすことはない。かつて「私の身体」や「私のひざ」であったものは、移ろいゆく感覚の海と化す。意識が根本的に変わるのだ。

そうした転換こそ、マインドフルネスの状態に入ったことのしるしである。ここで私たちは、寄せては返す精神の何気ないうねりに寄り添うことで、精神のあり方を見通すことになる。マインドフルネスによって意識されるのは、ただ感覚の流れだけだ。

そして次の段階では、そうした感覚を、普段はいかに「自分の」感覚として認識しているかに気づくだろう。刻々と変化する混沌とした感覚にすぎない痛みを、わざわざ「自分」と結びつけて「自分の痛み」として感じているのである。

この精神の旅路については、ムニンドラに瞑想の手ほどきをしたビルマのマハーシ・サヤドーが、瞑想実践者へのアドバイスとして執筆した一連の冊子の中で細かく説明されている。いかにも地下出版らしい手づくりのガリ版刷りで、多くの人の手を経てすっかりすり切れていたが、ページの不揃いなそれらのパンフレットには、マインドフルネスとその先の段階について詳細な指示が書かれており、その道のはるか彼方を見通していた。

これらの冊子は、精神のあり方を変えるための実際的な手引書である。いわば、心を「ハッキング」する方法を説いたものだが、その技法は何千年にもわたって使われつづけてきたものだ。[4]一対一で生徒を指導する際に、こうした具体的なマニュアルをそれぞれの生徒に合わせて使用すれば、生徒を一人前の瞑想者へと導くことができるだろう。

これらのマニュアルが前提としているのは、瞑想とそれに伴う習慣で人生を満たせば、私たちの存在そのものが目覚ましい変化を遂げるという考えだ。ダンはインドを周遊することで、クヌ・ラマやマハラジ、他にも数人の偉人と出会うことができた。こうした人々に見られる資質を重ね合わせてみることで、瞑想の持つ可能性を確信するようになったのだ。

ヨーロッパでもアジアでも、スピリチュアル文学のテーマは、心の解放を描写することに集約される。すなわち、日々の心配事、執着心、利己心、逡巡、衝動といったものからの解放を説明することに書物の目的がある。それは、自己からの自由、困難にあっての平静、「いま・ここ」に対する明敏さ、あらゆるものに対する慈しみとして表現されることになる。

対して、誕生してわずか一世紀にしかならない現代（西洋）心理学は、こうした領域にある人間の潜在力について語る言葉を持たなかった。ダンの専攻していた臨床心理学は、強い不安のような特定の問題を見つけだし、それを治療することにのみ関心を払ってきた。しかし、アジアの心理学はより広角なレンズで人生を観察し、人間のポジティブな側面を育てる方法も提供していた。ダンはインドからハーバードに戻るとき、ある決心をする――人間の精神は、現代心理学の想像などがおよばぬほどの進化を遂げ得るものだ。そのことを研究者仲間に認めさせよう、と。[5]

インドに渡るほんの少し前に、ダンはすでにある記事を書き上げていた。大学在学中に初めて瞑想に打ち込んだときの体験と、瞑想について当時英語で入手できたわずかばかりの資料に頼って書いたものだ。ダンはそこで、ある状況下では並外れて平穏な意識状態が延々と持続することを説いている。[6]当時の科学では、意識状態は覚醒、睡眠、夢の三つに大別されると考えられていた。いずれも脳波の形から明瞭に区別できるものだ。さらに、もうひとつの意識状態があるという説もあったが、これには賛否があり、説得力のある科学的証拠もまるでなかった。「継続的な集中への完全なる没入」という状態がそれで、サンスクリット語では「サマディー（三昧）」。瞑想によって到達できる変性意識状態のことだ。

このとき、サマディーに関する事例研究としてダンが引用できた論文はひとつだけだったし、それもかなり疑わしいものだった。その論文で、研究者はサマディーの状態にあるヨギの肌に熱した試験管を押し当てるという実験をおこなっているが、ヨギの脳波から痛みを感じた徴候は見られなかったと報告されている。(7)

しかし、こうした平穏状態がいっそう持続するということを証明できるデータがあったかといえば、まるで皆無だった。そうである以上、ダンにできたのは仮説を述べることだけだったが、インドに来て、彼はそのような異次元の意識を体現していると言ってもいい人々に出会ったのだ。あるいはそのように見える存在に。

仏教、ヒンドゥー教、ジャイナ教。これらはいずれもインド文明の中で誕生したものだが、いずれもなんらかの形で「解脱」という概念を有している。しかしながら心理学が教えるように、思い込みが視野をくもらせることは往々にしてある。インド文化には「解脱した」人間に対する強力な原型的イメージがあり、それゆえに安易な期待感が生まれやすいことをダンは承知していた。広く根を張った強力な信念体系をさらに強固にするために、宗教的達成の誤ったイメージが増殖するのだ。したがって、サマディーのような意識状態については、なお、こう問われなければならなかった――それは事実なのか、おとぎ話なのか?

異端者の誕生

インドのほとんどすべての家庭に祭壇があるように、インドを走る自動車にも聖壇が備え付けられている。いたるところで目にするのは、巨大で鈍重なタタ社のトラックだ。運転手がシク教徒なら、祭壇に飾られているのは彼らが崇拝する教祖、グル・ナーナクの写真だろう。運転手がヒンドゥー教徒なら、ハヌマーン、シヴァ、ドゥルガーといった神々の絵ということもあるだろうが、たいていは特に好きな聖人やグルの写真ということになる。このように肖像を飾ることで、運転席は移動するプージャ・テーブルとなるのだ。インドの家庭では日常的に祈りの儀式（プージャ）がおこなわれるが、プージャ・テーブルはその儀式の中心を成す神聖な場所なのである。

一九七二年の秋にインドからハーバードに戻ったダンは、ケンブリッジ周辺で消防車のように真っ赤なフォルクスワーゲンのバンを乗り回していたが、その車内もまた独自の神殿（パンテオン）の様相を呈していた。ダッシュボードにセロハンテープで貼り付けた写真のなかには、ニーム・カロリ・ババのものもあったし、噂を耳にした有名な聖人たちのものもあった。浮世ばなれした風貌のニテャーナンダ、ほがらかに微笑むラマナ・マハルシ、どこか愉快そうな表情を浮かべたメヘル・バーバー。バーバーの写真には、のちに歌手のボビー・マクファーリンによって有名になるスローガンが書かれていた。「ドント・ウォーリー、ビー・ハッピー」

ある晩、心理生理学の講義についての説明会に出席することになっていたダンは、会場の近くにバンを停めた。ダンの博士論文は、ストレス反応に対する瞑想の役割がテーマだったが、研究に必要なラボでの技術を習得するために、その授業を取ろうとしていたのだ。会場となったウィリアム・ジェームズ・ホールの一四階の部屋には、片手で間に合うほどの学生がセミナーテーブルの周りに腰を落ち着けていた。そのとき、たまたまダンの隣の席に座ったのがリッチーだった。その晩、私たちふたりは初めて出会ったのだ。

説明会のあとで話してみて、ふたりには共通の目的があることがわかった。私たちはともに学位論文のための研究を、瞑想がもたらす効果を記録するための機会として利用したいと考えていた。心理生理学のゼミを履修しようとしていたのも、今後必要になるであろう、さまざまな研究の技法を身につけるためだった。

ダンはリッチーに家まで送っていこうと申し出た。リッチーはそのアパートをスーザン（彼の大学以来の恋人で、現在の妻）とシェアしていた。フォルクスワーゲンのダッシュボードがプージャ・テーブルと化しているのを見たリッチーは驚きに目を見張ったが、ダンと同乗できたことを喜んでもいた。学部生の頃から心理学雑誌を広く読みあさっていたリッチーは、知る人ぞ知る雑誌であった『トランスパーソナル心理学』にまで目を通していたが、この雑誌でダンの記事を読んだことがあったのだ。

「あれにはたまげたよ。ハーバードにいる人間があんな記事を書くなんて」とリッチーは回想する。大学院に出願するにあたり、そのことがハーバードを選ぶひとつの理由になったくらいだ。ダンとしては、自分の記事を正面から受け取ってくれる人間がいたことが嬉しかった。

リッチーはさまざまな書物を通じて意識というものに興味を持つようになった。たとえばオルダス・ハクスリー、イギリスの精神科医R・D・レイン、マルティン・ブーバーといった人々の著作だ。そして、おくれてラム・ダスにも触発された。ラム・ダスの『ビー・ヒア・ナウ』（平河出版社、一九八七年）が刊行されたのは、ちょうどリッチーが大学院で研究生活を始めた頃だ。

しかし、学部生時代のリッチーはそうした関心を表に出すことはなかった。彼が所属していたニューヨーク大学の心理学科は、マンハッタン北部に位置するブロンクスのキャンパスにあったが、ここはバラス・スキナーに追随する行動主義者たちの強固な根城となっていたからだ。[8] 行動主義者の揺るぎない信念によれば、正しい心理学とはただ観察可能な行動を研究することであって、それ以上でもそれ以下でもない。心の中をのぞくなどというのはいかがわしい試みであり、とんでもない時間の無駄だということになる。彼らに従うなら、人間の精神のありようは、人間の行動を理解する助けにはまったくならないのだ。[9]

リッチーが異常心理学の講義を履修登録してみたところ、教科書はがちがちの行動主義に則っており、そこに書かれていたのは、あらゆる精神病理学の根っこにあるのはオペラント条件付けであるといったようなことだった。オペラント条件付けというのは、「正しいボタンをつついた鳩はおいしい餌玉がもらえる」というように、望ましい行動を取れば報酬が得られるような条件付けをおこなえば、そのような行動を自発的に繰り返すようになるというものだ。リッチーとしては、そのような見方は破綻しているように感じられた。それは心の存在を無視しているばかりか、脳の働きをも無視している。リッチーはそんなドグマを受け入れる気にはなれず、最初の週でその講義に出るのをやめた。

リッチーの確信は揺らぐことがなかった。心理学の目的は心を研究することでなければならない。鳩の日課に干渉することなどではないはずだ。そんなわけで、リッチーは反逆者になった。心の中で起きていることへ関心を向けるなど、厳格な行動主義者からしてみれば、犯罪でしかなかったのだ[10]。

リッチーは、日中は行動主義の潮流と格闘する一方で、夜は他の興味を探索することにした。メイモナイズ・メディカルセンターでおこなわれていた睡眠の研究にボランティアで加わり、脳の活動を脳波計でモニターする方法を習得したのもこの頃だ。この技術はのちのちの研究活動で威力を発揮することになった。

学位論文の指導教官はジュディス・ロディンで、リッチーは彼女とともに白昼夢と肥満の関係を研究した。リッチーの仮説はこうだ。白昼夢は私たちを現実の外側へと連れ出してしまう。ということは、白昼夢のあいだは、満腹を知らせる身体のサインに対する意識がおろそかになってしまい、結果としてどんどん食べ続けてしまうのではないか。肥満をテーマにしたのはロディンが関心を持っていたからだが、白昼夢と関連づけたのはリッチーなりに意識の研究を始めようとしてのことだった[11]。この研究はリッチーにとって、心の中で実際に何が起きているのかを、生理学と行動科学の手法で探るためのテクニックを習得する方便だった。

リッチーは被験者の心拍数と発汗量をモニターした。その間、被験者はぼんやりと気を抜いていることもあれば、知的な作業に取り組んでいることもある。これはリッチーが精神の変化を測るのに生理学的な指標を用いた初めてのケースで、当時としては画期的な試みだった。(12)

このように、保守本流の研究手法を異端である意識の研究に応用するというアクロバティックな態度は、それから一〇年以上にわたってリッチーのトレードマークになる。この間、リッチーの瞑想への関心に援助の手を差し伸べようとする者はほとんどいなかった。

学位論文では瞑想にこだわらず、非瞑想的でありながらも唯一無二の研究職を目指すという方向性は、結果としてリッチーのキャリアにプラスに働いた。彼は初めての研究職をニューヨーク州立大学パーチェス校に確保することができたのだ。リッチーはここで瞑想への興味を維持しながら、一方では新しく生まれたばかりの研究分野、すなわち脳における感情の役割を解明しようとする感情神経科学の分野で、後世に影響を与える仕事を手がけることになる。

しかしながらダンのほうは、意識に対する自身の興味に見合った教職を大学に見つけることができなかった。そこで、ジャーナリズムの仕事を喜んで引き受けることにした。やがてニューヨーク・タイムズ紙の科学ジャーナリストとなったダンは、ジャーナリストという立場から、感情と脳に関するリッチーの研究成果を拝借し、その他の科学者の研究も参照しながら『EQ こころの知能指数』(講談社、一九九六年)を書き上げた。(13)

ダンはニューヨーク・タイムズに八〇〇本以上の記事を書いたが、瞑想に関係するものはほんのひと握りしかない。一方で、私たちのふたりともが、時間があるときには瞑想の講習に出席しつづけていた。密度の濃い、長期にわたる瞑想が人間存在の核心を変えることもあるという証拠をプライベートでは追いつづけながらも、その考えを公にするのは一〇年も二〇年も棚上げにしてきたというわけだ。私たちは、世間の目には見えないところで飛行していたのである。

変性意識

ウィリアム・ジェームズ・ホールは建築的失敗の見本としてケンブリッジの町にたたずんでいる。この白壁でできた一五階建てのモダニズム建築は、周囲のビクトリア様式の住宅や、煉瓦と石づくりのハーバード大学の低層建築の中にあっていかにも悪目立ちしている。その名の由来であるウィリアム・ジェームズは、二〇世紀の初め、ハーバード初の心理学教授となった。哲学という理論の世界を飛び出し、心を経験主義的に、かつプラグマティックに捉えるという転換を遂げることで、ジェームズは心理学という分野の開拓に大きな役割を果たした。彼の住まいは大学の近隣に現存している。

こうした歴史があるにもかかわらず、その名を冠したビルに設けられた学科の大学院生として、私たちはジェームズの著作を読むという課題を与えられたことがない。一度も、一ページもない。ジェームズは、はるか昔に時代遅れになってしまっていた。それでもジェームズは私たちにとってインスピレーションの源となっている。その最たる理由は、ジェームズが、まさに私たちの教授たちが無視したテーマに、そして私たちを魅了したテーマに取り組んでいたからだ。つまり、意識である。

ジェームズの時代にさかのぼってみよう。一九世紀が終わり、二〇世紀が始まろうとしていた頃、ボストンの知識人のあいだで亜酸化窒素（いわゆる「笑気ガス」）。歯科医が麻酔用に常備するようになってから、そう呼ばれるようになった）を吸引するのが流行ったことがあった。ジェームズもまた亜酸化窒素の助けを借りてトランス状態になることがあったが、そんなときに彼の言葉でいう「揺るぎない確信」が訪れたのだ。いわく「われわれの通常の目覚めた意識というものは……あるひとつの、特別なタイプの意識であるにすぎない。その周囲には、ごく薄い膜で隔たれたところに、まったく異なる形の意識が潜在しているのである」[14]。

ジェームズは変性意識（という言葉を使ったわけではないが）の存在を指摘したあと、こう付け加えている。「われわれはその存在に気がつくこともなく人生を通り過ぎていくかもしれない。だが、必要な刺激を与えてみればいい。ほんの少し触れただけで、それらは完璧な形でそこにあることがわかるだろう」

ダンの記事は、まさにそのくだりから書き起こされていた。ウィリアム・ジェームズが『宗教的経験の諸相』（岩波書店、一九六九年）で、変性意識の研究の必要を説いた箇所である。ジェームズが見たように、変性意識は通常の意識とは地面を接していない。そしてジェームズはこうも述べる。「世界を包括的に記述しようとするいかなる試みも、こうした別の形態を取った意識を考慮することがないならば、決定的なものではあり得ない」。まさにそうした意識状態があるということが、「現実に対する探究を早々と打ち切ってしまうことを禁じているのである」。

心理学が描き出す心の地形図においては、そのような説明は端から排除されている。そこに超越的な経験の入る余地はなかったのだ。仮に言及されることがあったとしても、望ましくないものとして隅っこへ追いやられるのが常だった。心理学が誕生した頃から、つまりフロイトその人からして、変性意識を何かしらの精神病理的な徴候として退けてきた。たとえば二〇世紀初頭、フランスの詩人でありノーベル賞受賞者であるロマン・ロランがインドの聖人シュリ・ラーマクリシュナに弟子入りしたとき、フロイトに宛てて自分が経験した神秘的な体験について書き送っているのだが、フロイトはそれを幼少期への退行であると片づけている(15)。

一九六〇年代まで、心理学者は薬物によって引き起こされた変性意識について、人工的に誘導された精神異常(サイコーシス。「幻覚剤〔サイケデリック〕」という語の起源は「精神異常発現薬〔サイコトミメティック・ドラッグ〕」であり、これは「サイコーシス」から派生したものだ)として退けるのが常だった。私たちの学科の指導教官を見る限り、同じような態度は瞑想にも向けられていた。彼らにとっては、意識を変性させる胡散臭い方法がまたひとつ増えただけのことだったのだ。

それでもなお、一九七二年当時のケンブリッジを覆っていた時代精神は、意識への熱烈な興味を取り込んでいた。リッチーがハーバードに入り、ダンが一度目のアジア滞在から戻ってきて博士論文に取りかかったのはそんな時代である。当時のベストセラー、チャールズ・タートの『変性意識状態（*Altered States of Consciousness*）』は、バイオフィードバック、薬物、自己催眠、ヨガ、瞑想といった、ジェームズが「別の状態」と呼んだ境地へ至る手段についての文章を集めたもので、見事に時代の空気をつかんでいた。[16] 脳科学の分野では、神経伝達物質の発見をめぐって興奮が渦巻いていた。神経伝達物質はニューロン間のメッセージ伝達を媒介する化学物質で、たとえばセロトニンもそのひとつである。この気分調整機能を持つ魔法の分子は、私たち人間をエクスタシーの高みへ連れていくことも、絶望へ放り込むこともできるのだ。[17]

神経伝達物質の研究は一般カルチャーへも浸透したが、それは科学にかこつけてLSDのようなドラッグで変性状態を得ようという企てだった。時はサイケデリック革命の真っ只中。その発端はハーバードの、まさに私たちがいる学科だった。だからこそ、今日もなお在籍している自らの信念に忠実な教授たちは、変性意識を匂わせるテーマについては、どんなものであってもいい顔はしないのだろう。

内なる旅路

ヒマラヤの一角を成すダウラダール山系は、インドのパンジャーブ州、ヒマーチャル・プラデーシュ州へと延びているが、ダルハウジーの町はその麓に広がっている。一九世紀の半ばに「ヒル・ステーション（避暑地）」として建設されたこの町は、インドを統治するイギリスの官僚たちが、夏場にヒンドスタン平原の暑さから逃れてやってくる場所だった。ダルハウジーが避暑地に選ばれたのは、その美しい景観のためである。植民地時代の瀟洒なコテージも残っており、この避暑地は長らく観光名所となっている。

といっても、一九七三年の夏にリッチーとスーザンがダルハウジーにやってきたのは、風光明媚な景観を求めたからではない。S・N・ゴエンカの一〇日間合宿に参加するためだ。ふたりが本格的に瞑想に取り組むのは、そのときが初めてだった。数年前、ダンが博士号を取得する前の研修旅行で初めてインドに滞在したときに、ブッダガヤで何日間にもおよぶ瞑想合宿に参加したが、そのときの講師がゴエンカである。リッチーとスーザンは、ダルハウジーに向かう直前に、博士号取得後の奨学金を受けてスリランカのキャンディで二度目のアジア滞在をしていたダンを訪問している。(18)

このときダンは、集中的な瞑想への入門としてゴエンカの講習を受けるようふたりに勧めた。しかしながら講習に参加したふたりは、最初からいささか戸惑わされた。ひとつには、リッチーは男性用の大きなテントで寝泊まりし、スーザンは女性用のテントで寝泊まりしなければならなかったからだ。さらに、初日から課された「尊い沈黙」のせいで、誰とテントをともにしているのかよくわからないということもあった。なんとなく、大半はヨーロッパ人ではないかという気はしたが。

瞑想道場に入ってみると、円形の座蒲《ざふ》（座禅用クッション）が散らばっている。この座蒲に腰をおろし、一日一二時間前後の瞑想をおこなうのだ。

リッチーが座蒲に腰をおろし、いつもやっているようにあぐらの姿勢をとると、右ひざに疼くような痛みが走った。右ひざは昔からリッチーの弱点だった。長く座っているほどに、その疼きはやがて苦痛を訴える低いうめきへと変わり、左ひざから背中の下のほうにまで広がっていった。西洋人がよく痛める場所である。西洋の人間は、背もたれも何もない、ただ床に置かれたクッションに何時間もじっと座っていることには慣れていない。

リッチーに課せられた課題は、終日、鼻呼吸の感覚に意識を合わせることだった。しかし、最も鮮烈な感覚は呼吸のそれではなく、留まることを知らないひざと背中の強烈な痛みだった。最初の日の終わりには、「とてもじゃないが、これをあと九日も続けられるとは思えない」という気持ちになっていた。

しかし三日目になって、大きな変化が訪れた。ゴエンカが新しい指示を与えたのだ。怠りない注意力でもって頭からつま先まで、つま先から頭まで、全身を走る多種多様な知覚をすべて「さらう」ようにと。リッチーの意識は幾度も幾度もひざの痛みへと引き返していったが、それでもやがて、平静と安らぎの感覚が見えるようになってきた。

まもなくリッチーは自分が没頭しきっていることに気がつく。そのため、合宿の終わりが近づくにつれて、四時間ぶっ通しで座っていることもできるようになった。消灯の時刻になると、誰もいない道場へ行って瞑想し、身体の感覚の一つひとつに耳をすましたものだ。時にそれは午前一時、二時までおよんだ。

その合宿はリッチーに恍惚をもたらした。そのときからリッチーは、私たちの精神を変容させ、深い充足感を生み出す手段が存在することを強く確信するようになった。私たちは、心に振り回される必要などない。芋づる式に湧いてくる連想や、唐突な怖れや怒りにとらわれることもない。主導権を手の内に取り戻すことはできるのだ。

合宿が終わって何日もたっているのに、リッチーはまだ恍惚の中にいるように思えた。リッチーとスーザンがダルハウジーにいるあいだ、リッチーの心は空を飛び続けた。その恍惚はバスで山を下りるときもリッチーとともにあった。畑を抜け、泥壁と茅葺屋根の家々からなる村々を通り過ぎ、平地の活気ある町へ出て、最後にはデリーの脈打つような路地裏とたどり着いた。リッチーとスーザンは大学院生の懐にもやさしい、必要最低限のものしか置いてないゲストハウスで数日間を過ごした。思い切ってデリーの町の猥雑な喧噪の中に繰り出していき、テーラーで衣服を何着か新調したり、土産物を買ったりもした。そうこうしているうちに、リッチーは恍惚が弱まっていくのを感じた。

瞑想で得られたハイな状態が弱まっていった最大の原因は、おそらくは旅行者らしく腹を壊したことだ。デリーからＪＦＫ空港まで安く移動しようとフランクフルトを経由したのだが、そこでふたりして具合が悪くなってしまった。移動に丸一日費やし、ふたりはようやくニューヨークに降り立った。遠いアジアでひと夏を過ごした子供の姿をいち早く目にしようと、ふたりの両親が出迎えに来ていた。

スーザンとリッチーが税関から出てきたとき、ふたりは体調を崩し、疲れ切って、おまけに当世風のインド服に身を包んでいた。そこへ現れたふた組の家族は、恐怖に表情を凍りつかせてふたりを出迎えた。彼らはやさしく抱擁するどころか、驚きの声を上げた。「いったい何をしてきたんだ？　ひどい見てくれだぞ！」

スーザンの家族はニューヨークのアップステートに別荘を持っていた。全員揃ってそこに向かい、到着したときには、リッチーの中で燃え盛っていた恍惚の炎はついにどん底の下火になっていた。飛行機を降りたときから気分も最低なままだった。

リッチーはダルハウジーの瞑想合宿で到達したあの状態を取り戻そうとしたが、それはすでに手の届かないものになっていた。ある意味では幻覚剤によるトリップのようなものだったのかもしれない。合宿の記憶はなお鮮明だが、それが血となり肉となることはなかった。永続的な変化とはならなかった。ただの記憶にすぎなかった。

この酔いから覚めたような経験は、形を変えて重大な科学の問いへと行き着く。リッチーが瞑想によって得た恍惚のような状態はどれほど持続するのだろうか？　どの時点までくれば、それを不変の性質と見なすことができるのか？　人としてのあり方が変わったとき、どうすればそれを記憶の霧の中に消し去ることなく、いつまでも保持することができるのだろうか？

そして、あの恍惚のあいだ、リッチーは心のどの領域にいたのだろう?

瞑想者のためのガイドブック

リッチーが心のどこにいたのか。それを特定することは、『ヴィスッディ・マッガ(清浄道論)』という重厚な書物をひもとけば、その中に詳細な説明を見つけることができるだろう。数年前、ムニンドラがインドに初滞在中のダンに研究するよう勧めたのがこの書物だった。パーリ語(仏教初期の聖典に用いられた言語)で「清浄への道」を意味するこの文献は五世紀に書かれたものだが、ダンがブッダガヤで熟読したガリ版刷りの瞑想指南書も、このいにしえの書物を種本にしたものだ。

というわけで、『ヴィスッディ・マッガ』は何世紀も昔の書物ではあるが、ビルマやタイといった上座部仏教の伝統を受け継いでいる地域では、いまなお瞑想者のためのガイドブックとして「決定版」の地位を誇っているし、現代的な解釈を通して、洞察瞑想(「マインドフルネス」として広く知られるもののルーツ)の基礎的な型を提供しつづけている。

いかにして心の最も微妙な領域を乗り越えるかを指南するこの書物では、瞑想によってどのような現象が生じるか、またニルヴァーナ(涅槃。パーリ語でニッバーナ)に至る過程で、そうした瞑想状態がどのように進展していくかが念入りに語られている。この指南書によれば、完全なる平安という宝物を得る最速の道は、精神を強く集中すること、そしてそれと合わせて、意識を鋭く研ぎ澄ますことだ。

瞑想を段階的に進めていく過程で、どのような経験を積むことが達成の道標となるかという点についても、一つひとつ淡々と説明されている。たとえば、集中力を高める訓練は、呼吸だけに意識を集中させることから始まる（集中の対象になるものとしては四〇以上の例が挙げられており、そのどれを選んでもかまわない。たとえば、色とりどりのまだら模様を見て、ある特定の色だけに意識を集中させるという訓練でもよい）。この間、初心者は集中状態と上の空の状態をぎこちなく行き来することになるだろう。

最初は思念が滝のように押し寄せてくる。ここで、心の制御ができないとくじけてしまう初心者もいる。しかし、思念が渦巻くような感覚というものは、実際には自然発生的に思い浮かんだ物事にいちいち気を取られることで生じている。アジアでは、でたらめな雑念が跳びはねている心の状態を「猿の心（モンキーマインド）」と呼ぶ。

集中力が高まってくるにつれ、思念がふらふらと蛇行することはなくなり、心の裏路地へと私たちを引きずり込むこともなくなる。瞑想が心を落ち着かせることを、指南書では次のようにたとえている――思念の流れは川のように緩やかになり、やがては静かな湖に居場所を見出すことになるであろう、と。

指南書によれば、集中が持続することが最初の進歩のしるしということになる。これを「アクセス・コンセントレーション」という。これと決めた対象に注意が留まり、あちこちにさまようことがなくなった状態だ。集中力がこの段階に至れば、静かな喜びが心に広がり、時には脳に閃光が走るような感覚を覚えたり、身体が軽くなったように感じたりすることもある。

「アクセス」という語には、完全な集中の一歩手前という意味が含まれているが、完全な没我の境地、すなわちジャーナ（禅定。サンスクリット語で言うサマディーに近い）に至れば、あらゆる雑念は二度と生じることがない。ジャーナにおいて、心は力強い歓喜と至福に満たされ、瞑想の対象へと集中する鋭く研ぎ澄まされた意識も、けっして打ち破られはしない。

『ヴィスッディ・マッガ』はジャーナについて、さらに細かく、七つのレベルに分けて説明している。上のレベルに進むにつれ、至福と歓喜はわずかずつだが上昇していき、平穏の感覚はいっそう強まる。そしてますます強固に、より容易に意識を集中することができるようになる。上位四つのレベルにおいては、至福さえ相対的に余分な感覚として脱落し、ただ揺るぎない集中と平穏だけが残されることになる。ジャーナの最上のレベルに到達すれば、かつてなく洗練された意識が芽生えることになるだろう。その意識は繊細をきわめる。ジャーナはこの段階に至って、「あらゆるものを知覚すると同時に、あらゆるものを知覚しない」と形容されることになる。

ゴータマ・ブッダの時代には、ジャーナ／サマディーにおける完全に集中した没我の境地だけが、ヨギにとって解放への近道になるだろうと予告されていた。伝説によれば、ブッダは放浪の行者たちとこの修行を試みたが、やがてそれをやめて、代わりに瞑想の画期的手法を発見した。

つまり、意識そのものの動きを深くのぞき込むという方法である。

ジャーナだけが解放された精神に至る唯一の道ではない。ブッダはそう宣言したといわれる。強固な集中力の効果を認めながらも、ブッダは別のやり方で心の内面に向き合おうとした。すなわち心を「洞察」しようとしたのだ。

洞察瞑想において、意識は心に生じるあらゆる事柄に開かれたままになっている。ひとつに集中して他のものを弾き出すということはない。そこが、完全な集中を要求する瞑想とは違う点だ。あらゆることに注意を向けはしても、反応はしないという「マインドフルネス状態」を維持できるかどうかは、ひとつの対象に向ける集中の強さに関わってくる。

マインドフルネスの状態にあるとき、瞑想者は心に何が生じても、いちいち反応することはない。思念にしても、音のような感覚的印象にしても、それらをただ意識に留め、それから手放すことができる。ここで最も重要なのは、「手放す」ということだ。何かが心に浮かんだとして、それについて考えすぎることがあれば、あるいはそれに少しでも反応を示してしまうことがあれば、意識をあらゆる対象に向けておくというマインドフルネスの状態を失うことになる。ただし、その反応や考えまでも、マインドフルネスの対象に取り込むというのであれば、また話は違ってくる。

マインドフルネスを維持する方法については、『ヴィスッディ・マッガ』でも説明されている。マインドフルネスとは、私たちが経験する、途切れることのない一瞬一瞬の中で「現実に起こる事柄を明晰に、そしてひたむきに意識すること」であり、この状態を慎重に維持していくことができれば、より複雑で、洗練された洞察ができるようになるだろう。その結果、私たちは次から次へとステージを更新し、最終的な啓示へ、すなわちニルヴァーナ（ニッバーナ）へ至ることになるだろう、と。[19]

洞察瞑想への転換は、私たちの意識と思念の関係が変化する中で生じる。通常、思念とは私たちの背中を押すものだ。たとえば、嫌悪（もしくは自己嫌悪）は、それに見合った一連の感情と行動を引き起こすし、ロマンチックな空想もまたしかり。しかし、強固なマインドフルネス状態の中で私たちが経験するのは、もっと深い感覚である。そこでは自己嫌悪もロマンチックな空想もまったく同じものとなる。他のあらゆる思念と同じように、心の中を一時的に通り過ぎていくだけだ。私たちは一日中自分の思念に追い立てられる必要などない。思念とは、いわば心という劇場でひっきりなしに上演されている短い出し物であり、試写会であり、フィルムの断片にすぎないのだ。

ひとたび心というものを、こうした一連のプロセスと見なしてしまえば、思念の誘惑に引きずられることなく、洞察の道へと分け入ることができるだろう。そこでは、内なるショウとの関係を絶えず変えながら前進していくことになる。そのたびに、意識そのものの性質について、私たちはますます多くの洞察を得ることになる。

池の底から泥が舞い上がっても、泥が沈めば、ふたたび水中をよく見通せるようになる。それと同じことで、思念の流れが鎮まってくれれば、私たちの精神がどのようなしくみになっているのかをはっきり見通すことができる。ある程度経験を積んだ瞑想者は、心の中を目まぐるしく通り抜けていく感覚の一つひとつを捉えられるようになる。それらは通常は舞台のカーテンに隠れて意識にのぼらないものだ。

瞑想によってもたらされたリッチーの恍惚状態も、当然ながら、こうした内面の進歩のどこかに位置づけることができるだろう。だがその恍惚は消え、記憶の霧の中に沈んでしまった。よって、これはあくまでも一時的な変性意識と呼ばなくてはならない。

インドにはこんな話がある。何年も何年もひとりで洞窟にこもっていたヨギの話だ。ヨギはそこで、常人では到達し得ないサマディーの高みへとのぼり詰めた。彼はある日、内なる旅の終着点にたどり着いたことに満足して、山の住処から村へ下りた。

その日のバザール（市場）は人であふれていた。ヨギが人ごみをかき分けながら進んでいると、象に乗った領主のために道をあけようとして人々がいっせいに動いた。ヨギの前に立っていた若い男が突然、怯えたように後ろへ一歩下がる。男はヨギの裸足の右足を踏みつけていた。

ヨギは痛みに怒り、その若者を打ちつけようと杖を振り上げた。そのとき、ヨギは自分がしようとしていることを悟った。腕を動かした怒りの存在を捉えたのだ。そして踵を返すと、さらなる修行のために洞窟へと帰っていった。

この話は、瞑想がもたらす一時的な恍惚と、永続的な変化の違いを伝えている。サマディー

（あるいは同じく没我の境地を指すジャーナ）のような、一過性の状態を超えたところに、私たちのあり方そのものを永遠に変えてしまうような変化があり得るということだ。こうした変化は、洞察修行の最高レベルに達することで得られる真実の果実であると、『ヴィスッディ・マッガ』には書かれている。そのとき、強欲や利己心、怒りや悪意といった強い負の感情は消えてしまう。また、それらの感情がはびこっていた場所には、平穏や思いやり、共感や喜びといった正の感情が取ってかわることになる。

これとよく似たポジティブな変化は、他の多くの瞑想によっても実現が可能だとされている。それが、高いレベルへたどり着いた段階で生じるものなのか、それとも、そこにたどり着くまでに要した時間が関係しているのかはわからない。リッチーが瞑想によって甘美な恍惚状態に入ったとき、ジャーナには至っていないとしても、おそらくアクセス・コンセントレーションの近くにいたことは確かだろう。しかし、それでは永続的な変化をもたらすのに十分ではなかったのだ。

ブッダは洞察の道を経て悟りへ到達するというルートを発見したが、これは当時のヨガの伝統に挑戦状を叩きつけることだった。集中の道を経てさまざまなレベルのサマディーへ至ること、すなわち祝福に満たされた没我の境地へと至ることが、当時の伝統がひたすらに目指していたことだったからだ。そうした時代にあって、洞察vs.集中という対決は、変性特質を獲得するための最良の道を探る論争に苛烈な火種を投下した。

ここで時代を、いまひとつの論争が展開された一九六〇年代へと早送りしよう。サイケデリックな狂騒に浮かされたようなあの時代、ドラッグを使えば変性意識状態になるという唐突な啓示がもたらされた。その結果、ある常習者の言葉を借りれば「ＬＳＤがあれば、チベットの僧侶たちが二〇年かかって成し遂げたことを経験できる。しかもたったの二〇分で」といった考えがはびこることになる。[20]

それはまったく間違っている。問題は、ドラッグを使ってそのような状態に至ったとしても、薬物が切れてしまえば、あとに残るのはいつもと同じあなただということだ。そして、リッチーが発見したように、瞑想によって生じる恍惚状態にもまったく同じことが言えるのである。

3 瞑想の「あと」は次の「あいだ」の「まえ」

ダンの二度目のアジア滞在は一九七三年のことだった。アメリカ社会科学研究会議の博士研究員として、「民族心理学」の調査という名目で、アジアにおける心理分析体系の研究をおこなうのが目的だった。この旅はキャンディから始まった。ダンはスリランカの高地にあるこの町に六カ月間滞在したが、その間、数日おきにニヤナポニカ・テーラを訪ねて対話した。テーラはドイツ生まれの僧侶で、瞑想の理論と実践を専門とする研究者でもある（その後ダンは、インドのダラムサラに渡って数カ月間滞在し、現地のチベット文献図書館で研究をおこなった）。

テーラの論文は『アビダンマ（論蔵）』に焦点を当てたものだった。心の構造を解き明かし、意識を変容させて変性特質を獲得するための地図と道筋を示した書物だ。『ヴィスッディ・マッガ』やダンが読んだ瞑想指南書は、瞑想者に心の取り扱い方を説く、いわば実践ガイドだが、『アビダンマ』はそうした指南書の前段階にある理論書といえる。同書には、人間の心を形づくる要素についての説明もあれば、心の地図を探索して、人間の存在の核心に永続的な変化をもたらすための方法も示されている。

いくつかの箇所は、心理学の観点から見ても注目すべきものだ。とりわけ心の状態を「健康」と「不健康」に大きく分けて説明しているのは興味深い(1)。私たちの精神状態は刻々と移り変わっていくが、ある領域では欲望、自己中心性、怠惰、興奮などが際立つことになる。これらはいずれも、心の地図においては「不健康」ということになる。

対照的に、平穏、冷静、マインドフルネス、根拠に基づく自信といった状態は「健康」に含まれる。興味深いのは、健康に分類される状態は心と身体の両方に当てはめることができるということだ。たとえば、軽快さ、柔軟性、適応性、順応性などである。

健康な状態と不健康な状態は互いに干渉し合う。日々の生活における私たちの反応が、健康なほうに向かって変化していれば、心が進化していることの目安になるだろう。目指すべきゴールは、健康な状態が優勢になり、それが不変の特性となることだ。

深く集中しているあいだ、瞑想者の不健康な状態は抑制される。しかし、バザールに出かけたヨギのように集中状態が途切れてしまうと、不健康な状態がかつて以上の勢力を取り戻すこともある。一方で、修練を積んでいっそう深い洞察へと到達することができれば、精神に根本的な変容がもたらされることになるだろう、と『アビダンマ』は説く。そうなれば、瞑想者の心は不健康なものが混じり合った状態から永遠に自由になれる。きわめて熟練した瞑想家であれば、苦もなく健康的な領域に心を落ち着け、自信や軽快さを体現することができるという。

このアジア発の心理学を、ダンは心の作業モデルだと考えた。『アビダンマ』は、どのような精神的トレーニングを積めばポジティブな変性特質を獲得できるのかを説く、膨大な時の試練に裏打ちされた理論だ。この理論は二〇〇〇年以上も前から瞑想を実践する人々の指針となってきた。そのことが、理論の正しさを鮮やかに証明しているというわけだ。

一九七三年の夏、ゴエンカの合宿に参加するためにインドに向かう前、リッチーとスーザンはキャンディに立ち寄って六週間滞在している。ダンはふたりとキャンディで合流すると、徒歩でジャングルを抜けてニヤナポニカ・テーラの庵を訪ね、この心の健康モデルについて対話した(2)。

社会科学研究会議のフェローとしての二度目のアジア滞在から帰国したダンは、その年のうちにハーバードに客員講師として採用された。そして、一九七四年の秋学期には「意識の心理学」の授業を開講する。このテーマは当時の空気にぴたりとフィットするものだった(少なくとも学生たちはそう受け取っていた)。彼らの中には、課外活動として幻覚剤やヨガ、あるいは瞑想をかじっている者も少なからずいたのだ。

「意識の心理学」の開講が発表されると、何百人ものハーバードの学部生が、瞑想がもたらす変性意識の調査や、仏教の心理学体系、当時はほとんど知られていなかった注意のメカニズムなど、授業がカバーする数々のテーマに関心を持った。その結果、履修の申し込みが殺到し、教室はハーバードで最も大きな講堂へと変更されることになった。座席数一〇〇〇を誇るサンダース劇場である。(3) リッチーはこのとき大学院の三年生で、講義には助手として関わっていた。(4)「意識の心理学」で取り上げられたテーマの大半は、講義のタイトルからしてそうであるように、当時の心理学の常識からはかけ離れたものだった。だから、学期が終わったとき、ダンが学科に留まるよう要請されなかったとしても驚くには当たらない。だが、その頃すでに、私たちは共同で研究や論文執筆をおこなっていたし、とりわけこれぞ自分が研究者として進むべき道であると悟ったリッチーはやる気満々だった。

スリランカ滞在中に着想し、ダンが「意識の心理学」を講義しているあいだも温めつづけていたアイデアを形にしようと、私たちは論文の第一稿に取りかかる。その目的は、同僚の心理学者たちに変性特質の存在を説明することにあった。以前、ダンが初めて書いた論文では、薄弱な論拠と浅い研究に頼らざるを得ず、いたるところで推測を差し挟まなければならなかったが、今回は違う。私たちには変性特質の獲得を説明するモデルがあったし、心が変化するアルゴリズムも理解していた。問題は、手元にある材料と、その頃までに集まっていた貧弱な科学的データをどう繋げるかだった。

帰国以来、私たちはこの難題について長い会話を交わしながらじっくりと考えてきた。ふたりはよく、ハーバード広場で落ち合った。当時ベジタリアンだった私たちは、ブラトルストリートにあるベイリーズのアイスクリームパーラーでキャラメルサンデーを食べるのにはまっていたのだ。この店で、たいして関係がありそうもないデータを持ち寄り、のちに雑誌に掲載されることになる論文を仕上げていた。この論文は、変性特質のすばらしい効果に対する、ふたりの初の声明となる。

私たちはこの論文に「瞑想と催眠状態における注意の役割――心理学から見た意識の変容」というタイトルをつけた。ポイントは「意識の変容」という部分で、その頃は変性特質という代わりにその言葉を使っていたのだ。私たちはそれを「精神生物学的な」（いまなら「神経の」というだろう）変化だと見なしていた。ふたりがこの論文で主張したのは、催眠状態が生じさせるのは一時的な変化にすぎず、瞑想がもたらす不変の特性とはまったく異なるということだった。

その当時、人々が魅せられていたのは変性特質ではなくむしろ変性状態のほうだったし、それが幻覚剤によるものか瞑想によるものかは問われなかった。しかし私たちがベイリーズで話題にしていたのは、人は「恍惚が去れば、かつてのクソ野郎に戻る」ということだ。論文で私たちが意識したのは、その点をより明確に示すことだった。

瞑想がどのように人間を変えるかという点に関しては初歩的な誤解があり、いまなおそれがまかり通っている。ある人々は瞑想のセッション（とりわけ長期間におよぶ合宿）でもたらされる、めくるめく状態に取り憑かれたようになる。しかし、いったん家に帰れば、そうした状態を維持し、生き方そのものを向上させるために役立てようなどと考えはしない。そんな可能性があることにすら思い至らないのではないか。しかし、ただ絶頂の瞬間を讃えるだけでは、瞑想の本質を見失うことになる。持続できるやり方で、日一日と自分を変えていくこと。大事なのはそこなのだ。

ずいぶんあとになって、この点を痛感する出来事があった。ダライ・ラマに、あるベテラン瞑想家がリッチーの研究室で瞑想をおこなったときの脳の状態について報告していたときのことだ。この瞑想家が、異なる種類の瞑想（たとえば集中瞑想や、視覚化の瞑想など）に取り組むと、それぞれの瞑想によって、神経の活動に明らかな違いが生じることが脳画像からわかったのである。「それはすばらしい」とダライ・ラマは評した。「彼はヨガの効力を証明してみせました」。ここでダライ・ラマが言っているのは、ヒマラヤの洞窟でヨギたちが実践しているような、何カ月も何年も続く集中的な瞑想をともなうヨガのことで、今日人気となっているフィットネスのためのありふれたヨガの対極にあるものだ。(5)

しかしそれから、ダライ・ラマはこうつけ加えた。「瞑想者であることの真の証しは、負の感情から心を解放する鍛錬をしてきたかどうかなのです」

この大原則は、『ヴィスッディ・マッガ』以前の時代から存在し、それはいまも変わらない。大事なのは瞑想中に得られる恍惚ではない。あなたが、どう変わるかなのだ。

瞑想の地図と私たち自身の経験をいかにすり合わせるかは悩みどころだったし、科学的証拠が手薄であることも承知していたが、それでも私たちの仮説ははっきりしていた。「『あと』は次の『あいだ』の『まえ』である」というものだ。

解説すると、まず「あと」というのは、瞑想セッション後にも残る、持続的な変化を指している。「まえ」というのは、スタート地点の状態、つまり瞑想を始める前という意味だ。そして「あいだ」。これは瞑想の最中に生じ、瞑想をやめれば消え去ってしまう、一時的な状態変化のことである。

言い換えれば、瞑想実践の繰り返しが、不変の性質、つまり「あと」につながるというわけだ。私たちが興味を持ったのは、ここに何かしらの生物学的変化が見出だせるのではないかということだった。瞑想を繰り返し実践していれば、思いやりや忍耐、存在感や余裕といった、きわめてポジティブな特質が血となり肉となり、やがて揺るぎないものになっていく。私たちは、瞑想とはまさにこうした好ましい資質を人間にもたらすもの手段であると主張していた。

一九七〇年代には、瞑想のような風変わりなテーマに興味を示す学術誌はおそらく二～三誌しかなかったが、私たちはその一誌に論文を発表した。(6) それは変性特質についての私たちの考えが、世の中に初めて発信された瞬間ではあったが、科学的な基盤は脆弱なものでしかなかった。「蓋然性は証拠たりえず」という格言を地で行くものだったかもしれない。それどころか、私たちの手元にあったのは可能性だけであって、それを蓋然性として固定するための土台もなかった。はっきり言って証拠はゼロだった。

この論文を書いたとき、そこに必要とされる確固たる証拠を提供してくれるような科学研究は一切おこなわれていなかった。論文の発表から何十年もの時が過ぎ、ようやくにして経験を積んだ瞑想者を直に研究することで、実際に彼らの「まえ」の状態が、瞑想未経験者や入門者のそれとは大きく異なることをリッチーは発見した。これこそ変性特質の実在を示す証拠のひとつと言えるだろう（この点については12章「隠された財宝」で詳しく見ていきたい）。

論文を発表した当時、心理学の世界で変性特質についてなんらかの見解を述べたことのある者は皆無だった。加えて、私たちが一次資料としたものは、心理学の世界ではあまりに破格だった。アジア以外の地域で参照されることは稀だった古代の瞑想指南書、瞑想の集中合宿で得た私たち自身の経験、それにベテランの瞑想者との偶然の出会い――私たちは控えめに見積もっても心理学の異端者だったし、ハーバードの同僚の一部が私たちを変人と見なしていたことは間違いない。

変性特質という私たちのビジョンは、当時の心理学研究をはるかに逸脱した、リスキーなテーマだったのだ。

科学が追いつく

想像力たくましい研究者が何か新しいアイデアを思いつくときは、ちょうど進化における自然変異がそうであるように、それに連なる出来事が相次ぐものだ。新しいアイデア群は経験則によって厳正に選り分けられ、悪い仮説は排除され、よい仮説が生き残って広まっていく(7)。

こうしたプロセスが生じるためには、科学者は懐疑主義者と空想家の中間地点に居場所を見つけなければならない。ここでいう空想家とは、大きな網を投げ、想像力を働かせ、「もし……ならば」と考える人々のことだ。私たちのような空想家が知識のネットワークに持ち込んだ新奇なアイデアを検証することで、そのネットワークは成長していく。もし科学するのが懐疑主義者だけなら、革新など起こりようもない。

経済学者のヨーゼフ・シュンペーターは今日、その「創造的破壊」という概念によって知られているが、この概念は、新参者が古参を駆逐する市場のあり方を示したものだ。変性特質に関する私たちふたりの初期の思いつきは、まさにシュンペーターが「ビジョン」と呼ぶもの、すなわち何かを分析しようとする試みに対して方向性と活力を供給するものだった。シュンペーターが言うように、ビジョンこそが物事に新しい光を当てるのであって、それは「既存の状態にある科学が提供する事実、方法、結果には見出されない(8)」ものなのだ。

その意味で、私たちには確かにビジョンがあった。けれども、変性特質のポジティブな領域を探究するために使える方法もデータもほとんど持ち合わせていなかったし、そのような奥の深い転換を引き起こす脳のメカニズムについては何も知らなかった。自分たちの考えを打ち出すことに迷いはなかったが、科学がこのパズルを埋めるために不可欠なピースを用意するのは何年も先のことになる。私たちはあまりに先走っていた。

私たちが学位論文のために集めたデータは貧弱だった。あまりに貧弱で、瞑想状態を生み出す方法に習熟していけば、その実践によって得られる効果は、瞑想をおこなっていないときにまで波及するというアイデアを支えきることは到底できなかった。

それでも、脳科学が何十年にもわたって進化しつづけたことで、私たちは目の前に自分たちのアイデアを支える理論的根拠が積み上がっていくのを目の当たりにすることになった。

リッチーが初めて神経科学学会に出席したのは一九七五年のことだ。そこには二五〇〇人もの科学者が参加していたが、誰もが新しい分野が生まれる瞬間に立ち会えたことに心を躍らせていた（とはいえ、この会議がのちに三万人以上の神経科学者を集めることになると想像できた者は誰もいなかった）[9]。そして一九八〇年代の半ば、この神経科学学会で初期の会長を務めていたロックフェラー大学のブルース・マクウェンが、私たちに科学の武器を授けることになる。

マクウェンは二匹のツパイ（訳注：「リスモドキ」とも呼ばれる哺乳類の一種）をひとつのケージに入れて、二八日間にわたって共同生活をさせることにした。一方のツパイはいわゆる「つつきの順位」における上位者であり、もう一方は下位者である。一方は支配者であり、一方は被支配者というわけだ。悪夢のような上司と一日二四時間、一カ月にわたって一緒に働くとなればそれこそ悪夢だが、これは言ってみればその小動物バージョンである。マクウェンの研究で衝撃的だったのは、圧政に置かれたツパイの脳では、記憶に不可欠な働きをする海馬で樹状突起の縮小が観察されたことだった。生物の細胞は樹状突起を枝分かれさせ、その枝先を伸ばしていくことで他の細胞と連結し、協働する。したがって、海馬の樹状突起が縮小したということは、記憶に欠陥が生じたということにほかならない。

マクウェンの実験結果の衝撃は、小さな津波のように脳科学と行動科学を襲った。ある経験を経ると、脳にその痕跡が残るという可能性が示されたのだ。マクウェンは心理学にとって聖杯にも等しい難題に照準を合わせていた。すなわち、どれほど強いストレスにさらされれば、神経に傷が残るかという問題だ。どんな種類の経験であれ、その痕跡を脳に残すなど、それまでは考えられないことだった。

もっとも、ラボのラットにとってはストレスなどありふれたことだ。マクウェンはその強度を少しばかり高めたにすぎない。ラボラットの居住空間の標準的な仕様といえば、いわばラット版独居房であり、ラットは何週間も何カ月間もぶっ通しで小さなワイヤーケージに住みつづける。幸運な場合でも、せいぜいエクササイズ用の回し車が与えられるくらいだろう。

この果てしない退屈と社会的孤立の対極にあるのが、たくさんの玩具や登る場所、カラフルな壁、遊び仲間、探索できる空間などが完備された、小動物のリゾートとでも呼ぶべき空間だ。これは、カリフォルニア大学バークレー校のマリオン・ダイアモンドが自分のラボラットに用意した住まいである。ダイアモンドはマクウェンとほぼ同じ時期に、こうした環境がラットの脳に好ましい影響を与えていることを突き止めた。たとえば脳の前頭前野などの領域で、ニューロン同士を連結する樹状突起がより密に成長していることが観察されたのだ。前頭前野は注意や自己制

御においてきわめて重要な役割を果たす部位である。(10)

マクウェンの研究が、逆境によって脳の一部が縮小することを示す一方で、ダイアモンドの研究は、脳へのポジティブな影響を浮き彫りにしてみせた。しかし、彼女の仕事は神経科学者らの肩を盛大にすくませただけだった。それはおそらく、その研究が学会の常識に面と向かって挑戦状を叩きつけるものだったからだ。当時、ニューロンについて一般的に考えられていたのは、誕生したときに頭蓋骨の中に抱えているニューロンが私たちが持つすべてであって、その先は無情にも、人生が進行するにつれてニューロンは一つひとつ着実に死滅していくばかり、ということだった。経験の果たす役割など、どこにもないと考えられていたのだ。

しかしながら、マクウェンとダイアモンドの研究を知った私たちとしては、こう考えずにはいられなかった。ポジティブなものであれネガティブなものであれ、そうした変化がラットの脳に生じるのなら、適切な経験によって人間の脳に有益な変化が生じるよう仕向けることも可能ではないのか？　瞑想は、まさにそのための有効なトレーニングになり得るのではないか？

そうした可能性が見えてきたことで私たちの心は浮き立った。真に革命的なことが起ころうとしているのがわかった。しかし、証拠が私たちの直感に追いつくまでに、なお二〇年以上の歳月を要することになる。

大きな飛躍

それは一九九二年のことだった。ウィスコンシン大学の社会学部から、今度開かれる大規模な学部会議でスピーチをしてほしいと依頼されたとき、リッチーは緊張を感じないわけにはいかなかった。自分が巨大な竜巻の中心に足を踏み入れようとしていることが、リッチーにはわかっていた。それはいわば知性の竜巻で、長年、社会科学の領域で猛威をふるってきた「氏と育ち」をめぐる論争だった。「育ち」陣営は、私たちの行動はその経験によって形づくられると考えていた。一方、「氏」陣営は、私たちの行動を決定するのは遺伝子であると考えていた。

この戦いは長く醜悪な歴史に彩られている。一九世紀から二〇世紀初頭の差別主義者たちは、当時の遺伝学をねじ曲げて、自らの偏見を支持する「科学的」根拠と見なした。黒人、ネイティブアメリカン、ユダヤ人、アイルランド人ほか、この頑迷な偏見の標的となった人々は枚挙にいとまがない。差別主義者は、標的とする人々が教育的にも経済的にも後れを取っていることについて、何がなんでも遺伝的性向のせいにしようとし、巨大な機会の不均衡には目を留めようともしなかった。結果として、社会科学の分野で反動が生じ、社会学者の多くは生物学的な説明に対してとことん懐疑的になった。

しかしリッチーから見れば、社会学者も科学的な錯誤にはまり込んでいるとしか思えなかった。生物学的な原因を特定すれば、グループ間の差異が必然的に遺伝子の差異へと矮小化されてしまう（しかも、遺伝子は変更不可能だ）、そう考えること自体が誤りなのだ。リッチーに言わせれば、社会学者たちは、イデオロギーを奉じることによって自分を見失っているということになる。

リッチーは「氏か育ちか論争」を解消する道として「神経の可塑性」という概念があることを初めて公に提案した。リッチーによれば、この概念が示しているのは、ある経験の反復によって脳に変化が生じ、それに従って脳が再び形を整えるという可能性だ。私たちは氏か育ちのいずれか一方を選択しなければならないわけではない。両者は相互に作用し、互いに互いを形づくっている。

その概念は、これまで反目しあってきた両陣営の見方をきれいに和解させるものだった。しかし、リッチーは当時の科学の限界を超えてしまっていた。実際のところ、人間の神経可塑性についてのデータはまだぼんやりとしたものでしかなかったのだ。

それからわずか数年後に、科学的な発見が相次ぎ、状況は大きく変わることになる。たとえば、楽器の習得によって関連する脳の部位が拡大することがわかった(11)。演奏中、バイオリニストは始終左手の指を動かして弦を操っているが、彼らの脳を見れば、指先の動きをつかさどる部位が拡大しているのが見て取れる。また、演奏している期間が長ければ長いほど、そのサイズは大きくなるのだ(12)。

自然実験

いまから言うことを試してもらいたい。視線をまっすぐ前に向けて、腕を伸ばして指を一本立てる。それから視線を動かすことなく、指を顔の中心から六〇センチほどの距離になるまで右側へ移動させる。指をぐーっと右へ持っていくが、顔はまっすぐ前を向けたままだ。そうすると、指はやがてあなたの周辺視野、すなわち視覚の外縁へとたどり着く。(13) たいていの人は、指を顔の中心から右に（あるいは左に）動かしすぎると、指が見えなくなる。しかし、あるグループの人々はそうではない。聴覚障害を持つ人々だ。

聴覚障害者にこのような非凡な能力があることは昔から知られてはいたが、そのしくみが明らかになったのはごく最近のことだ。そのメカニズムとは、ずばり、神経可塑性である。

このような脳研究では、いわゆる「自然実験」という方法が採られる。先天的聴覚障害のような、自然に発生した状況を利用した実験のことだ。オレゴン大学の神経科学者ヘレン・ネヴィルは、脳の可塑性に情熱的な関心を寄せているが、彼女は頭部ＭＲＩを使って聴覚障害を持った人々をテストする機会を捉えた。手話のような手の動きに対して、健常者と聴覚障害者がそれぞれどのような反応を見せるのかを確かめるのである。

手話とは両腕を大きく使っておこなうものだが、聴覚障害者が相手の手話を読むときは、手話をしている人間の顔を見るのが普通だ。相手の手がどのように動いているかを見つめることはない。相手が腕を広げて手話をしていると、手が視野の外縁を超えて周辺視野に入ることもある。そういう場合は自然と周辺視野にあるものを感知するための回路が発動することになる。聴覚障害者が手話を学んでいくと、神経の可塑性が働いてこれらの回路が視覚の仕事を引き受けることになる。だから、視野の隅の隅で起きていることまで捉えられるようになるのだ。

聴覚障害者の場合、通常であれば、聴覚野として働く神経繊維の束（ヘッシェル回と呼ばれる）に情報が入力されることはない。ネヴィルが明らかにしたのは、聴覚障害者の脳では、通常なら聴覚系の一部である回路が視覚の電気回路と協働するように変化していたということだった。[14]

このような発見からわかるのは、経験の繰り返しに応じて、脳がいかに自らを根底からつくり変えることができるかということだ。[15] 音楽家や聴覚障害者をはじめとする人々について発見されたことは、私たちが待ち望んでいた証拠を与えてくれた。神経可塑性は、現在の科学思考の水準からしても理にかなう、証拠に基づいた枠組みと言語を提供してくれた。[16] これこそ、私たちが長く必要としていた科学的な足がかりだった。瞑想などによって意図的に精神を鍛えることで、いかに脳が形づくられていくかを検証する方法がついに用意されたのである。

変性特質のスペクトル

変性特質をひとつのスペクトルとして見れば、ネガティブなほうの先端には心的外傷後ストレス障害（PTSD）があるということになるだろう。脅威に対する神経レーダーとしての働きを担っているのが脳の扁桃体だが、圧倒的なトラウマに襲われると、扁桃体が反応する閾値が書き換えられ、緊急事態だと思われるものすべてに反応してしまう。すると、脳が扁桃体にハイジャックされた状態になる。[17] PTSDを発症している人の場合、トラウマとなった経験を思い出させるスイッチ（他の人からすれば、取り立てて気に留めることもないようなスイッチだ）がオンになると、神経が立て続けに過剰反応を起こす。PTSDの人に特有のフラッシュバックや不眠、いらだちや過度な警戒心などはその現れである。

一方、ポジティブな領域へ目を向けると、心安らかな幼少時代が脳によい影響をもたらすことなどが挙げられるだろう。子供の脳を形づくるのは、共感と気づかいと愛情にあふれた子育てである。このような環境で形成された子供の脳は、取り乱してもすぐに落ち着きを取り戻すことができるといったような、大人の気質まで取り込んでいる。[18]

変性特質に対する私たちの関心の目は、単に健康であることよりも、その先にあるさらにすばらしい領域へと注がれている。つまり、存在の本質が健やかであるということだ。平穏や慈しみといった「究極的にポジティブな変性特質」は、瞑想の伝統の中でも修行のゴールとされているものだ。私たちは「変性特質」という言葉を、この究極的にポジティブな領域の呼び名として使っている。[19]

私たちはひと握りの非凡なヨギやスワーミー、仏僧やラマ僧に出会ってきた。神経可塑性は、そうした人々の中に見出される特質が反復トレーニングによって生み出されるというしくみに科学的な説明を与えるものだ。彼らの特質は、古代の文献が描き出すいっそう高いレベルの永続的な変化とぴったり一致する。

こうした人間存在としての高みに至れるかどうかは別として、私たち一人ひとりの手の届く場所に、もっと現実的な可能性が眠っている。憂い事から解放された心は、人間の苦悩を軽減するという点で価値があるが、これは科学と瞑想がともに目的とするものだ。それによって、持続的幸福（フラーリッシング）と呼ばれるような人生が手に入るのである。

持続する幸福

アレキサンダー大王が軍隊を率いて現在のカシミールを通ったとき、伝説によれば大王はタキシラで苦行僧の一団に遭遇した。当時タキシラは、ヒンドスタン平原へと続くシルクロードの枝道にある都市として栄えていた。

大王に率いられた獰猛な軍人たちが姿を見せても、ヨガ行者らは平然と対応した。いわく、自分であれ軍人であれ、所有できるものと言えばいま立っている地面だけだ。そして、自分も彼らもいつの日か死ぬ、と。

このヨガ行者たちを、ギリシャ語の文献では「ジムノソフィスト」と表現している。文字どおり「裸の哲学者」という意味だ（現在のインドにも、身体に灰を塗って裸で歩き回るヨギの集団が存在する）。行者らの冷静平穏な様子に感銘を受けたアレキサンダー大王は、彼らを「自由人」と考え、カリヤーナというヨギを説得して征服の旅へ同行させることにした。ヨギの生活様式と物の見方には、大王自身が受けた教育と共鳴するところがあったにちがいない。アレキサンダー大王の家庭教師は、ギリシャの哲学者アリストテレスである。終生学問を愛したことで名高い大王だけに、そのヨギに出自の異なる叡智を見たのだろう。

ギリシャの哲学諸派は自己の変革を理想に掲げてきたが、そこにははっきりとアジア哲学の影響があったし、大王もカリヤーナとのやりとりでそのことに気づいたはずだ。そしてもちろん、ギリシャ人とその後継者であるローマ人が、今日へと繋がる西洋思想の基礎を敷いたのである。

アリストテレスは人生のゴールを徳に根ざしたエウダイモイア（幸福が持続する感覚）と定義したが、この言葉はさまざまに解釈されて、現在の思想の中にも息づいている。アリストテレスに従えば、徳というものは、部分的には、両極端の中間に「正しい意味」を見出すことで得られるものだという。たとえば、勇気は衝動的な冒険と臆病のあいだに、節度は自堕落と禁欲的な自制のあいだに見出されるものだ。

さらに、アリストテレスはこうつけ加えている。私たちは徳を持って生まれてくるわけではないが、正しい努力によって徳を身につける潜在能力は誰にでもある、と。その努力には、現在なら自己モニタリングと呼ばれるようなものも含まれている。自分の思考や行動をリアルタイムで観察する習慣のことだ。
ギリシャ・ローマ哲学の他の学派でも、持続的な幸福へと至る修練において、似たような習慣を採用しているものはある。たとえばストア派では、幸福を決定するのは出来事そのものではなく、その出来事についてどのような気持ちを抱くかである、という考え方がポイントになっている。それはまた、人生において制御できるものと制御できないものを区別することによって、私たちは平穏を見出すことができるという見方でもあるだろう。今日、そうした信念の残響は、大衆的人気を誇る神学者、ラインホルド・ニーバーによる「12のステップ」からも聞こえてくる。

神よ、私にお与えください。
思うに任せぬ事柄を受け入れる心の余裕を、
意のままになる事柄を変える勇気を、
そして、その違いを知る知恵を。

「違いを知る知恵」を身につける古典的な方法は精神鍛錬にある。ギリシャの学派は、哲学のことを実用的な技法と見なし、瞑想と自己鍛錬を持続的な幸福へ至る道として教えていた。東洋の同業者と同じく、ギリシャ人も幸福とは人間の内側から生まれるものだと理解していたし、幸福を生み出す力は自ら養うことができると考えていたのだ。

ギリシャでは、徳を伸ばすための実践はある程度まで万人に開かれたものとして教えられていたが、一方で、アレキサンダー大王のような選ばれた人間にのみ与えられる秘伝もあったようだ。大王は、哲学者のテキストというものは秘密主義的な教授の場でこそ十全に理解されるものであると認識していた。

ギリシャ・ローマの伝統においては、高潔さ、思いやり、忍耐、謙遜といった性質が持続的な幸福への鍵だと考えられていた。こうした西洋の思想にせよ、アジアのスピリチュアルな伝統にせよ、だいたいは同じような人間性の変容を経ることで、徳に満ちた人生をおくることができると考えられている。たとえば仏教では、心の持続的な幸福はボーディ（パーリ語ならびにサンスクリット語。菩提）という言葉で言い表されるが、これは「自己の最良の部分」を養う自己実現の道のことなのである。[20]

アリストテレスの子孫

今日の心理学では、アリストテレスの衣鉢を継いだ人々が使う「持続的幸福（フラーリッシング）」という言葉の代わりに、「幸福（ウェルビーイング）」という言葉を使っている。ウィスコンシン大学の心理学者（そしてリッチーの同僚）であるキャロル・リフは、多くの哲学者の中からアリストテレスを特に引き合いに出して、幸福の形を六つに分けて提示している。

- **自己受容**……自分自身に対してポジティブであること、自分の資質について最良のものとそれほどよくないものの双方を認めること、そしてありのままの自分であることに不満がないこと。そのためには偏りのない自己認識が必要になる。
- **個人的成長**……潜在能力の開花へ向けて持続的に変化・前進しているという自覚。時とともに成長し、新しい見方、あり方を採用しながら、自分の才能を最大限に発揮しようとすること。「誰でもそのままで完全です」とは禅僧、鈴木俊隆が門弟たちに語った言葉だが、彼はこうもつけ加えている。「それでも、少しずつよくなる余地はあるのです」。受容と成長のバランスをうまく取ることが大切だ。
- **自主性**……思考においても行動においても自立していること、社会的圧力から自由であること、自分なりの尺度で自分を測れること。これは、日本のように集団内の調和が何よりも優先される文化よりは、オーストラリアや合衆国などに見られる個人主義的な文化にこそ当てはまるものだろう。
- **統制**……人生の複雑さを御しきれる自覚。機を逃さず、自分の必要や価値にふさわしい状況をつくりだすこと。
- **充足した人間関係**……温かさ、共感、信頼、互いへの心遣い、健全なギブ・アンド・テイクをともなった関係。

- **人生の目的**……それによって生きる意味や、自らの向かう先が感じられる目的と信念。哲学者の中には、真の幸福とは人生の意味や目的の副産物として現れるものだと主張する者もいる。

リフはこうした幸福の性質を現代版のエウダイモニアと考えている。アリストテレスが提唱した「最高善」とは、その人ならではの能力が発揮されることだ[21]。以下の章でも見ていくように、瞑想は多様なあり方を示しているが、それぞれの手法が、こうした性質のひとつないしは複数を育むのに役立つと考えられる。ここでは、リフが考える幸福の基準において、瞑想が人々の幸福度をいかに上昇させるかに注目した研究をいくつか紹介しておこう。

アメリカ疾病対策センターの調査によれば、仕事と家族の務めから離れたところに強い人生の目的を感じているアメリカ人は、全体の半数にも満たない[22]。このことは幸福度に関して重大な意味を持つかもしれない。たとえばビクトール・フランクルが書いているのは、ナチの強制収容所で何千もの人々が死んでいくなか、彼自身やその他の選ばれた人々が苛酷な年月を生き延びることができたのは、生きる意味や目的といった感覚を持っていたおかげだというのだ[23]。フランクルにとっては、精神療法士として収容所の他の囚人たちに向き合って仕事を続けることが、ひとまずは生きる目的となったし、ある者にとっては収容所の外に子供がいることが生きる目的になった。あるいはまた、書きたいと思っている本の中に生きる目的を見出した者もいる。

このフランクルの所感と呼応するような研究成果もある。三カ月間の瞑想合宿（合計約五四〇時間）に参加した人々を対象とした研究だ。彼らは合宿の最中からすでに人生に対する目的意識を高めていたが、合宿終了から五カ月がたっても、彼らの免疫細胞では酵素テロメラーゼの活性度が上昇を続けていた。[24] ＤＮＡ鎖の末端にはテロメアと呼ばれる配列が存在し、その長さは細胞の寿命に関係している。テロメラーゼは、このテロメアが短くならないよう修復をおこなう酵素なのである。

まるで、身体中の細胞がテロメラーゼにこう言っているようだ――近くにいろ、おまえには大事な仕事があるんだ。一方、この研究に携わった科学者らが自ら注意を促しているように、この発見については十分に整えられた環境で再検証される必要がある。再現実験によって、私たちの確信はいっそう深まることになるだろう。

もうひとつ興味深い研究を紹介しよう。八週間にわたってさまざまな形のマインドフルネスを実践した被験者を観察したところ、脳幹のある領域に拡大が見られた。そこは、キャロル・リフが考える幸福度とも深い関わりのある領域だった。[25] しかしこの研究は、きわめて小規模なグループ（わずか一四人）を対象にしたもので、当座の結論以上のものを引き出そうと思えば、さらに大きなグループで再実験をおこなう必要がある。

別の研究では、一般的な手法でマインドフルネスをおこなった人々について、実践から最大一年が経過しても、通常より高いレベルの幸福感や、それに類する効果が見られたと報告されている。[26] ありふれた形のマインドフルネスであっても、主観的な幸福感を高めることはできるのだ。しかし、これまた研究対象になった人間の数が少ないのが難点である。また、すでに述べてきたように、被験者自身に評価させるよりも脳を検査するという手法を採ったほうが、心理的なバイアスによる影響が少なく、いっそう説得力のあるデータが得られるだろう。

そういうわけで、瞑想によって幸福度が増すという考えは、とりわけ瞑想者としての私たちにとっては魅力的なのだが、科学者としてはいまだ眉に唾をつけざるを得ない。

マインドフルネスが大きな流行となっているいま、こうした研究はしばしば瞑想の効果を「証明する」ものとして引用される。しかし、科学的な妥当性という観点から見れば、瞑想研究は一様ではないし、玉石混淆だ。にもかかわらず、ある特定の瞑想法なり、アプリなり、もろもろの「瞑想グッズ」なりの販促ということになれば、この不都合な真実は見落とされてしまう。

以下の章で、私たちは厳密な基準を適用して、玉から石を取り除いていく。さて、科学は瞑想のインパクトについて、実際のところ何を教えてくれるのだろうか？

4 技術的限界の中で

こんな場面を想像してみてほしい。場所は木工所で、男がふたりいる。アルとフランクと呼ぶことにしよう。ふたりは楽しげに雑談をしているが、手を休めてはいない。アルが大きな合板を持って、それを巨大な丸鋸のギザギザした刃に押し当てようとしている。その場面を見ているあなたは、ハッと気がつく。アルは鋸の安全ガードを使っていない。あなたの心臓は早鐘のように打ちはじめる。アルの親指は、いまや鋭い刃を持つ鋼の円盤に吸い寄せられようとしている。

アルとフランクはおしゃべりに夢中になっていて、ぶんぶんと回転している刃に親指が近づいているというのに、危険が迫っていることに気がつかない。あなたの心拍数は跳ね上がり、額には玉の汗が浮かぶ。アルに警告しなければと気持ちが急く。アルはしかし、あなたが見ている映画に出演している俳優なのだ。

『起こらなくてもよかった（It didn't have to happen）』というこの映画は、木工職人たちの危機感を煽り、彼らに安全装置の使用を促すために、カナダ国立映画製作庁が作成したものだ。わずか一二分間の短い映画だが、三カ所の木工所で起こる事故を描いており、それぞれの事例について事故発生の瞬間までのサスペンスを盛り込んでいる。アルは丸鋸で親指を失い、別の木工職人は指を何本もずたずたにしてしまう。同僚の作業を横で見ていたら、吹っ飛んできた厚板に腹部を直撃された職人の話もある。

この映画は、木工職人たちに警鐘を鳴らそうという当初の意図とはまったく別のところで長く活用されることになった。カリフォルニア大学バークレー校の心理学者リチャード・ラザルスは、この身の毛もよだつような事故の映像を、被験者の感情にストレスをかけるための鉄板のネタとして一〇年以上も使い倒し、画期的な研究を成し遂げた(1)。ダンは、ラザルスが気前よくダビングを提供してくれたおかげで、自分でもこの映画をハーバードでの研究に使えることになった。

ダンはこの映画を約六〇人の被験者に見せた。その半分はボランティア（心理学を履修しているハーバードの学生）で、瞑想の経験がない。残りの半分は瞑想講師で、少なくとも二年以上の実践経験がある。どちらのグループでも、半数の被験者は映画を見る直前に瞑想をおこなう。ダンはラボでハーバードの初心者たちに瞑想の仕方を教えた。瞑想をおこなった人々と比較対照するために無作為に選ばれたグループには、ただ座ってリラックスしているように伝えた。

ダンは隣のコントロールルーム（訳注：研究者がデータ収集や検出器の操作などをおこなう部

屋）で、木工所の事故を目にした被験者たちの心拍数と発汗反応が跳ね上がり、やがて鎮まっていく様子を観察していた。結論としては、瞑想経験者のほうが未経験者よりも、悲惨な事故を見たストレスからの回復が早いという傾向が見られた（あるいは、そのように思われた）(2)。

この研究は、ダンにハーバードの博士号を授ける程度には、そしてトップレベルの科学雑誌の一誌に掲載されるくらいには、内容のしっかりしたものだった。それでもより厳しい目で見直してみれば、そこにはいくつもの問題点がある。学位の授与や論文の雑誌掲載を審査する人々は、どのような研究設計が最も信頼に値する結果を生み出すかという点について厳密な基準を持っているものだが、その基準からすれば、ダンの研究には（そして今日の瞑想研究の大部分にも）多くの不備が見つかることになる。

ダンの研究の場合、ボランティアに瞑想の仕方を教えたり、ただリラックスしているように伝えたりしたのがダン本人であるという点が問題だ。というのも、ダンはどういう結果が望ましいかを初めから知っている。要は「瞑想は役に立つ」ということを証明したいわけだ。そのことが、ふたつのグループに説明をおこなった際、その伝え方に影響を与えた可能性はある。たとえば、瞑想からはよい結果が得られ、ただリラックスするだけの対照グループは芳しくない結果になることをほのめかすような話し方をしたのかもしれない。

もうひとつの問題点は、ダンの成果を引用した三一三の雑誌論文のうち、同じ結果が得られるかどうかを確かめるために、ダンの研究を再現してみようとしたものはひとつもなかったということだ。論文の著者たちは、ダンの研究結果は自分たちの結論の論拠となるぐらいにはしっかりしたものであると、ただ決めてかかっているのだ。

ダンの研究だけがそうした扱いを受けているわけではない。同じようなことは現在も蔓延している。本来、再現性は科学研究が持つ強みのひとつだ。ある実験がおこなわれたとして、その実験は別の科学者の手によっても再現され得るものでなければならないし、再現されたからには同じ成果が得られるものでなければならない。うまく再現できないなら、その実験は失敗ということだ。しかし、こうした検証作業がおこなわれることは、きわめて、きわめて少ない。

再現実験の手間を惜しむのは科学全般の問題ではあるが、とりわけ人間の行動についての研究で広く見られる現象だ。心理学者たちも、心理学研究をより再現性のあるものにしていこうと呼びかけてはきたが、現在のところ、最も広く引用されている研究でさえ、その何割が再現実験に耐え得るものなのかはほとんどわからない(大半は耐え得るだろうが)[3]。心理学研究の中で、再現実験の対象となったものはほんの一部だ。なんと言ってもこの分野においては、誰かの研究の再現ではなく、オリジナルな仕事をすることにインセンティブが働いているのである。加えて、これは科学全般に言えることだが、心理学でもまた、何を公表するかという点にそもそもバイアスがある。つまり、科学者というものは目立った発見のない研究は公表したがらないものなのだ。本当なら、「発見がなかった」ということ自体、価値ある発見であるはずなのだが。

さらに、研究手法として、「ソフト」な方法と「ハード」な方法には根本的な違いがある。たとえば、被験者に自分自身の行動や感情について報告するよう指示したとする。これが「ソフト」な方法だ。だが、実際にそんなことをしても、被験者の反応はそのときどきの気分や、自分をよく見せたい、実験者を喜ばせたいといった心理的な要因に大きく左右されてしまう。一方で、そのようなバイアスがあったとしても、それが心拍数や脳の活動といった生理的なプロセスに影響を及ぼすことは少ない（あるいはまったくない）だろう。そうしたものこそ「ハード」な指標となる。

ダンの研究を例に取ってみよう。ダンもある程度は、被験者が自分の反応を自分で評価するというソフトな方法を信頼している。不安テストという（心理学者のあいだでは）広く用いられている方法を採用することもあった。ここでは被験者たちが、たとえば「心配している」というような項目について、「まったくしていない」から「とてもしている」までのあいだで強さを選び、「ほとんどしたことがない」から「いつもしている」までのあいだで頻度を選ぶことで、自己評価をおこなう。[4] この方法で調べると、初心者が初めての瞑想を経験したあと、彼らが感じていたストレスが概ね減少していたことがわかった。同じような結果は、以後の瞑想研究でも広く見出されることになる。しかし、このような自己報告はいわゆる「需要期待」に敏感に反応することでも悪名高い。被験者は、肯定的な結果を報告するようにという暗黙のシグナルを研究者から受け取ってしまうのだ。

その結果、初心者であっても、ひとたび瞑想をおこなえば、よりリラックスできてストレスも軽くなったような気がするといった報告をしがちである。こうしたポジティブな自己報告は、脳活動などのハードな手段でデータを計測したときよりも、ずっと早い段階で現れる。要するに、不安が減ったという瞑想者の感覚は、ハードな指標がそうした変化を感知する以前に生じている可能性があるというわけだ。言い換えれば、そのような効果が得られるかもしれないという期待が、瞑想者の報告にバイアスをかけているのである。

しかし心臓は嘘をつかない。そこで、ダンの研究では心拍数や発汗反応といった生理的な反応が指標として用いられた。とりもなおさず、これらは意図的にコントロールすることはできないし、だからこそ人間の真の反応をより正確に写しとることができる。とことん主観的で容易にバイアスがかかる自己報告という手段に比べれば、信頼度の差は歴然だ。

博士論文でダンが主に用いた生理的な指標はガルバニック皮膚反応（GSR）だった。発汗によって皮膚に電気抵抗が起きたことを検知するもので、ストレス出現のサインとなる。ある説によれば、人間の進化の初期段階において、発汗は皮膚の弾性を高める役割を果たしていたという。それによって肉弾戦の負傷から人間を守っていたというのだ(5)。

脳の活動そのものを計測することができたなら、心拍数や発汗反応のような「周辺的な」指標よりも、ずっと信頼に値するものになっただろう。しかしながら、バイアスの入る余地がなく、説得力も満点のこうした手法を採用するには、私たちは早く生まれすぎた。一九七〇年代には、fMRIやSPECT（スペクト）検査、精度の高い脳波計といった手法は、まだ発明されていなかった。[6] 心拍数、呼吸数、発汗反応などは、いずれも脳から離れた部位の反応を見るものでしかなかったが、それでもダンが使える指標としてこれ以上のものはなかったのだ。[7] ただ、これらの反応にはさまざまな要素が複雑に反映されているため、解読するのは少々骨が折れる。[8]

ダンの研究のもうひとつの弱点は、当時の記録技術の限界によるものだった。当時はデータのデジタル化など望むべくもなく、発汗量を記録するのは、検査機から繰り出された紙の上で行きつ戻りつする針の動きだった。そこに描き出された落書きのような線と何時間もにらめっこして、データ分析に使う数字に置き換えていくのである。これらの落書きは、木工所の事故を目撃する前後に被験者から吹き出した汗を示しており、それをいちいち数えるのがダンの仕事だった。

さて、ここに瞑想のベテランと初心者がいて、それぞれが瞑想をするように指示されたグループと、ただ座っているように指示されたグループに分かれている。この四つの集団は、事故の目撃によるストレスから回復するスピードにおいて、有意な違いを見せるだろうか？ それが、この実験の鍵となる問いだった。ダンの記録によれば、瞑想をおこなうことによってストレスの回復速度が上がることをデータは示しており、年季の入った瞑想者ほど回復が早かったという。[9]

この「ダンの記録によれば」というフレーズが曲者だ。つまり、スコアをつけたのはダンその人である。そして、この実験は何から何までダンが推す仮説を支持するためにおこなわれていた。こうした状況は実験者バイアスを助長することになる。研究の進め方を設定してそのデータを分析する人物は、望ましい成果へと近づくように得られた結果を歪めてしまうことがままあるのである。

ほぼ五〇年の歳月を経たいま、この実験についてのダンの記憶はおぼろげだ（よろしい、すごくおぼろげだ）。それでも、とにかくそのおぼろげな記憶によれば、瞑想講師たちのＧＳＲにあいまいな値が出たとき、たとえば事故に対する反応のピークともその余波とも受け取れる値が出た場合、ダンはそれを回復へと向かう坂の始まりではなくストレスのピークとしてカウントした。このようなバイアスが実際にどういう効果をもたらすかといえば、瞑想者の発汗反応について、事故への反応をより大きく見せる一方で、回復をより早く見せるのである（とはいえ、以下の章で見ていくように、最上級の瞑想者たちには実際にこのようなパターンが見られるのだということは付け加えておきたい）。

バイアスにはふたつのレベルがあることが知られている。意識的なバイアス、そして阻止するのがいっそう難しい、無意識的なバイアスだ。今日の今日に至るまで、ダンにはあの実験でインクの落書きを数えたときに、バイアスは作用していなかったと断言することができないでいる。その点でダンもまた、瞑想を研究するほとんどの科学者と同じジレンマに陥っている。彼らは、彼ら自身が瞑想家なのだ。それは、バイアスにつけ入る隙を与えることになる。たとえ、意識はされないとしても。

バイアスを取り除く

某所某日、予定の時刻きっかりに、一台の黒々としたキャデラック・リムジンが横付けされる。映画『ゴッドファーザー』から切り出されたワンシーンに見えたとしても不思議はないだろう。後部ドアが開かれ、ダンが乗り込む。中にいるのは大物のボス。ドン・コルレオーネことマーロン・ブランドではない。ずっと小柄で顎髭をたくわえている。白いドーティに身を包んだヨギだ。

Z師は、一九六〇年代に東洋からアメリカにやってくるなり、有名人たちと親しく交わることで新聞の見出しを飾った。多くのファンを魅了すると同時に、何百人という若いアメリカ人を勧誘して、自らのヨガの技法を広めさせた。一九七一年、初めてインドへ旅立つ直前、ダンはこのヨギが主催した講師養成のサマーキャンプに参加した。

どこから情報を仕入れたのかは不明だが、Z師はダンがハーバードの大学院生で、奨学金を得て、これからまさにインドへ渡ろうとしていることを知っていた。この未来の博士研究員に対して、ヨギはある話を持ちかける。インド在住の彼の支持者の住所氏名リストをダンに手渡し、彼らを一人ひとり訪問してインタビューをおこなうよう指示したのだ。そして、Z師の技法だけが現在において「悟りを開く」ための唯一の道であるという結論を導く論文を書くよう要請したのだった。

ダンにとっては唾棄すべき提案だった。自分の瞑想法を売り込むためにいけしゃあしゃあと他人の研究を乗っ取ろうとするなど、悲しいかな、これまでもある種の「スピリチュアル講師」に典型的に見られた詐欺行為と寸分違うところがない（例のX師のことを思い出していただきたい）。こうした輩が自己宣伝に乗り出してくるということは、精神の成長を商品とする市場を拡大したいと考えている人間が、世間に存在するということだ。ある特定の瞑想法と結託した研究者がポジティブな発見を報告するときにも、同じ胡散臭さが漂うことになる。ここで、もうひとつの問いが頭をもたげる。もしや、報告されていないネガティブな結果もあるのではないか？

たとえば、ダンの実験で被験者となった瞑想講師たちは超越瞑想を教えていた。超越瞑想の研究史にはいくらか一筋縄ではいかないところがあるが、その理由のひとつは、超越瞑想の研究がもっぱらマハリシ経営大学（前マハリシ国際大学）のスタッフによっておこなわれていたことにある。この大学は、超越瞑想を普及させることを目的とした組織の一部門なのだ。研究そのものの出来がよかったとしても、このことから利益相反が懸念されることになる。

こうした理由から、リッチーの研究室では瞑想の効果に懐疑的な科学者や、瞑想の「信奉者」であれば見落としたり、うやむやにしたりしてしまう問題を、どしどし提起してくれるような科学者を数人採用することにしている。そのひとつの帰結として、リッチーの研究室は成果がなかったという事実を発表したことがこれまでに複数回ある。瞑想の効果に関する特定の仮説を検証した結果、期待された効果が観察されなかったという報告をおこなっているわけだ。さらに、再現実験の失敗についても発表している。瞑想に有益な効果があることを発見したとする既発の論文の実験を再現してみても、同じ結果が得られなかった場合、もとの発見には疑問が生じることになる。

懐疑的な科学者の参加を求めることは、実験者バイアスを抑える手段のひとつにすぎない。別の手段としては、瞑想に望ましい効果があることを知らされたうえで、具体的にはなんの手ほどきも受けていない人々を被験者に加えるという手もあるだろう。さらに望ましいのは「対照実験」だ。比較対照のためのグループに、瞑想とは別の活動（エクササイズのような、いかにもよい効果がありそうな活動）に取り組んでもらうのである。

私たちがハーバードで陥ったさらなるジレンマは、私たちの研究に参加させることができる学生たちは、概して人間性の典型を示すグループではあり得ないということだった。これは、いまだ心理学研究において広く見られる問題だ。つまり、彼らは心理学でいうところのＷＥＩＲＤ、つまり、西洋人（Western）で、教育があり（educated）、工業化された（industrialized）社会に住み、金持ち（rich）で、民主主義的な（democratic）カルチャーに出自を持つ人々なのである。[10] なおかつ、ハーバードの学生はＷＥＩＲＤの中にあっても異分子であり、そのデータは人間の普遍的な性質を研究しようという者にとって、価値が高いものとは到底言えないのだった。

瞑想体験の多様性

注意のレベルを、脳の神経活動から測ることはできるのだろうか？　リッチーは、この問いを発した最初期の神経科学者のひとりだ。この素朴な疑問を、リッチーは博士論文の研究課題として取り上げた。当時としても、ごく真っ当な問いである。

しかしながら、この研究はリッチーが精神世界へのひそやかな小旅行を試みた学部生時代の論文に深く根ざしたものだった。この研究の隠れた狙いは、瞑想者と非瞑想者のあいだに注意レベルの差を見出すことにあった。瞑想者は、非瞑想者と比べて注意を集中することに長けているのだろうか？　当時、この問いは真っ当なものではなかった。

リッチーは瞑想者の頭皮から脳の電気信号を計測することにした。その間、瞑想者は音に耳を傾けるか、点滅するＬＥＤの光を見つめることになっているが、音を聞くときはそちらに集中して光を無視し、逆に光を見つめるときには光に集中して音を無視するように指示されている。こうして、光または音（もしくは両方）に反応して発せられた電気信号を、リッチーは「事象関連電位（ＥＲＰ）」として分析した。計測単位はマイクロボルト、すなわち一ボルトの一〇〇万分の一。種々のノイズに混じった、このきわめて微弱な信号が、私たちがいかにして注意を振り分けているかを探るための手がかりとなる。

この実験では、以下のようなことが判明した。瞑想者が光に意識を集中しているとき、音に反応している微弱な信号はますます弱まっていく。一方で、音に意識を集中しているときは、光に反応する信号が弱まる。発見がこれだけなら面白くもなんともない話だ。誰だってそう予想するだろう。重要な発見は、余計な刺激に対する知覚を締め出すというこのパターンが、対照グループよりも瞑想者のほうに、はるかに強く見られたということだ。これは、瞑想者が非瞑想者よりも注意を集中することに長けていることを示唆する、最初期のデータとなった。

注意の焦点を合わせる対象を選び出し、集中を阻害するものを無視することは、注意スキルの肝である。リッチーは、脳の電気活動を記録すること、つまり脳波を計測することによって注意力は測定できると結論づけた（現在ではおなじみとなっている手法だが、当時としては画期的だった）。それでも、瞑想者のほうが瞑想未経験者からなる対照グループよりも注意の集中に長けていることを証明するデータとしては、かなり弱いものだった。

振り返ってみれば、このデータそのものが信憑性に欠けていたと言わざるを得ない。というのも、リッチーが動員した瞑想者たちは、それぞれにさまざまな瞑想法を用いていたからだ。一九七五年当時、私たちは方法論上のこうしたばらつきがどれほど大きな影響を与えるかという点について、きわめて安直な見通ししか持っていなかった。いまとなっては、注意には多くの側面があることを承知しているし、瞑想法の数だけ異なった注意の鍛え方があることも知っている。

ドイツのライプツィヒにあるマックス・プランク認知脳科学研究所の研究チームは、瞑想初心者たちに毎日、数カ月にわたって三種類の異なる瞑想法を実践させた――呼吸に集中する瞑想、慈愛の心を育む瞑想、心に浮かぶ雑多な思念に絡め取られることなくそれらをモニタリングする瞑想、この三つである。(11)ここで明らかになったのは、呼吸集中型の瞑想には心を落ち着かせる効果があるということだった。瞑想はリラックスの手段として有効であるという、世間一般に広がった見方を確認するものだったと言えるだろう。しかしこのステレオタイプに反し、他のふたつの瞑想（慈愛の心を育む瞑想と、思念のモニタリング）では、身体がリラックスするということはなかった。これは、このふたつの方法では精神的な頑張りが要求されるからだと思われる。思念を観察していると、たえずそこに引き込まれてしまいそうになる。そのことに気がついたら、意識の力でもって、ただ観察するという作業へ戻らなければならない。また、慈愛の瞑想では自分自身と他の人々の幸福を強く願うため、必然的に、リラックスというよりはポジティブな気分を生じることになる。これは、他のふたつの瞑想には見られない特徴だった。

というわけで、瞑想のタイプが異なれば、生み出される結果もそれだけ異なる。この事実から言えることは、瞑想研究においては、被験者が実践する瞑想の種類を絞り込む手続きを怠ってはならないということだ。とはいえ、瞑想のタイプを厳密に特定することにはいまだ混乱がつきものである。たとえばある研究チームは、五〇人の瞑想者について最新の技術を用いて脳の詳細なデータを集めた。貴重なデータセットだ。(12)唯一の欠陥は、被験者たちが実践していた瞑想の種類を確認したときに明らかになった――ごちゃ混ぜなのだ。それぞれの瞑想に、どのような精神トレーニングが含まれるかまできちんと記録していれば、もっと価値のある発見に繋がることもあり得ただろう(とはいえ、こうした場合に何事もなかったかのように振る舞う研究が多いなかで、自ら欠陥を明かしたことは称賛に値する)。

いまや瞑想についての研究は山のようにあるが、それらに目を通していると、時に唖然とさせられることがある。瞑想の手法を特定することに関して、ある科学者たちは混乱しているし、別の科学者たちは単純に考えすぎている。ある科学記事では、禅の瞑想でもゴエンカのヴィパッサナー瞑想でも、瞑想は目を開いた状態でおこなわれると書かれていたが、これと同じような単純な間違いをおかしている例はあまりに多い(どこが間違っているか——ゴエンカの流儀では、目を閉じるのである)。

一部の研究では、対照実験を行う際に「アンチ瞑想」という方法が採用されてきた。アンチ瞑想のある方法では、被験者はできるだけ多くのポジティブな考えに意識を集中するよう指示される。しかし、これは一部の瞑想法にも見られる手法だ。たとえば、6章で紹介しているラビングカインドネス瞑想(慈愛の瞑想)などである。研究者が、こうした手法を瞑想と分けて考えている時点で、彼らが混乱していることは明らかだ。自分が何を研究しようとしているのかわかっていないのである。

人は、訓練を積むほど上達する。この大原則が教えるのは、どの瞑想法を実践すればどのような結果が得られるかを見通すことの大切さだ。これは、瞑想の研究者にも瞑想の実践者にも等しく真実と言える。ある瞑想法を研究するにしても実践するにしても、そこからどんな結果が出てくるか予想がつくようでなければならない。一部の研究者や実践者は誤解しているようだが、どの瞑想をおこなっても同じ結果が手に入るわけではないのだ。

他のあらゆる領域と同様に、心の領域においても、手に入るのは手に入れようと決意したものだけである。結論をいうと、「瞑想」という言葉が意味するものは単一の活動ではなく、広範におよぶさまざまな活動なのであり、そのすべてがそれぞれに固有のアプローチで心と脳に作用するということだ。

不思議の国に迷い込んだアリスはチェシャ猫にこう訊ねる。「どっちの道を行くべきかしら?」チェシャ猫の答えはこうだ。「おまえさんがどこに行きたいかによる」

この言葉は、そのまま瞑想にも当てはまる。

瞑想時間を計算する

ダンお抱えの「瞑想のエキスパート」は、全員が超越瞑想の講師であり、各自が最低でも二年間、超越瞑想の修行を積んできた者たちだ。しかしその修行期間において、彼らがトータルでどれほどの時間を瞑想に注ぎ込んできたかは、ダンには知る術もなかったし、修行の質に関してもわかっていなかった。

こうした情報は研究の重要なデータとなるはずだが、この点を理解している研究者は現在でも少ない。しかし、13章で詳しく見ていくように、「変性特質」という私たちが提唱する変化のモデルを説明するためには、瞑想者が生涯で瞑想の実践に何時間を費やしてきたか、それが毎日の瞑想の積み重ねによるものなのか、ある時期の集中的な瞑想によるものなのか、そういったことを知らなくてはならない。しかるのちに、精神の状態や脳の活動に見られた変化を瞑想の合計時間と照合するのである。

ありがちなのは、瞑想者を「初心者」と「ベテラン」に大雑把に分けて、それ以上の細部を与えないことだ。ある研究グループは、被験者が日々瞑想に費やしている時間（一〇分を週に数回というものから、毎日四時間というものまで）の情報はレポートに加えたものの、これまで何カ月、あるいは何年かけて瞑想してきたかということには言及しなかった。それなくして合計瞑想時間を計算することなど不可能だというのに。

それでもなお、大多数の瞑想研究において、合計瞑想時間の計算がおこなわれることは相変わらず稀だ。いまや古典となっている一九六〇年代の禅の研究があるが（その当時としてはほとんど唯一の瞑想に関する研究で、おかげで私たちは瞑想に興味を持つことになった）、単調な音の繰り返しに馴らされない禅僧たちの実態を示したこの研究でも、実際のところ禅僧たちの瞑想経験については薄いデータしか提供していなかった。一日一時間なのか、一〇分なのか、六時間なのか、あるいはまったく瞑想しない日もあるのか？　これまでに合宿（攝心《せっしん》）で集中的な瞑想をおこなった経験は何回くらいあるのか。一回の合宿では何時間の瞑想がおこなわれるのか。そういったことがまったくわからないのだ。

このような、正確さを欠いた研究のリストは現在に至るまで延々と続いている。しかしリッチーの研究室では、瞑想者の合計瞑想時間についての詳細な情報を得ることが研究手順としてスタンダードなものになっている。被験者はそれぞれ、どんな種類の瞑想を実践しているか、ある期間中の瞑想の頻度と時間はどれほどであったか、合宿に参加しているかどうかといったことを報告する。

合宿に参加したことがある場合は、合宿中は一日に何時間の瞑想を実践するのか、合宿期間はどのくらいか、これまで合宿を何回経験しているかといった点も申告する。さらに、瞑想者はそれぞれの合宿について注意深く振り返り、種々のスタイルの瞑想に、それぞれどれほどの時間をかけたかを推計する。こうした計算によって、リッチーの研究チームはトータルな瞑想時間という観点からデータを分析することができるし、瞑想のスタイルごとにデータを区別したり、合宿での集中瞑想と自宅での瞑想を分けて考えたりすることもできる。

後述するように、瞑想がもたらす脳や行動へのプラスの効果については、用量反応関係が見られることがある。つまり、たくさんやるほど見返りも大きいというわけだ。だからこそ、被験者の合計瞑想時間を明確にすることを研究者が怠った場合は、そこには重要な視点が欠けているということになる。同様に、「ベテラン瞑想家」を起用した研究の実に多くが、「ベテラン」という語をひどくいい加減に捉えている。「ベテラン」たちの合計瞑想時間を厳密な物差しで測っていないのだ。

被験者がまったくの瞑想の初心者だった場合は（これからマインドフルネスの講習を受けるなど）、瞑想時間を割り出すのは簡単だ。講習の時間に自宅で実践した時間を加えればいい。しかし、興味深い研究の多くは熟練の瞑想家を対象にしたものだ。それでいて、研究者は被験者それぞれの合計瞑想時間を計算することを怠っているのである。ベテランと一口に言っても、合計瞑想時間が大きくばらつくことはあり得る。ある研究では瞑想歴一年の者と、一九年の者をひとまとめにしていたのだ！

さらには、瞑想を指導する人間の熟練度という問題もある。私たちが目を通した多くの研究の中には、瞑想講師たちが何年間の瞑想経験を持っているかに言及しようとしたものもわずかながらあったが、合計瞑想時間を算出していたものはひとつもなかった。講師たちの実績が、上は一五年、下はゼロなどという研究もあったほどだ。

ホーソン効果を超えて

話は一九二〇年代にさかのぼる。シカゴ近郊に電気製品を製造する「ホーソン工場」があった。この工場である実験がおこなわれた。工場の照明を明るくし、それに合わせて作業工程を微調整したのだ。たったこれだけの小さな改善でも、労働者の作業効率はアップしたのである――少なくとも当面のあいだは。

この話の教訓は、どんな形のテコ入れであっても（おそらくは、それが第三者に観察されている状態であれば）労働者は気分がよくなったと口にしただろうし、そうでもなくてもなんらかの形で作業効率を上げただろうということだ。この効果を「ホーソン効果」と呼ぶが、それは、ホーソン工場でなされた介入がユニークなものであったという意味ではない。こうした一時的な事態の好転は、どのような変化からでも生じることがあるのだ（それがポジティブな変化だと見なされる限りは）。

リッチーの研究室は、ホーソン効果のような問題に対しては敏感で、瞑想研究で適切な比較条件を用意するために熟慮と努力を重ねてきた。たとえば、ある瞑想法に対する講師の熱意は、指導を受ける人々に伝染することがある。であれば、「対照グループ」もまた、これと同じレベルの熱意でもって、彼らがおこなうべき課題を指導されなくてはならない。

瞑想の持つ正味の力からこうした余計なものを剥ぎ取るために、リッチーと同僚たちは健康増進プログラム（ＨＥＰ）を開発し、マインドフルネスに基づいたストレス軽減の研究をおこなう際は、比較条件としてこのプログラムを用いている。ＨＥＰの中身は、音楽療法によるリラクゼーション、栄養学の授業、エクササイズ（姿勢矯正、バランス・体幹強化、ストレッチ、ウォーキングないしはジョギング）である。

リッチーの研究において、ＨＥＰを指導するインストラクターたちは、瞑想講師たちが瞑想の効果を確信しているのと同様に、ＨＥＰの効果を確信している。このような「アクティブ・コントロール」によって、熱意のような要素が相殺され、ある介入（この場合は瞑想）に固有の効果をよりはっきりと見定めることができる。いわば、ホーソン効果に上乗せされたものの正体を知ることができるのだ。

リッチーの研究チームは、ボランティアの被験者たちを、ＨＥＰを実践するグループとマインドフルネス・ストレス低減法（ＭＢＳＲ）を実践するグループに無作為に振り分け、トレーニングの前後にアンケートを実施した。初期の瞑想研究では、瞑想によって改善した点について質問することが多かったが、この研究では、双方のグループとも一般的な抑鬱状態や不安、医学的症状といった指標について答えることになり、これによってトレーニングの前後の状態を比較することが可能になった。ここからリッチーのグループが引き出した結論は、被験者のストレスが瞑想によって軽減したとしても、その大部分は瞑想に固有の現象ではないだろうということだった[13]。

さらに、マインドフルネスのレベルを測ることに特化したアンケートでも、ＭＢＳＲとＨＥＰで、向上度の違いはまったく見られなかった[14]。

このことから、リッチーの研究室はさらにこう結論づけた。多種多様なマインドフルネス瞑想において（おそらくはその他の瞑想においても）、初期段階で報告される効果の多くは、瞑想への期待やグループ内の交流、インストラクターの熱意やその他の「需要特性」に起因している、と。報告された効果は、瞑想そのものによって生じたものではなく、人々がポジティブな希望や期待感を抱いたことの証しにすぎないだろう、というのである。

このデータは、瞑想を実践しようとするすべての人にとって、大げさに喧伝されている効果を額面どおりに受け取ってはならないという警鐘になるだろう。科学界にとっても、瞑想の研究にはきわめて厳密な設計が必要だという注意の喚起になったはずだ。なんらかの瞑想を実践している人間が、何もしていない対照グループの人間と比べて多くの好ましい変化を報告したからといって、それだけで効果が瞑想そのものに起因するということにはならない。にもかかわらず、このロジックは瞑想の効果を証明しようとする際に、いまだに最も広く用いられているようだ。そのことが、瞑想の実践から得られるであろう、真のメリットを覆い隠してしまっている。

結局のところ、ピラティスやボウリングやパレオダイエットを実践している人々が、似たような心身状態の向上を熱心に報告してくることだって、大いにあり得る話なのだ。

「マインドフルネス」とは何なのか？

マインドフルネスは、いまのところ研究者のあいだで最もポピュラーな瞑想法だ。にもかかわらず、そもそも「マインドフルネス」という言葉で言い表そうとされている概念自体に混乱が見られることは言っておかねばならないだろう。この語をありとあらゆる種類の瞑想に対して使っている科学者もいるほどだ。一般的には、マインドフルネスという言葉は瞑想一般を指すものとして使われている。しかし実際には、マインドフルネスとは多種多様な瞑想法のひとつにすぎない。

少しばかり掘り下げてみると、「マインドフルネス」はパーリ語の「サティ（念、気づき）」の訳語として最も広く使われることになった言葉である。しかしながら、「サティ」を違った言葉で訳す学者も多くいる。たとえば、「気づき（awareness）」「注意（attention）」「想起（retention）」さらには「洞察（discernment）」までさまざまだ[15]。言ってしまえば、「サティ」に相当する英単語として、すべての専門家が同意するものは存在しない[16]。

いくつかの瞑想の系譜の中にあって、「マインドフルネス」とは、心がさまよいだして雑念にとらわれていることを自覚している状態を指す。その意味で、マインドフルネスとはより大きな心の流れの一部と言えるだろう。その流れは、ひとつの対象に注意を集中することから始まる。心が別のものに向かってさまよいだしたとき、それに気づくことによってマインドフルな瞬間がやってくる。そして、元の対象に注意を戻すことでこの流れは完了する。

この一連の流れはあらゆる瞑想者にとってなじみ深いものだが、これを「集中」のプロセスと呼ぶことも可能だろう。マインドフルネスは、ひとつの対象へ意識を集中しようとする努力を支えるものだ。たとえば、ひとつのマントラに意識を集中する修練では、しばしば「心が漂いはじめたことを自覚したら、また静かにマントラを唱えだすように」と教えられる。瞑想において、ひとつの対象に意識を集中するということは、心が別の対象へとさまよいだしたのを自覚することまでを含む。そうすれば、集中を取り戻すことができるからだ。集中とマインドフルネスは、互いに手に手を取って進むのである。

もうひとつ、「マインドフルネス」の意味として広く知られているのは、「意識の浮遊」といったようなものだ。私たちが経験することを、評価を差しはさむことなく、なんらかの形で反応することもなく、ただ目撃すること。この意味で、最も広く引用されているのはジョン・カバットジンによる定義だろう。それによれば、マインドフルネスとは「経験の意味を判断することなく、いまこの瞬間だけに意図的に注意を集中することで得られる気づき」となる。(17)

マインドフルネスの実践に用いられる手法を、認知科学の観点から正確に定義するとなると、そこにはまた別の困難がともなう。科学者ら、あるいは実践者らが「マインドフルネス」という言葉を使うとき、注意を向けるやり方が大きく異なっている場合があるのだ。たとえば、禅や上座部仏教の文脈で定義されるマインドフルネスは、ある種のチベット仏教の系譜における定義とはほとんど一致しない。

マインドフルネスの定義の違いは、「注意」に対する各流派の異なった立場(時にその違いは小さなものだが)を表わしている。それは、脳との関連という意味でも違った状態を指すことになるだろう。したがって、自分が研究しているマインドフルネスが、具体的にどの流派のものなのかを理解すること、あるいはその瞑想が本当にマインドフルネスなのかどうかを理解することは、研究者にとって死活的な問題といえる。

科学研究の現場で用いられる「マインドフルネス」という言葉の定義は、奇妙な成り行きを経ていまに至っている。最も広く用いられているマインドフルネスの定義は、マインドフルネス瞑想の実践中に観察されたデータから導きだされたものではなく、被験者となった何百人もの学生へのアンケート調査をベースにしたものだ。アンケートの設問には、マインドフルネスのさまざまな側面を捉えるのに有用であろうと研究者らが考えた項目が並んでいる。[18] たとえば「気持ちに振り回されることなく自分の気持ちを観察している」とか「いま起きている出来事に意識を集中しつづけるのが難しい」といった項目が、自分にあてはまるかどうかを答えるわけだ。

このテストには、どうにも気持ちが乗らないときには自己判断を差し控えるといった選択肢まで含まれており、一見、なんの問題もないように思える。個々の被験者がMBSRのようなトレーニングプログラムにどれだけ習熟しているかも考慮する必要があるが、この点もきちんとクリアしている。その結果、アンケートの回答には、予想どおり被験者が実践していたマインドフルネスの量と質の両方が反映されることが認められた。[19] 技術的な観点から言えば、実によくできた調査だ。統計調査のテクニカルタームを使えば「構成概念妥当性」があるということになる。

しかし、リッチーのグループがこのアンケート調査を別の研究で用いたところ、「弁別的妥当性」に問題が見つかった。本来、こうした調査の設問は、相関が期待されるもの（この場合はMBSR）との相関を測るだけでなく、相関すべきでないものとの相関を排除するものでなければならない。このケースで言えば、HEPを実践した対照グループの人々にも変化が見られたのではおかしいのである。ＨＥＰはいかなる意味でもマインドフルネスを増進することがないように、意図的に設計されているからだ。

ところが、ＨＥＰの実践者から得られた結果は、ＭＢＳＲの実践者から得られた結果と驚くほど似ていた。自己申告によれば双方にマインドフルネスの上昇が認められたのである。厳密な言い方をすると、この調査手段に弁別的妥当性があるという証拠はゼロだった。やれやれである。

被験者の自己申告によってマインドフルネスを測定する方法には、もう一点、広く用いられているものがあるが、この方法を採用したある研究では、暴飲とマインドフルネスに相関性が見られた。酒を飲むほどマインドフルネス状態が高まるというのだ。さすがに何かが間違っているに違いない！[20]一方で、一二人のベテラン瞑想者（平均瞑想時間は五八〇〇時間）と、一二人のさらに年季の入った瞑想のプロ（平均瞑想時間は一万一〇〇〇時間）が参加した別の小規模な研究では、マインドフルネスを測定するのに非常に広く用いられている二種類のアンケートで、ベテラン瞑想家グループと瞑想未経験者のグループのあいだになんの違いを見出すこともできなかった。おそらく、瞑想家たちは一般の人々と比べて自らの雑念により自覚的であるため、採点が厳しくなったのだろう。[21]

自己申告をおこなうアンケートというものは、どんなものであれ、バイアスの影響を受ける可能性がある。ある研究者のもっと露骨な言い方を借りるならば、「こちらの都合でどうとでも操れる」ということになる。こうした理由から、リッチーのグループはもっと信頼の置ける調査手段として、ある方法を編み出した。呼吸を一つひとつ数えることに意識を集中しつづける能力を測るテストである。

これは、想像するほど簡単なことではない。このテストでは、息を吐くごとにキーボードの下向きのカーソルキーを押す。より難易度を上げるために、九回目の吐き出しでは右向きのカーソルキーを押す。それから初めに戻って、呼吸を一から九までふたたびカウントする。[22] このテストのすぐれている点は、呼吸を数えるときの数字と実際の呼吸数が異なるため、心理バイアスに左右されない客観的なデータが得られることだ。心がさまよいはじめると、キー操作に狂いが生じる。予想どおり、ベテランの瞑想家は瞑想をしない人々よりもはるかにテストをうまくこなすことができたし、マインドフルネスを訓練するほど、テストのスコアも上昇していった。[23]

さて、ここまで数々の教訓的な事例を振り返ってきた。私たちは、瞑想研究における最初の試みからしてつまずいていたわけだし、研究を重ねるごとに、実験には対照グループを用意するのが有用であることや、瞑想の効果を測るにはさらなる厳密さや正確さが求められることを、身をもって感じてきた。高まりつつある瞑想研究の波に立ち向かう前の、序章にふさわしい内容と言えるだろう。

要約すれば、私たちは最も厳密な基準によって過去の研究をふるいにかけてきたということだ。だからこそ、最も動かしがたい発見にのみ注目することができる。それはまた、これまでの瞑想研究が積み上げてきた成果の大部分を葬り去ることでもある。科学者の目から見て疑わしいもの、不確定なもの、あるいはなんらかの形で損なわれてしまったもの、そういったものすべてを。

すでに見てきたように、私たちがハーバードの大学院時代に採用した研究方法にも欠陥はある。それは一九七〇年代、八〇年代当時の、すなわち瞑想研究が始まった最初の一〇年間の一般的な研究の質（あるいは質の欠如と言うべきか）を反映したものだった。だから、私たちの初期の研究は、現在私たちが採用すべき基準に見合うものではない。実際のところ、研究手法に関して言えば、瞑想研究の大部分はなんらかの点で「Aレベル」の科学専門誌が課す基準に届いていないのだ。

確かに何年もの月日を経て、研究の洗練度は着実に上がっている。瞑想研究の数は一年間に一〇〇〇本以上。ここまでふくらんだのだから、それも当然と言うべきだろう。だからこそ、この津波のようなブームが全体像を見えにくくしているという側面もある。さまざまな成果が混然と絡み合い、錯綜しているのだ。そこで、私たちとしては強力な発見に注目するばかりではなく、その混沌の中から意味のあるパターンを見つけて、それを浮かび上がらせたいと考えている。

多くの偉大なスピリチュアルの伝統が、古い文献の中で人間の性質の変化について描写している。私たちは、瞑想研究からもたらされた膨大な発見の数々を、その描写に従って分類し、分析してきた。いわば、それらの文献を古代から送られてきた作業仮説と見なしているわけだ。

しかるべきデータが手に入れば、瞑想がもたらす変化を関連する脳のシステムと結びつけて分析することもおこなってきた。瞑想によって変化する神経回路は主に四つある。ひとつめは、心をかき乱す出来事への反応をつかさどる神経回路だ。要するに、ストレスへの反応と、ストレスからの回復を担当する回路である（ダンが過去の研究で証明しようとして失敗したのは、まさにこの点だった）。ふたつめは、思いやりと共感をつかさどる神経回路。あとで見ていくように、この回路は驚くほど簡単にアップグレードできることがわかっている。三つめは注意をつかさどる回路。リッチーが最初期から興味を持ってきた領域だが、この回路もいくつかの方法によって進化する。とはいえ、瞑想とは本質的に私たちの注意を鍛え直すものであることを考えれば、これは驚くには当たらないだろう。最後の四番めは、自意識そのものをつかさどる回路だ。いまどきの瞑想でこの点が話題に上ることは稀だが、古来、瞑想とは自意識の改革を主な目的としてきた。

これらの要素が互いに絡み合うなかで、誰にとってもメリットとなるであろう瞑想の効果は大きく分けてふたつある。健やかな身体を得ることと、健やかな精神を得ることだ。この先の章では、それぞれにまつわる研究を詳しく紹介していきたい。

瞑想が人の特性に与える効果を解き明かしていくにあたって、私たちの前に積み上げられた作業は膨大だった。そこで、私たちは作業をシンプルにするために、最良の研究だけを参照することにした。「査読付き」の専門誌に掲載されたというだけの理由で、すべての成果を受け入れて、ことによったら褒めそやすという世間一般の習慣とは違う、より厳密な見立てを採用したのだ。ひとつには、査読といっても学術専門誌によって採用している基準はさまざまに異なるからだ。

私たちはAレベルの専門誌を好んでいるが、それは審査基準が最も高いからである。もうひとつには、各論文の末尾におざなりに並べられた引用文献を発表媒体にまでさかのぼって調べたところ、研究手法に欠点や限界があるものが散見された。こうした瑕疵を無視するわけにはいかない。

作業の手始めに、リッチーの研究チームは特定のテーマ（たとえば「思いやり」など）に関する完璧な記事リストの作成に着手した。瞑想の効果を取り上げたあらゆる雑誌論文に目を通し、実験の設計水準が最高レベルに達しているものだけを選び出す。慈愛や共感の育成に関するレポートの場合、最初は二三一本の論文が見つかったが、私たちの基準に見合ったものは三七本しかなかった。ここでさらに、リッチーが実験の強度やテーマの重要性といった観点からふるいにかけたり、重複するものは省いたりしていく。この精査によって、レポートの数は八本ほどにまで絞りこまれた。これらについては、6章「愛を育む」の中で、興味深い問題を提起している他のいくつかの研究とともに見ていくことになるだろう。

同業者の中には、関連する研究すべてについてもっと詳細な（なんなら「過剰な」と言ってもいい）言及を期待する向きもあるかもしれないが、それは私たちが本書でなすべき仕事ではないだろう。とはいえ、ここで取り上げることのなかった多くの研究成果（あるものはすばらしく、あるものはそれほどでもない）に対しても、私たちと見解を一にしているかどうかはさておき、感謝の会釈をおくりたいと思う。

ともあれ、ここはシンプルに行くことにしよう。

5 乱されない心

「大事であれ小事であれ、行動とは課題全体の八分の一を占めるものにすぎない」。俗世を捨てた六世紀の修道士は、仲間を戒めてこう言った。「残り八分の七は、たとえ課題が失敗に終わることになろうとも、心を平穏に保ちつづけることである(1)」

平穏な心境への到達こそ、瞑想修行の究極の目標だ。トラピスト会修道士でもあった瞑想家のトマス・マートンは、瞑想のまさにこの特質を賛美した一編の詩を書いている。古代中国の道教の文献に着想を得たこの詩には、コンパスを使わずに完璧な円を描くことができる製図職人が登場する。その心は「解き放たれていて、憂いがない」という(2)。

乱されない心の対極には、人生がもたらすさまざまな不安や悩みといったものがある。お金の問題、過労、家族の問題、病気などなど。自然界においては、捕食者と遭遇するようなストレスをともなう出来事はその場限りのものであり、体の回復に充てる時間もある。一方、現代社会において、ストレスの原因になるのは肉体的な問題ではなく、主に心理的な問題だ。こわい上司や家庭内トラブルといったストレスは（心の中だけの問題とはいえ）延々と長引くことがある。こうしたストレスは、太古の先祖から私たちが受け継いできた生物学的反応を引き起こす。ストレスが長期にわたれば、病気になってもおかしくはない。

人類は、糖尿病や高血圧といったストレスによって悪化する病気に弱い。このことは、私たちの脳の機能のマイナス面を象徴している。片や、プラス面を象徴するのは、私たちの文明を（この原稿を書いているコンピュータも含めて）築き上げた、大脳皮質の華々しい働きぶりだろう。脳の司令塔は、額の裏側にある前頭前野に位置している。この部位があることで、人間はあらゆる生物の中でも特別な存在になることができた。と同時に、真逆のデメリットを被ることにもなった。つまり、未来を予測することによって未来を憂い、過去を思い返すことによって後悔するようになってしまったのだ。

大昔、ギリシャの哲人エピクテトスはこう言った。私たちの身に起こる出来事そのものが私たちを苦しめるのではない。その出来事に対する捉え方が私たちを苦しめるのだ、と。もっと新しいところでは、詩人のチャールズ・ブコウスキーが同じようなことを言っている——私たちがキレるのは、重大なことが起きたときではなく「時間がないのに靴ひもが切れたとき」だ。

今日の科学では、日常でイライラするような出来事に多く遭遇するほど、コルチゾールなどのストレスホルモンが大量に分泌されることがわかっている。これはいささか不吉な報せだ。こうしたホルモンの分泌が長期間にわたって上昇していったら、心臓病で命を落とすようなリスクも高まってしまうのだろうか？(3) それを防ぐために、瞑想は役に立つのだろうか？

封筒の裏からのスタート

私たちがジョン・カバットジンと知り合ったのはハーバード時代のことだ。マサチューセッツ工科大学で分子生物学の博士号を取得したばかりのジョンは、瞑想とヨガに傾倒していた。ジョンの師匠は崇山行願という韓国人の禅師で、当時ダンが住んでいたケンブリッジの同じ地域で瞑想センターを運営していた。リッチーが住んでいたのは、そこから程近い、ハーバードスクエアから少し離れた二階建てのアパートだったが、そこでジョンはリッチーに初めての瞑想とヨガのレッスンを授けた。リッチーがインドに旅立つ少し前のことだ。

瞑想を実践している科学者という同士のよしみで、ジョンは私たちがハーバードのメディカルスクールでおこなった、例のX師の調査にも参加してくれた。彼はウースターにあるマサチューセッツ大学の医学部で解剖学と細胞生物学の特別研究員になったところで、大学はケンブリッジから車で一時間の距離にあった。ジョンが最も関心を抱いていたのは人体の構造で、当時すでにケンブリッジでヨガを教えていた。

その頃ジョンは、インサイト・メディテーション・ソサエティー（ＩＭＳ）でよく瞑想をおこなっていた。ボストンから車で一時間、ウースターからもそう遠くないバレの町に、当時できたばかりの施設だ。ＩＭＳが創設される少し前の一九七四年、ひどく冷え込んだ四月初頭のこと、ジョンはバークシャーにある暖房の入らないガールスカウトのキャンプ場を借りておこなわれた、二週間にわたるヴィパッサナー瞑想の合宿に参加した。ビルマの瞑想指導者ウ・バ・キンから、この合宿の講師役を任されていたのはロバート・ホヴァーだ。ダンとリッチーがインドで参加した瞑想合宿の主催者であるＳ・Ｎ・ゴエンカの師匠として、ウ・バ・キンの名前を記憶している読者もいるだろう。

この合宿でホヴァーが教えたメソッドとは、ゴエンカと同じように、最初の三日間は呼吸に意識を向けて集中力を高めるというものだった。続く七日間は、つま先から頭のてっぺんまで、体の感覚を一カ所ずつじっくりとなぞっていく。それを何度も何度も繰り返すのだ。このボディースキャンのあいだは、むき出しの体の感覚のみに集中する。ヴィパッサナー瞑想においては、これが標準の状態となる。

ホヴァーのプログラムには、自発的な動きが一切禁じられた二時間の瞑想も数回含まれていた。ゴエンカのコースに含まれている不動の時間の倍の長さだ。その間は身じろぎもできず、人生で経験したこともないような苦痛におそわれたとジョンは言う。しかし、この耐えがたい苦痛のなか、体験に集中するように体をなぞっていると、いつしか苦痛は純粋な感覚へと昇華していった。

この瞑想のさなか、ジョンはあるひらめきを得て、それを一通の封筒の裏にすばやく書きつけた。瞑想を続けていると、姿勢を変えたり瞑想を中止したりするだけでは解消できない身体の痛みを軽減することができる。この力を、慢性的な体の痛みに苦しむ人々に対して活用できないかと考えたのだ。さらにその数年後、ＩＭＳでの瞑想中に突然思いついた構想を加えて、ジョンは自身が体験してきたさまざまに異なる瞑想法の要素を集結し、誰にでも実践できるひとつの方法に落とし込んだ。この方法は、マインドフルネス・ストレス低減法、通称ＭＢＳＲとして、いまでは世界中で知られている。一九七九年九月、ＭＢＳＲはマサチューセッツ大学医学部で産声をあげた(4)。

ジョンが見たところ、痛みをやわらげるためのペインクリニックは耐えがたい痛みに苦しむ人々であふれており、痛みから逃れるには身体を衰弱させる麻薬の力を借りるしかないようだった。しかし、ボディースキャンをはじめとするマインドフルネスの修行を実践すれば、痛みという体験から認知や感情を切り離すことができるのではないかとジョンは考えた。あとに残るのは純粋な知覚のみ。感覚をこのように変化させれば、少なからず痛みをやわらげることができるだろう。

もっとも、患者の大半はウースター界隈からバラバラにやってきた労働者階級の人々である。彼らには、ホヴァーに指導を受けた熱心な瞑想家たちのように長時間座っていることなどできない。そこでジョンは、ヨガの修行に着想を得て、あおむけでおこなうボディースキャンを取り入れることにした。ホヴァーの手法と同じく、体の主要なパーツの一つひとつに、順ぐりに意識を集中させていくというものだ。左足のつま先からスタートし、頭頂部へとのぼっていくように意識を移動させていく。ここが大事なポイントだが、体のどこで何を感じていようとも、それを感知し、チェックすることによって、その感じ方を変化させることはできる。たとえそれが、どれほど不快な感覚であっても。

禅とヴィパッサナー瞑想を学んだ経験から、ジョンはボディースキャンに加えて座位瞑想も取り入れている。実践する人は、座った状態で呼吸に丹念な注意を向け、浮かびあがってきた思考や感覚は放置する。呼吸に注意を向けることにのみ集中し、その先にある息づかいや音、思考、感情、その他のあらゆる身体感覚に気を取られてはならない。さらに、マインドフル・ウォーキング、マインドフル・イーティング（食事法）といったメニューも付け加えられた。人間関係をはじめ、日々の活動もおろそかにしてはならない。これらも禅とヴィパッサナー瞑想にヒントを得たものだ。

伝統的な瞑想修行から宗教的要素を取り除いて生まれた新しい瞑想法が、現代社会にも恩恵をもたらすことのデータ（当時はきわめて乏しかった）として、私たちがハーバードでおこなった調査にジョンが注目してくれたのは嬉しいことだった。[5] いまでは、こうしたデータも十二分に揃うようになっている。ＭＢＳＲは科学的な検証を受けている瞑想法の筆頭に挙げられるものだ。数ある瞑想法のなかで、最も広く実践されているものだと言ってもいいだろう。いまやＭＢＳＲ

は世界中の病院やクリニック、学校、さらには企業でも指導されている。ここでは、ＭＢＳＲの数ある効能のなかでも、まずは「ストレス耐性をアップさせる」という点に注目したい。

ＭＢＳＲがストレス反応に及ぼす影響を調べたごく初期の研究では、社会不安障害（ＳＡＤ）を抱える患者の小規模なグループに八週間のＭＢＳＲプログラムを受けてもらい、その作用を調査している。〈心と生命研究所〉の夏期研究講習会（ＳＲＩ）の参加者でもあるフィリップ・ゴールディンが、スタンフォード大学での師であるジェームズ・グロスと共同でおこなった研究だ。[6] プログラムの開始前と終了後、患者たちはストレスのかかった状態でｆＭＲＩ検査にかけられた。ストレスの内容とは、人生で味わった挫折について本人たちが語った言葉や、その出来事のさなかに感じたことを、検査機の中でふたたび聞かされるというものだ。たとえば「私はダメ人間だ」とか「自分は臆病で恥ずかしい」といった言葉である。

こうしたストレスのかかる思考を提示されたとき、患者たちは次のいずれかをおこなうように指示されていた。マインドフルな状態で呼吸に意識を集中するか、暗算で気をまぎらすか。扁桃体の活動低下（ストレスからの回復を意味する）と、注意に関連する脳のネットワークの活性化が同時に認められたのは、マインドフルな状態で呼吸に意識を集中した患者のみだった。本人たちの自己申告でも、彼らはさほどストレスを感じていなかった。ＭＢＳＲを実践した患者と、エアロビクスをおこなっていた患者を比較したときも、前者に同じメリットが確認されている。[7]

これは、ＭＢＳＲの多岐にわたるメリットを解明した何百件にもおよぶ研究の、ほんの一例にすぎない。その他の研究についても、追って本書で紹介していこう。MBSRとよく似ている、マインドフルネスそのものについても紹介していきたい。

マインドフルに注意を向ける

ダライ・ラマと〈心と生命研究所〉の科学者らの対話に参加するようになったとき、私たちは通訳のひとりであるアラン・ウォレスの的確な仕事ぶりに感銘を受けることになる。アランは科学用語の一つひとつを、専門的な言い回しを使わずにチベット語に置き換えることができた。あとでわかったことだが、アランはスタンフォード大学で宗教学の博士号を取得する一方で、量子物理学にも精通し、厳しい哲学の修行も積んでいた。そこには、チベットの僧院における数年間の修行も含まれる。

そのノウハウを生かして、アランは独自の瞑想プログラムを考案した。チベット仏教の瞑想修行を誰にでも実践できるトレーニングに落とし込んだもので、その名をマインドフル・アテンション・トレーニングという。まずは呼吸に全意識を向けて集中し、続いて集中力を研ぎ澄ませてあるがままの感情の流れを観察し、意識にかすかな変化が生じたら、その変化を感じ取ったところで休止する、というのがその流れだ。(8)

エモリー大学でおこなわれた実験では、これまで瞑想をおこなった経験のない人々が無作為に集められて三つのグループに分けられた。マインドフル・アテンション・トレーニングをおこなうグループ、慈愛の瞑想をおこなうグループ、そして、なんらかの別のアクティビティをおこなうグループである。ここでは、第三のグループは健康にまつわる話題を議論することになった(9)。

実験期間は八週間におよび、その前後で被験者たちは脳検査にかけられた。検査機の中で、彼らはひと続きの画像群を見せられる（感情研究では定番の手法だ）が、その中には目をそむけたくなるような画像も含まれている。たとえばひどい火傷を負った人物の写真などだ。マインドフル・アテンション・トレーニングをおこなっていたグループが不快な写真を見せられたとき、実験期間の後では扁桃体の活動量が低下していた。ベースラインの状態で扁桃体の働きに変化が見られたということは、脳の性質自体が変わりつつあることを意味している。

ちなみに扁桃体は、恐怖を感じ取ることのできる唯一の脳の器官である。五感から入ってきた情報はただちに扁桃体へと送られ、そこで安全か危険かの判定がくだされる。脅威と判断された場合は、扁桃体の回路で「戦うか逃げるかすくむか反応」が起こり、次なる行動に備えるためにコルチゾールやアドレナリンといったホルモンが大量に分泌される。快・不快にかかわらず、重要な物事に注意を向けるように私たちを促すのも扁桃体の役割だ。

かつてダンは、発汗量を計測することによって扁桃体の活動状態を調べようとしたことがあった。ダンはこの実験から、扁桃体の機能が変化する（より迅速に興奮状態から回復できるようになる）ことを証明しようとしたのだが、汗を測るというやり方はあまりにも遠回りにすぎた。脳の活動領域を直に調べることができる技術が登場する、はるか昔の話だ。

扁桃体は、物事に注意を向ける脳の回路と、強い感情を生み出す回路の双方と密接に連携している。だからこそ、私たちは不安にとらわれたとき、不安の原因そのものから気をそらすことができない。脅威を感知するレーダーである扁桃体は、脅威となりそうな対象を見つけると、私たちの注意力をそちらにくぎづけにしようとする。何かが私たちを怖がらせ、不安がらせるとき、私たちが延々とその何かについて考え、凝視してしまうのはそのためだ。木工所での事故の映像を見せられた人々が、凶悪な刃に吸い寄せられていくアルの親指から目を離せなかったように。

マインドフルネスが扁桃体の活動を落ち着かせることをアランが発見したのと同じ頃、別の研究者も、瞑想経験のない人々にマインドフルネスを体験させるという実験をおこなっている。被験者たちは一日二〇分間の瞑想を一週間おこない、それからfMRI検査にかけられた[10]。検査のあいだ、被験者たちは火傷の患者から愛らしいウサギまで、さまざまな画像を見せられる。普段の状態と、マインドフルな状態の両方で画像を見るのだ。

マインドフルな状態で画像に注意を向けているとき、被験者の扁桃体の活動状態は（瞑想をおこなっていない人と比べて）著しく抑えられていた。このことは、被験者がより平静でいることを意味する。興味深いことに、こうした反応はとりわけ右脳の扁桃体に顕著にあらわれていた（扁桃体は右脳と左脳の両方にある）。何か心を乱すようなことがあったとき、通常、強い反応を見せるのは左脳ではなく右脳にある扁桃体である。

この実験では、マインドフルな状態のときだけ扁桃体の活動に抑制が見られ、普段の状態では見られなかった。つまり、一時的な状態効果にすぎず、脳の性質が変化したわけではないということだ。ご記憶だろうか。性質の変化は、瞑想の「あと」ではなく「まえ」にも確認されるものでなくてはならないのである。

痛みは脳で生まれる

手の甲を強くつねると、それぞれ違う役割を持った脳の回路が活動を始める。ある回路は痛みという純粋な感覚をつかさどり、別の回路は痛みに対する不快感をつかさどっている。脳がこのふたつを統合することによって、とっさの「痛っ！」という反応が生まれるのだ。

しかし、マインドフルネスによって身体に意識を集中させる訓練を積み、身体に生じるあらゆる感覚を何時間にもわたって詳細に観察しているうちに、この統合は解消される。そのことに気づいたとき、私たちの認知のありようも変化する。

そのとき、手をつねったことによる苦痛は、一つひとつの構成要素に分解されていく。手の甲に加わる圧、痛みという感覚、そして、痛いのはいやだ、いますぐ痛みが消えてほしいと願う感情などだ。

このように、マインドフルな観察を辛抱強く続けていると、手の甲をつねられたという経験ですら、興味をもって平静な状態でひもとくことができるようになる。嫌悪感は去り、「苦痛」という感覚は、疼き、熱さ、圧力といった、より平板な感覚へと解体されていく。

こんな場面を想像してほしい。タンクを満たす五ガロン（約二〇リットル）の湯がふつふつと音を立てて沸騰をはじめ、その熱い液体が細いゴムのチューブに流れ込んでいく。チューブの先は、あなたの腕に取り付けられた二インチ四方の金属プレートに繋がっている。プレートが熱くなるのを、最初のうちは心地よく感じるだろう。だが、二秒とたたずに温度は数度も跳ね上がり、心地よさは苦痛に変わる。しまいに、あなたはこの状況に耐えられなくなる。うっかり熱いストーブに触れてしまったのなら手を離せばすむが、この金属プレートは取り外すことができないのだから。たっぷり一〇秒ものあいだ、激烈な熱さを手首に感じたあなたは、火傷を負ったに違いないと思い込むだろう。

しかし、あなたは火傷などしていない。あなたの肌は無傷だ。あなたが我慢できる痛みの限界を感知するように、このメドック社の温冷刺激装置（通称メドック）は設計されている。この機器は、神経科の医師たちが中枢神経系の損傷を明らかにし、神経障害の診断を下す際に使われる。温冷刺激装置には安全機構が組み込まれており、装着した人が我慢できなくなるぎりぎりのところまで痛みを与えはするが、実際に火傷を負わせはしない。そして、人が耐えられる痛みの限界は、火傷が生じるポイントよりもはるかに低いところにある。だからこそ、瞑想が痛みの知覚に与える変化を測定するのにメドックが役立つのだ。

痛みを構成する主な要素には、熱を感じるといった純粋に生理的な感覚や、そうした感覚に対する心理的な反応が含まれる。[11]一説には、瞑想には痛みがもたらす感情の作用を打ち消す効果があり、その結果、強い熱を感じても耐えることがより容易になるのだという。

たとえば禅の世界でも、修行者は心に去来した何かや、周囲で起きた何かについて感情的に反応したり、分類したりするのをやめる訓練をおこなう。こうした精神的な態度は日常生活にまで波及していく。[12]「座禅の訓練を積んだ修行者とは、ただ静かに座っていられるだけの者ではありません」と、禅師のルース・ササキは言う。「彼らは、最初は禅堂の内部でのみ得られていた意識のありようを、次第にあらゆる活動に対して持つことができるようになるのです」[13]

熟練した禅の瞑想家に温冷刺激装置を装着し、その脳を検査にかけたところ（検査中、被験者は「瞑想をしないように」との指示を受けていた）、彼らは熱に耐えてみせた。[14]前述のように、こうした実験には対照比較のための別の被験者グループを参加させるものだが、このときは参加していない。そのことは、ここでは大きな問題にはならないだろう。なぜなら脳画像があるからだ。被験者による自己申告（最も予断によって内容がぶれやすい）や、第三者による観察（若干、先入観の影響を受けるおそれがある）をもとに結果の評価をおこなう場合は、対照グループの参加がたいへん重要になる。しかし、こと脳の活動に関していえば、被験者本人も何が起きているのか知りようがないので、対照グループと比較する必要はないのだ。

禅の修行者のなかでもとりわけ研鑽を積んだ者は、他の被験者よりも強い痛みに耐えることができたし、彼らが痛みを感じているあいだも、脳の司令塔や、評価や情動をつかさどる部位の活動は低く抑えられていた。いずれも、このようにストレスがかかる状況では活発に動きはじめる部位である。さらに言えば、物事の評価をおこなう中枢回路（「痛い！」）と、身体的な痛みを感知する回路（「熱い」）のあいだに通常は見られる連携が、彼らの脳では解除されているようだった。

簡単に言えば、禅の瞑想家たちは、痛みをもっと中庸な感覚として捉えているようなのだ。より専門的な言い回しを使うなら、彼らの脳では、痛みを受け取る回路の高次領域と低次領域が「機能的に分断」されているということになる。つまり、知覚回路が痛みを感じているのに、思考や感情はそれに反応しないというわけだ。認知療法においては、深刻なストレスを「再評価する」（より不快でない方向に考える）という手法が用いられることがある。ストレスの再評価により、脳の反応を抑えることができるのと同様に、主観で感じる物事のつらさも軽減することができるというものだ。禅の瞑想家たちは、この手法に新たな視点をもたらした。彼らは座禅中の意識のありようを保ちつづけることで、いわば物事を「評価しない」というアプローチでの認知療法をおこなっているのである。

この論文では、禅の瞑想家と対照グループを比較して、一見、脳の性質が変化したようにも受け取れる差異を指摘している。ベースラインを測定する際、それぞれの被験者の痛みの限界を正確に測定できるよう、装置の温度は階段状に少しずつ上昇するよう設定されていた。禅の瞑想家たちの痛みの限界値は、瞑想をおこなわない人々と比べて摂氏二度も高かった。

たいしたことのない違いのように聞こえるかもしれないが、熱から痛みを感じるしくみを考えれば、ほんの少し温度が上がっただけでも、私たちの主観と脳が多大な影響を受けることはわかるだろう。二度の差は数字の上では小さくても、痛みを感じているときは途方もなく大きな違いとなる。

とはいえ、以上のことから脳の性質は変化すると結論づけることに対して研究者たちは懐疑的だ。それも当然だろう。瞑想修行を続けることができる人と、途中で脱落するような人のあいだには、もともと意識の違いがあり、そのことがデータに反映されているかもしれない。何年にもわたって瞑想をおこなう生活を自らの意志で選んできたような人の脳は、そもそもどこかが変わっていて、それが性質が変化したように見えるのかもしれない。これこそ「相関関係はあるが因果関係はない」の最たるものだ。

しかし、この変化が修行によってもたらされた永続的なものであると考えることができるのなら、そこには別の解釈が生じる。異なる研究において同様の変化が観察された場合は、その結果全体をより真剣に受け止めてもいいだろう。

座禅を実践する人々は、ストレス反応からすばやく回復できる。それは、責任の多い仕事などによって絶え間ないプレッシャーにさらされている人々が、燃え尽き、疲弊し、絶望しているのとは対照的だ。燃え尽き症候群は、看護師や医師などの医療従事者、あるいはアルツハイマー病の家族などを介護している人々のあいだで急増している。それ以外にも、横柄な客のクレームに対処しなければならないサービス従事者や、絶えず容赦のない締め切りに追われている人や、スタートアップ企業のてんやわんやに身を置いているような人なら、誰だって燃え尽きてもおかしくない。

このように継続的にストレスがかかる状態は、脳に悪影響を及ぼすようだ[15]。週七〇時間もの労働を何年にもわたって続けてきた人々の脳をスキャンしたところ、左右の扁桃体に肥大が見られ、不安を感じたときに扁桃体の反応を制御する前頭前野内の領域もうまく作動していないことがわかった。さらに、ストレスを溜めこんだ労働者たちに不快な写真を見せ、できる限り感情的な反応を抑えるよう指示したところ、彼らにはそれができなかった。専門用語で言えば「ダウンレギュレーション（訳注：神経伝達物質やホルモンなどへの感受性を抑制すること）」に失敗した、ということだ。

燃え尽き症候群の患者たちは、ＰＴＳＤ（心的外傷後ストレス障害）に苦しむ人々と同じく、ストレスに反応して暴走する脳を止めることができない。それゆえ、ストレスから回復するために必要な時間を脳に与えることができないのだ。

瞑想が脳の回復にもたらす効果を間接的に示す興味深い報告がある。リッチーのラボは、キャロル・リフの研究チームとともに、アメリカ全土の中年層を対象におこなわれた大規模な生活調査の一部を担当した。そこで彼らが明らかにしたのは、人生に強い目的意識を持っている人ほど、ストレスの強い刺激を受けても、すばやく回復することができるということだ[16]。目的意識や生き甲斐を持っている人は、人生に困難が訪れたとしても、より解決しやすい形に捉え直して対処できる。3章でも見てきたように、瞑想にはリフが言うところの「幸福感」を高める効果があるようだが、そこには目的意識を持つことも含まれている。それでは、より冷静に不安や困難に対処するための手助けを瞑想が与えてくれるという直接的な証拠はあるのだろうか？

相関関係を超えて

一九七五年、ダンはハーバードで「意識の心理学」を教えていたが、先述のように、そのとき助手を務めていたのが当時大学院の最終学年に在籍していたリッチーだった。このクラスで毎週のようにダンと顔を合わせていた学生のひとりに、当時四年生だったクリフ（クリフォード）・サロンがいる。クリフは電気機器などの扱いに長けており（ＮＢＣの音響を手がけていた彼の父親、ボブ・サロンの遺伝子も影響しているかもしれない）、研究の技術面で才覚を発揮した。この特技をもって、クリフはほどなく数々の研究論文でリッチーの共同執筆者となる。

リッチーがニューヨーク州立大学のパーチェス校に講師としての初めてのポストを得たとき、彼は研究室のマネジメントを任せるためにクリフを連れていった。この地での活動を経て（この間も、クリフとリッチーは数多くの科学論文を共同執筆している）、クリフ自身もアルベルト・

アインシュタイン医学校で神経科学の博士号を取得した。今日、クリフはカリフォルニア大学デービス校の〈心と脳の研究センター〉に研究室を持ち、同大学の〈心と生命研究所〉の夏期研究講習会でも講師を勤めている。

研究の方法論についてクリフは独自の鋭いセンスを持っていた。だからこそ、とりわけ重要な瞑想研究のひとつを発案し、実行することができたのは間違いない。「サマタ・プロジェクト」は、今日に至るまで継続されている瞑想研究の数少ない一例だ。[17] この研究で、クリフはアラン・ウォレスを瞑想の指導者として迎えると、被験者に各種の古典的な瞑想を三カ月間実践させ、その効果を綿密に調べ上げた。マインドフルネス呼吸法のように集中力を養うものから、慈しみや落ち着きといった良好な精神状態をもたらすものまで、瞑想の目的はさまざまだ。「修行者」たちは、日に六時間以上の瞑想を九〇日間にわたっておこなうという厳格なプログラムを励行する。その前後と中間期、そしてプログラム終了から五カ月後に、クリフは一連の評価テストをおこなった。[18]

対照グループとなるのは、最初のグループがプログラムを終了してから、同じように三カ月間の瞑想に入るグループだ。このように「順番待ち」をさせると、期待に応えなければという不安や、その他の心理的混乱を取り除くことができる（ただし、ＨＥＰのようなアクティブ・コントロールはおこなわない。このような長期の調査では手間と予算がかかりすぎるからだ）。研究の精度を高めるために、クリフは順番待ちグループの被験者もプログラムが実施されている場所に連れていき、すでに瞑想に入っているグループと同じ環境下でテストをおこなった。

　あるテストでは、異なる長さの線が矢継ぎ早に表示され、被験者は他の線より短い線が表示されたらボタンを押すように指示される。一〇本中、短い線は一本しかない。このテストをうまくこなすには、長い線が表示されているのにボタンを押してしまうという脊髄反応を抑制しなくてはならないのだ。瞑想を重ねるほどに、被験者はボタンを押そうとする衝動をコントロールできるようになっていった。気まぐれや衝動による行動を控える能力は、感情の制御に関わるスキルのなかでも、とりわけ重要なものだ。

　テストの結果と被験者の自己評価を参照したところ、この単純なスキルは、不安の少なさから全般的な幸福感まで、さまざまな意味での精神状態の向上に関わっていることがわかった。怒りからすばやく回復できる、激情にとらわれにくいといった、感情制御に関する能力にも向上が見られた。なお、順番待ちグループのテスト結果には、こうした傾向は見られなかったが、瞑想プログラムを完了したあとは、彼らの自己評価にも同様の変化が認められた。

　クリフの研究は、これらの効果を瞑想と直接結びつけるものであり、変性特質が実在することを強力に支持するものだ。決め手となるのは、プログラムが終了した五カ月後におこなわれたテストでも、被験者の精神状態は良好なままだったという事実である。

　長年、瞑想を実践してきた人々に見られるポジティブな性質は、もともと彼らに備わっていたものにすぎないと言う人もいる。つまり、ポジティブな性質の持ち主だったからこそ、瞑想を実践しようと考えたり、長年にわたってその習慣を続けたりできたのではないか、というわけだ。クリフの研究は、こうした疑念を払拭するものである。そこから読み取れるのは、瞑想をおこなっているときの精神状態が徐々に日常生活にまで浸透し、私たちの脳をつくり変えるということだ。少なくとも、ストレス反応に関わる領域については、そう言えるのではないか。

過酷な試練

採用面接で自己アピールをしている場面を想像してみよう。そこではふたりの面接官が、にこりともせずにあなたをにらみつけている。その顔からはなんの共感も読み取れないばかりか、彼らは励ますようなうなずきひとつよこそうとはしない。これは「トリーアの社会ストレステスト（TSST）」のなかで実際におこなわれている課題であり、脳のストレス回路に刺激を加えてホルモンの大量分泌を促す手法として、最も科学的に信頼できるもののひとつである。

さらに、この気がめいるような面接のあとで、負荷の大きな暗算をやらされるところを想像してほしい。たとえば、一二三二から一三ずつ引き算した数字を矢継ぎ早に回答していかなくてはならないのだ。これがストレステストの第二部であり、先ほどと同じ無表情な面接官が、もっと早く回答するようにとあなたをせっついてくる。一度でも間違えれば、また最初の一二三二からやり直さなくてはならない。この過酷なテストは、被験者に多大なる社会的ストレスを与え、他人に評価され、拒絶され、排除されるときのみじめな気分を味わわせる。

アラン・ウォレスとポール・エックマンは、心理学のトレーニングと瞑想を組み合わせた新たなプログラムを学校教員のために作成した。[19] かつてダンは、木工所での事故の映像をストレス因子として用いたが、ここではTSSTの課題がその役割を果たすことになる。つまり、模擬採用面接と恐怖の暗算テストだ。

その結果、長時間の瞑想をおこなっていた教師ほど、TSSTの最中に上昇した血圧がすばやく下がることがわかった。これは、プログラムの終了から五カ月が経過したときの結果であり、脳の性質がゆるやかに変化していることを意味する（五年後の結果であれば、変化のより強力なデータになるはずだ）。

リッチーの研究室は、熟練したヴィパッサナー瞑想の修行者（合計瞑想時間は平均九〇〇〇時間）に対してTSSTをおこなった。テストは一日八時間の瞑想をおこなった翌日に実施される。[20] さらに、瞑想家グループと年齢、性別を揃えた対照グループの人々にも、まったく同じテストがおこなわれた（このとき、皮膚の炎症に関するテストも実施されたが、こちらの結果については9章「心、身体、ゲノム」で詳述する）。

その結果、瞑想家グループはストレスをかけられても、コルチゾールの上昇が対照グループと比べて低く抑えられていた。同じく重要なのは、あの過酷なTSSTを、瞑想家グループは非瞑想家グループよりもストレスだと感じていなかったということだ。

熟練の瞑想家たちがストレス源に対して見せた、平静でバランスのとれた態度は、瞑想をおこなっている最中ではなく、彼らが休息しているときに観察されたものだ。私たちの言葉でいえば、瞑想の「まえ」ということになる。ストレスフルな面接や手強い暗算試験の最中でも彼らがリラックスしていたのは、彼らの脳が実際に変化したからではないだろうか。

同じ瞑想家グループを対象とした別の研究では、さらなる証拠が得られた(21)。瞑想家たちに、苦しむ人々(火傷の患者など)の悲惨な写真を見せ、そのあいだに彼らの脳をスキャンしたところ、扁桃体の活動が通常より低く抑えられていることがわかった。だからこそ、彼らは感情に支配されることがないのだ。

その理由はこう説明できる。瞑想家たちの脳では、対象物への反応を制御する前頭前野と、反応を起こそうとする扁桃体のあいだにより強固な連携ができていた。両者の結びつきが強いほど感情の浮き沈みに支配されにくいというのは、神経科の医師のあいだでは常識である。

感情的な反応の強弱を決定しているのは、まさにこの結びつきだ。前頭前野と扁桃体の連携が強固であるほど、反応は薄くなる。この相関関係はあまりにはっきりしているので、脳の状態を見れば、その人がどう反応するか予測できるくらいだ。人生をかけて瞑想をおこなってきた人々に身の毛もよだつような火傷の写真を見せても、彼らの扁桃体はほとんど反応しない。一方、同世代のボランティア被験者の脳では前頭前野と扁桃体のあいだに強い結びつきは見られず、彼らはむごたらしい写真に対して平静を保つこともできなかった。

リッチーのグループは、同じ調査をMBSRの経験者（合計三〇時間以内＋自宅での日々のトレーニング少々）に対してもおこなっている。しかし、悲惨な写真を見せた際に、前頭前野と扁桃体の連携が強化されたという例を確認することはできなかった。彼らが休息しているときも、結果は同じだった。

MBSRのトレーニングは扁桃体の過剰反応を抑える。一方、長期にわたって瞑想をおこなってきた人々の脳では、扁桃体の反応が抑制されるのに加えて、前頭前野と扁桃体の連携が強化されている。この違いが示すのは、MBSRのトレーニングしかおこなっていない人よりも、長期にわたって瞑想をつづけている人のほうが、よりタフな試練（仕事を失うなど、人生における一大事）を乗り越える能力を持っているということだ。

苦境から立ち直るスキルは身につけることができる。これはよいニュースだ。ただし、その効果がどれほど続くかはわからない。おそらく、訓練を続けないことには、効果はすぐに消えてしまうだろう。「状態」を「特質」に変えるには、継続して訓練することが鍵となる。

扁桃体の反応が最も微弱な人々にとって、感情とは浮かんではすぐに消えるもので、受け入れやすく、暴走したりもしないものだ。このことを確認するために、リッチーの研究チームは三一人の熟練した瞑想家（合計瞑想時間は一二〇〇時間から三万時間を超える人までさまざま。平均は八八〇〇時間だった）に対して脳スキャンをおこなった。

例によって被験者は、ひどく苦しんでいる人（火傷の患者）から愛らしいウサギまで、さまざまな写真を目にする。熟練の瞑想家たちの扁桃体の反応を最初に観察したとき、瞑想経験のない対照グループとのあいだに違いは見られなかった。しかし、リッチーが瞑想家たちのグループを生涯に実践した瞑想の合計時間で分けて比較してみたところ、合計時間の短いグループ(平均一八四九時間)と合計時間の長いグループ(平均七一一八時間)では、合計時間が長いほうが、ストレスを感じたときの扁桃体の回復が早いことが確認された[22]。

このすばやさこそ「折れない心(レジリエンス)」の証しだ。つまり、平静な精神とは長年の修行の賜物なのである。長期にわたる瞑想がもたらす効果は数あるが、これこそ、かの「砂漠の師父」(訳注:初期キリスト教の隠者たち。次章にも登場)たちが追い求めたものだった。彼らは「乱されない心」を手に入れようとしたのだ。

この章のまとめ

脳のストレス回路の中心である扁桃体の活動は、マインドフルネス・ストレス低減法(MBSR)のトレーニングを三〇分~一時間おこなっただけでも抑制された。その他のマインドフルネスの訓練でも同様の効果が得られ、その変化が永続的なものになり得ることを示すデータもある。実践者の脳では、マインドフルな状態でストレス源に向き合うテストの最中だけでなく、「ベースライン状態」すなわち平常時でも、最大五〇パーセントも扁桃体の活動が抑制されていることが確認されたのだ。

こうした脳のストレス反応の弱まりは、ラボでの実験中にむごたらしい写真を見せられたときだけでなく、トリーアの社会ストレステストの圧迫面接のような、実社会で経験するストレスに対しても確認された。日々の瞑想の訓練を重ねるほどに、ストレス反応は弱まっていくようである。経験を積んだ禅の瞑想家は、より強い痛みに耐えることができ、ストレス因子に対する反応も薄かった。また、三カ月の瞑想合宿に参加した人々は精神状態が良好になった。さらに長期の瞑想を実践した人々の場合、感情をコントロールする前頭前野とストレスに反応する扁桃体の連携が強化され、結果としてストレスに対してより平静を保つことができた。

瞑想の実践によってストレスに耐える能力が向上すると、これに連動して注意を集中する能力も向上する。長期にわたって瞑想を続けている人々は、よりすばやくストレスから回復できることが確認されており、瞑想を継続することによって脳の性質に変化が生じることを示している。

6

愛を育む

その昔、土地が痩せていて貧弱だった時代のこと、ブドウは貴重品であり、遠い異国の珍味だった。紀元二世紀の記録によると、あるとき、砂漠に隠棲するキリスト教の聖者マカリウスのもとへ、遠路はるばるブドウを持ち帰った人がいたという(1)。

だが、マカリウスはブドウを食べなかった。そして別の隠者にブドウを与えた。その隠者は衰弱しており、自分以上にそのご馳走を必要としていると考えたからだ。

件の隠者はマカリウスの厚意に感謝したが、彼もまた、よりブドウを必要としているであろう別の隠者のことを思い出し、その隠者にブドウを譲った。そんなわけで、ブドウは隠者の村を堂々めぐりして、ふたたびマカリウスの手に戻ってきた。

彼ら初期キリスト教の隠者たちは「砂漠の師父」として知られ、心身ともに健やかな生き方を重んじていた。その点で、現代ヒマラヤのヨガ行者の同類だといえる。規律や習慣、瞑想法においても、両者には驚くほど類似点が多い。無私無欲。施しの精神。隠棲を尊ぶことによって瞑想に没入しやすい環境をつくりだしている点も同じだ。

汁気たっぷりのブドウに砂漠の村を一周させる原動力となったものは、いったい何だろう？それは、慈愛と慈悲の心、そして自分よりも他人が必要としていることを優先しようとする態度だ。「慈愛（ラビングカインドネス）」という言葉は、他人の幸福を願うことを意味する。「慈悲（コンパッション）」もよく似た言葉だが、こちらは他人の苦しみをやわらげたいと願う心から生まれるものだ。どちらの願いも（以後はふたつ合わせて「慈しみ」と表現する）、メンタルトレーニングによってより強まっていく。トレーニングに成功すれば、他人を助けるという行動に表れるだろう。砂漠の師父たちと、ブドウの逸話が物語るように。

このテーマを、現代社会の中に置いて考えてみよう。神学校に通う生徒たちが、模擬説教によって成績をつけられることになった。半数の生徒には聖書から無作為に選ばれたお題が割り振られ、残りの半数には「善きサマリア人」のたとえ話が与えられた。道端に見知らぬ男が倒れているのを見て、他の人間が無関心に通りすぎていくなか、自分だけは手を差し伸べた男の話だ。

説教の構想をまとめた神学生たちは、準備ができた者からひとりずつ別の建物へ移動し、そこで模擬説教をおこなうことになっていた。移動中、彼らは中庭を通るが、そこではひとりの男がうずくまって苦痛を訴えている。

ここで質問だ。神学生たちは、困っている男を助けるために立ち止まっただろうか？

彼らが人助けをしたか、しなかったかは、どれだけ時間的なプレッシャーを感じていたかによる。自分は遅れていると焦っていた者ほど、立ち止まることは少なかった。[2] 慌ただしく忙しい一日で、次の予定に間に合うかどうか気を揉んでいるときなら、誰だって周囲の人間にまったく気を留めないことがあるだろう。まして、彼らが助けを求めているかどうかなど気づくはずもない。

私たちが取り得る態度はピンからキリまである。自分中心の態度（「遅刻だ！」）から、周囲の人々に気を留め、向き合い、共感し、そして、助けを求めている人がいれば手を差し伸べるような態度まで。慈しみの態度を持つだけでは、ただその美徳を重んじているだけにすぎない。慈しみを体現するには、実際に行動を起こさなければならない。善きサマリア人について考えをめぐらせていた神学生たちは、サマリア人の慈しみの心に感銘を受けてはいたかもしれない。しかし、自らも慈しみの心をもって行動しようとは思わなかったようだ。

慈しみの心を育むことを目的としている瞑想法は複数あるが、ここで科学的な疑問が（道徳的な疑問も）ひとつわいてくる。その瞑想法は、実際に人々を慈しみの行動へと向かわせることができるのだろうか？

すべての命が苦しみから解放されますように

一九七〇年一二月、インドに初滞在していたダンは、ニューデリーで開催されたヨガと科学のカンファレンスで講演をするよう依頼される。このとき講演に訪れた多くの欧米人旅行者のなかに、シャロン・サルツバーグがいた。当時一八歳だったシャロンは、ニューヨーク州立大学バッファロー校を一年休学し、インドで遊学していた。七〇年代には、ヨーロッパから近東を経てインドにやってくる若者たちが大勢いたのだ。現在の軍事・政治状況の下では実現不可能なルートである。

このときダンは、ブッダガヤで開催されていたS・N・ゴエンカのヴィパッサナー瞑想合宿に参加していたのだが、その合間に講演にやってきたのだった。ゴエンカの全一〇日間の合宿はまだ続いていた。その話を聞いた何人かの聴衆は、そのままデリーからブッダガヤにあるビルマの僧房（ビハーラ）に向かい、合宿に途中参加した。シャロンもそのひとりである。以来、シャロンはヴィパッサナー瞑想の熱心な実践者となり、インドやビルマに師を得て修行を続けた。アメリカに帰国後、自らも瞑想の指導者となったシャロンは、マサチューセッツのインサイト・メディテーション・ソサエティの共同創設者となる。同じく共同創設者であるジョセフ・ゴールドスタインは、合宿で出会った仲間だ。

シャロンはのちに、最初にゴエンカから学んだ瞑想法の主唱者となった。その名をパーリ語で「メッタ」という。おおまかに訳せば「慈愛（無条件の好意と善意）」というような意味になるだろう。ギリシャ語の「アガペー」と同じ種類の愛だ。(3)

シャロンの尽力で欧米に紹介された「慈愛の瞑想」では、「安全でありますように」「健康でありますように」「人生が平穏でありますように」といった言葉を心の中で繰り返す。最初は自分のために願い、続いて愛する人のために願い、さらにはその他の知人のために願い、最後に生きとし生けるものすべてのために願う。苦手な人や、あなたに危害を加えた人に対してもだ。慈愛の瞑想にはいくつかの作法があるが、以上が最も広く実践されているものである。

このとき「苦しみから解放されますように」という願いを加えることもある。前述のとおり、「慈愛（ラビングカインドネス）」と「慈悲（コンパッション）」という言葉には、ある面で大きな違いがあるのだが、瞑想研究の世界で両者の定義に注意が払われることはほとんどなかった。

インドから帰国して何年もたってからのことだが、シャロンはダライ・ラマを交えた座談会にパネリストのひとりとして参加した。そのとき司会を務めていたのはダンである。[4] 座談会の途中、シャロンはダライ・ラマに、西洋人の多くが自分自身を嫌っていると話した。ダライ・ラマはたいそう驚いた。そんな話は聞いたこともなかったからだ。人とは生まれながらにして自分自身を愛しているものだと思っていた――ダライ・ラマはそう応えた。

ダライ・ラマが指摘するように、英語の「コンパッション」という言葉には他人につながなく過ごしてほしいという願いが込められているが、そこに自分自身は含まれない。一方、ダライ・ラマの母語であるチベット語でも、パーリ語やサンスクリット語といった古い言語でも、「慈悲」という言葉が意味する感情は、他人だけでなく自分自身にも向けられるものだ。英語には新たな語句を加える必要があるだろう、とダライ・ラマは言った。それが「セルフ・コンパッション」である。

セルフ・コンパッションという言葉は、その後一〇年以上もたってから、クリスティーン・ネフによって心理学の世界に紹介された。ネフはテキサス大学オースティン校で教鞭をとる心理学者で、自身のセルフ・コンパッション研究をまとめた書籍も出版している。ネフの定義によると、セルフ・コンパッションという言葉には、自己批判をやめて自分にやさしくすることや、失敗や過ちを自らの欠陥と捉えるのではなく、コンディションの不調と考えることなどが含まれる。自分の至らない点を知ることは大事だが、くよくよと思い悩むことはないというわけだ。

セルフ・コンパッションの対極にあるのは、落ち込んでいるときにやってしまいがちなように、絶えず自己批判を繰り返すことだ。逆にいえば、そんなときに慈愛の心を自分に向ければ、落ち込んだ状態から救われるのではないか。この点について、イスラエルの研究グループが調査をおこなっている。とりわけ自分に批判的になりがちな人々を対象に、慈愛の瞑想を教えたところ、自分に対して厳しい言葉をぶつけることが少なくなり、同時に自分を慈しむことが増えたという。[5]

共感とは、他人に寄り添って感じること

脳研究によると、共感には三つの形態があるという。[6]「認知的共感」は、他人の視点を身につ

け、相手の気持ちをおもんぱかること。「情動的共感」は、他人が感じていることを自分のことのように感じること。そして、共感の肝といえるのが、三番目の「共感的関心」、すなわち思いやりだ。

「共感（エンパシー）」という言葉が英語の辞書に加わったのは、たかだか二〇世紀初頭の話だ。「Einfuhlung」というドイツ語に対する訳語であり、直訳すれば「寄り添って感じる」とでもなるだろうか。純粋な認知的共感においては、こうした同情的な感情は起こらない。また、情動的共感は、苦しんでいる相手が感じているかもしれないことを自分の側に引き寄せて感じるのが特徴だ。

何かに気持ちを乱されたとき、私たちはたいていその何かを無視しようとする。結果として気分はよくなるが、同情的な行為からは遠ざかってしまう。こうした逃げ腰の反応は、研究室の中では悲惨な状況（ひどい火傷を負って皮膚がむけてしまった男性など）が写し出された写真から目をそらすという行動になって表れる。ホームレスの人々が、しばしば透明人間になったようだと訴えるのも、似たような理由によるものだ。道ゆく人々が彼らを無視するのは、苦しんでいる相手から目をそらしたいからである。

だが、共感とは起きていることから目をそむけず、そのまま受け止めることから始まるものだ。この最初のステップなくして、他人に助けの手を差し伸べることはできない。では、共感を育む瞑想によって、そもそもの意識を変えることはできるのだろうか？

ドイツのライプツィヒにあるマックス・プランク研究所では、ボランティアの被験者を対象に、慈愛の瞑想の講習をおこなった。(7) 被験者は、指導付きの六時間の瞑想を通じて慈愛の心を育む手法を身につけ、自宅でも実践する。

慈愛の瞑想を習得していない被験者たちが、苦しむ人々の映像を視聴したところ、脳検査で反応を示したのは情動的共感の回路のみだった。脳は苦しむ犠牲者の様子に反応し、あたかも自分まで同じ苦しみを受けているような感覚を被験者にもたらした。犠牲者から被験者に伝わった苦しみの残響は、いつまでも彼らを動揺させた。

その後、被験者は映像の内容に共感を寄せることを求められる。つまり、目にしている人々と感情を分かち合おうとするのだ。この共感は、島《とう》に集中している回路を活性化させることがｆＭＲＩ検査によってわかった。私たち自身が実際に苦しみを感じているときに活動する領域だ。

ここで、慈愛の瞑想（苦しむ人々に対して愛情を感じる）を習得した別のグループが同じことをおこなうと、彼らの脳ではまったく異なる回路が反応を見せた。親が子供に愛情を感じるときの回路である。(8) 共感することを求められたグループとは、明らかに脳の働き方が違うのだ。

たった六時間の瞑想を実践しただけなのに！

苦しむ人々に対してこうしたプラスの感情を向けることができるのは、困難と向き合い、困難に取り組むことができるということを意味する。それによって私たちは、周りで起きていることに注意を留めるだけの段階から、実際に他人を助けるという高みへと上ることができる。東アジアの国々では、観音菩薩が慈愛の象徴として崇拝されているが、その名の意味するところは「苦しむ人々が救いを求める声に応えて、救済にやってくる者」なのだ。(9)

態度から行動へ

懐疑的な科学者であれば、当然こんな疑問を抱くだろう。神経回路に特定のパターンが見られるからといって、実際に他人を助けたりするものだろうか？　とりわけ、自分にとって嫌なことをしたり、自分を犠牲にしたりしなければならないときに、彼らは本当に人助けをするのか？検査装置の中で横になっている人の脳活動を計測し、思いやりや人助けに繋がる回路が活発になっていく様子を見るのは興味深いものだが、十分に説得力があるとは言えない。結局、善きサマリア人の逸話についてじっくり考えていた神学生たちが実際に困っている人を助けたかといえば、必ずしもそうではなかったのだから。

もっとも、もう少し希望の持てる結論を導き出せそうなデータもある。リッチーの研究チームは、ボランティアの被験者に二週間のコンパッション・トレーニング（他人のことを思いやる訓練）、もしくは認知を修正するトレーニング（ネガティブな出来事について、これまでとは異なった原因を考える訓練）をおこなってもらい、その前後で脳の活動を調べた。脳を測定しているあいだ、被験者は苦しんでいる人々の写真を見せられた。脳の検査が終わると、被験者は「再分配ゲーム」をプレイする。このゲームでは、「独裁者」がカモをひとり指名し、本来は一〇ドルあるはずの配当金からたった一ドルしか与えない。その様子を目撃した他のプレイヤーは、自分に与えられた配当金から最大五ドル出してカモを支援するという選択肢を与えられる。独裁者は支援金の総額の2倍をカモに支払わなくてはならない、というのがルールだ。

プレイヤーたちはどうしたか。コンパッション・トレーニングをおこなったグループは、認知修正のトレーニングをおこなったグループのほぼ倍の支援金を被害者に与えた。さらに、彼らの脳では注意力、視点取得、前向きな気持ちなどに関わる回路がより活発に働いていた。これらの回路が活性化するほど、人は利他的になる。

マーティン・ルーサー・キング牧師は、善きサマリア人のたとえ話について、次のようなコメントを残している。助けの手を差し伸べなかった者たちは、こう自問したはずだ。「立ち止まって助けたとして、自分にはなんの得があるだろうか?」

一方、善きサマリア人はこう自問した。「立ち止まって助けなければ、彼はどうなってしまうだろうか?」

愛することを学ぶ

餓死寸前の子供の写真をなんの気なしに目にすれば、誰だって心痛を覚えるだろう。子供は沈み込んだ様子で、大きく哀しげな瞳を下に向けている。その腹は大きくせり出し、痩せ衰えた体からは骨が透けて見えるようだ。

こうした写真は、火傷の患者の写真と同様、複数の共感力の研究で用いられている。他人の苦しみに向き合う能力をテストする際に使うのだ。他人の痛みや困難に対して、無視するか、注意を向けるか、共感するか、助けるために行動を起こすか。自分の中の慈愛の心をかき立てれば、いずれの段階にいても、さらに前へと進むことができる。

慈愛の瞑想を学びはじめたばかりの人を対象とした研究によると、痛みや苦しみが表現された写真を目にしたとき、彼らの脳でも熟練の瞑想家に見られたような扁桃体の活性化の予兆が認められた。[10] むろん、ベテラン瞑想家のように際立った反応ではなく、同様の反応がじきに現れるサインかもしれない、という程度のものだ。

では、それはいつ現れるのだろう？　ことによると、一時間とたたずに現れるかもしれない。遅くとも、そのときがくれば現れるはずだ。ある研究では、慈愛の瞑想をたった七分間実践しただけで、いっときではあるが気分がよくなったり、より社会との繋がりを感じられたりする効果が確認された。[11] また、リッチーの研究チームは、慈愛の瞑想をほんの八時間ほどおこなえば、はるかに経験を積んだ瞑想家と同じような脳活動の増幅が見られることを突き止めた。[12] 初心者の脳で、短期間ではあるが確認されたリラックスの波形は、何週間、何カ月、何年にもわたって慈愛の瞑想をおこなってきた人々の脳に起こった驚くべき変化の前兆のようにも見える。

さらに、ボランティアから無作為に選んだ人々に対してインターネットで慈愛の瞑想を指導した例もある。セッションの時間はのべ三時間半（一〇分間のセッションが二〇回）。この短時間の慈愛の瞑想に参加した人々は、ストレッチのような軽いエクササイズをおこなった対照グループの被験者に比べて、落ち着きや慈善への意欲をより高いレベルで示していた[13]。

これらの研究の成果を持ち寄れば、他人の苦痛に反応する回路の輪郭が見えてくるだろう。扁桃体を含むこの回路は、他人の苦痛に強く反応して島皮質に信号を送る。これは、他人の痛みに共感したときに見られる典型的な脳活動のパターンだ。信号を受け取った島皮質は、自律機能に働きかけて心拍数や呼吸数を増加させる。他人に共感するほどに、相手から受け取った痛みはこの回路の中で増幅されていく。扁桃体は、周囲で起きている特異な出来事に反応するが、それはこの場合、苦しんでいる他人ということになる。より慈愛の瞑想に没入していた人ほど、この共感パターンが顕著に見られた。慈しみの心は苦痛への共感を増幅させるようだ。この状態こそ、慈愛の瞑想が目指すものである。

リッチーの研究チームがおこなった別の調査によると、慈しみの心を育む瞑想を長年実践してきた人々の扁桃体では、気がめいるような音声（女性の叫び声など）に対して大幅な反応の高まりが見られた。一方、対照グループの扁桃体は、叫び声を聞いたときと、その他のニュートラルな音声を聞いたときで、反応にほとんど差は見られなかった[14]。これと対になる調査では、被験者は小さな照明に視線を固定した状態で脳検査を受ける。そのさなかに例の叫び声が聞こえてくるのだ[15]。それを聞いたとたん、瞑想未経験者の扁桃体は急激に活性化した。何を耳にしようが照明から目を離さずにいることができれば、報酬がもらえると聞かされていたボランティアですら、叫び声を聞いて動揺せずにはいられなかった。片や、熟練の瞑想家たちの扁桃体は落ち着いたままで、彼らは強い集中力を保ちつづけた。

実は、これらの結果を総合しても、瞑想が人の脳にもたらす効果について多くのヒントを得ることはできない。ひとつには、瞑想においては単一の修行をおこなうのではなく、複数のメソッドを並行して実践することが多いからだ。ヴィパッサナー瞑想（これまでに登場した「熟練の瞑想家」の大半が実践している）の典型的なプログラムでは、マインドフルネス呼吸法と慈愛の瞑想を同時におこなうこともある。マインドフルネス・ストレス低減法（ＭＢＳＲ）や、これに類するプログラムでも、複数のメンタルトレーニングを取り入れている。

個々のトレーニングは、それぞれ脳に異なる作用を及ぼす。慈しみの心を育むトレーニングは扁桃体を活性化させるが、呼吸に意識を集中するようなトレーニングは、むしろ扁桃体の活動を抑える。つまり、瞑想家たちは複数のトレーニングを実践することで、感情をコントロールする方法を習得しようとしているのだ。

恐れや不安といった負の感情を強く抱いている他人を前にしたとき、私たちの扁桃体の回路はオンになる。この反応によって、何か重大なことが起きているという情報が脳に送られる。扁桃体は周囲で起きている異常事態を検知するレーダーのようなものだ。恐怖にかられた女性の叫び声が聞こえてくるなど、非常事態だと判断されるような状況下では、扁桃体は別の回路にも働きかけて事態に備える。

この間、島皮質は内臓器官（心臓など）に作用して、身体に次なる行動への準備態勢をとらせようとする（筋肉への血流を増加させるなど）。そして、いざ身体の準備が整ったとき、慈しみの心を育んできた瞑想家の多くは、実際に相手を助けようと行動を起こすのである。

ここで、ひとつの疑問がわいてくる。このような慈しみの心を育むトレーニングの効果はどれくらい持続するのだろう？　ほんの一時的に状態を変化させるだけなのか、あるいは脳の性質そのものを変えるのか？　クリフ・サロンは、三カ月の瞑想プログラムによる調査（5章参照）が完了した七年後に、被験者の追跡調査をおこなっている[16]。クリフを驚かせたのは、プログラムの最中と直後におこなわれたテストで、苦しむ人々の写真に対して注意を保ちつづけることができた一部の被験者の「その後」だった。彼らの反応は、精神生理学的には「相手を受け入れている」ことを意味する。その他の被験者が写真から目をそらしたり、嫌悪の表情を見せたりしたのとは対照的だ（これは大半の人に見られる反応である）。

写真から目をそむけずに他人の苦しみを受け入れることのできた人々は、七年の時を経ても、自分が目にした特定の写真のことを鮮明に記憶していた。認知科学では、こうした記憶力の持ち主は、感情に支配されない脳の持ち主であることが知られている。だからこそ、彼らは悲劇的な写真を真正面から受け止めると同時に、その状況を詳細に記憶に留めることができた。そしておそらく、彼らは被害者に対して行動を起こすことができるだろう。

瞑想の効果の多くは時間をかけて現れるものだが（ストレスから回復する能力などもそうだ）、慈しみの心を高めることに関して言えば、すぐにでも効果は現れる。これは「生物学的準備性」の賜物ではないかと私たちは考えている。私たちの心身には、特定のスキルを学習するためのプログラムがあらかじめインストールされているのだ。赤ん坊がおそるべきスピードで言語を習得するのを見れば、納得がいくだろう。言語を学ぶのと同様に、私たちの脳は「愛すること」も学ぶようにできているのではないだろうか。

このことには「世話をやく回路」とでも言うべき脳の神経回路が大きく関係しているように思われる。この回路はすべての哺乳類に備わっているものだ。自分の子供や友人、あるいは誰であれ思いやりの対象となる人々に愛情を感じると、この回路がオンになる。慈しみの心を育むトレーニングの影響をとりわけ大きく受けるのがこの回路で、しかもごく短期間でその効果は現れる。

これまで見てきたように、慈しみの態度を発展させるということは、単に物の見方を改めるということではない。慈しみの心を育んだ人の大半は、たとえ自分に負荷がかかろうとも、他人を助けるために実際に行動を起こそうとする。苦しんでいる他人を前にして、こうした強い感情の昂ぶりを見せた別の集団についても特筆しておくべきだろう。それは、並外れた自己犠牲の精神の持ち主、すなわち、腎臓移植を大至急必要としている見知らぬ患者に対して自らの腎臓を提供した人々のグループだった。彼らの脳をスキャンしたところ、同年代の同性の人々と比べて右脳の扁桃体が大きいことがわかった[17]。

苦しんでいる人に共感すると、扁桃体は活動を始める。扁桃体がより大きいということは、他人の痛みにより敏感になるということを示している。見知らぬ他人の命を救うために自分の臓器を差し出すくらい、強い感情を覚えるのだ。そして、慈愛の瞑想を実践する人々に見られた神経活動のパターンは（初心者にすらその兆候が認められる）、善きサマリア人の心を持った腎臓提供者たちのそれと一致するのである[18]。

他人の幸福に対して愛情をともなう関心を寄せることには、他にはない驚くべき効果をもたらす。慈しみの心が生まれると同時に、幸福感をつかさどる脳の回路が活性化するのだ[19]。さらに、慈愛の瞑想を実践すると、喜びや幸福感をつかさどる回路と、前頭前野の連携が強化される。前頭前野は人を導く態度に最も深く関わる部位だ[20]。瞑想を重ねれば、この連携がますます強化され、実践者はいよいよ利他的になっていくのである。

慈しみの心を育む

幼い頃のタニア・シンガーは、ステージ業界で働くことを夢見ていた。演劇やオペラの舞台監督になってみたかったのだ。しかし、大学に入ってからの彼女は瞑想にのめり込むようになり、さまざまな師の元であらゆる手法を学んだ。月日は流れ、その間タニアが学んだ手法は、ヴィパッサナー瞑想からデービッド・ステンドル＝ラスト修道士の「感謝の実践」まで多岐にわたる。タニアが惹きつけられたのは、無条件の愛を体現しているような指導者たちだった。

人の心というミステリーは、タニアを心理学の世界へと誘った。この分野で彼女は博士号を取得する。博士論文は超高齢者の学習能力に関するものだったが、このテーマを通じてタニアは脳の可塑性に関心を抱いた。博士研究員時代には共感をテーマにした研究をおこなっているが、そこでタニアは、私たちが他人の痛みや苦しみを目撃しているときに活動する脳のネットワークが、自分自身も痛みや苦しみを感じているときに活動するネットワークとまったく同じであることを突き止める。この発見は広く注目を集め、神経科学における共感研究の基礎となった。[21]

他人の痛みを前にして共感が呼び覚まされると、複数の神経回路が反応して警報を発する。私たちはこれに即座に反応し、他人の苦しみに意識を集中させる。これは、自らも潜在的な危機に備えるためだ。一方、慈しみ（苦しんでいる他人の身の上を案じる）の感情は、それとはまったく別の回路に働きかけているように見えた。すなわち、やさしさ、愛情、気づかいなどに関わる回路だ。

タニアがこのことを発見したのは、マチウ・リカールとともにおこなった実験のさなかのことである。リカールは科学の分野で博士号を持つチベット仏教の僧侶で、何十年にもおよぶ瞑想の実践者でもあった。タニアはリカールに、脳検査装置の中でさまざまなスタイルの瞑想をおこなうよう依頼した。熟練した瞑想家の脳で何が起きているのかを突き止め、より多くの人が実践しやすい瞑想トレーニングを開発しようと考えていたのだ。

リカールが共感の心を呼び起こして他人の苦しみを思いやったとき、その脳では痛みに関わるネットワークが活動を始めた。しかし、続いてリカールが慈しみの心（苦しんでいる人々に対する愛情）を呼び起こすと、打って変わってプラスの感情や報酬、人との繋がりなどに関わる回路が活動を始めた。

リカールとの実験で得た結果を検証するために、タニアは反対側からの調査もおこなった。瞑想の未経験者を対象に、他人の苦しみに共感し、苦しんでいる人を慈しむトレーニングを実施したのだ。

その結果、慈しみの心には共感がもたらす苦悩を打ち消す効果があることをタニアは発見した。共感がもたらす苦悩は、時として精神を疲労させ、衰弱させることがある（看護師や介護の分野に従事する人々によく見られるケースだ）。一方、他人の不安をただ感じとるだけでなく、慈しみの心を向けるトレーニングを経たことによって、被験者の脳ではまったく異なる脳の回路が活動を始めた。愛情をともなった関心をつかさどる回路である。そしてこの回路は、プラスの感情や精神的な回復力にも関連しているのだ。[22]

今日、タニアはドイツのライプツィヒにあるマックス・プランク認知脳科学研究所のディレクターを務めている。瞑想と科学の双方に対する知見を生かし、彼女は瞑想研究の決定打となるプロジェクトを主導した。ベースになっているのは、かつて彼女が成功をおさめた「共感と慈しみのトレーニングによる脳の可塑性」の研究だ。プロジェクトの目的は、注意力、マインドフルネス、視点取得、共感、慈しみといったメンタルの資質を総合的に引き上げる手段としての瞑想の効力を解き明かすことにあった。

このエレガントな研究プログラムは「リソース・プロジェクト」と名づけられ、約三〇〇人ものボランティアが参加した。彼らは一一カ月間、さまざまなタイプの瞑想トレーニングに参加する。トレーニングは三部に分かれており、それぞれに数カ月を要する。さらに、対照グループとして、トレーニングは受けないが三カ月ごとに被験者と同じ評価テストを受ける集団も準備された。

プログラムの第一部は「プレゼンス（存在）」のトレーニングで、ボディースキャンや呼吸への集中をおこなう。第二部は「パースペクティブ（視点）」のトレーニングで、「ペア瞑想」と呼ばれる他者を交えた新しい手法によって思考の観察をおこなう。これは、二人一組になって一〇分のあいだお互いについて思い浮かんだことを交換しあうもので、対面でおこなってもいいし、スマートフォンのアプリを通じておこなってもいい[23]。そして第三部が、慈愛の瞑想の実践を含む「アフェクト（感情）」のトレーニングだ。

脳検査の結果が示していたのは、身体感覚の高まりと、雑念の減少だった。思考を観察することによってメタ意識（7章参照）も強化された。これはマインドフルネスの副産物といえる。一方、慈愛の瞑想の実践は、他人に対するやさしさや寛大さを増幅させた。要するに、やさしさを最も効率よく育みたいのであれば、他のトレーニングは脇に置いて、慈愛の瞑想を集中しておこなえばいいということだ。

背中を押すものは何？

「サマンサはＨＩＶ患者です」という文章があるとしよう。「海外の病院で、汚染された注射針から感染したのです。彼女はハイスクールでは成績優秀な生徒でした」。この短い説明の横にはサマンサの写真がある。肩まで髪を伸ばした二〇代の女性だ。

さて、あなたはサマンサを救うために、いくばくかの寄付をするだろうか？

こうした状況で作用する内的要因を探るため、コロラド大学の研究者らがボランティアを対象にある実験をおこなった。まず、第一のグループに慈愛の瞑想を教える。この実験にはユニークな対照グループが用意されており、こちらの被験者は偽物のオキシトシンを毎日摂取していた。彼らには、他人との絆や思いやりの心を高めるための脳内麻薬だという説明がなされていた。結果、偽薬を摂取していたグループでも、瞑想をおこなっていたグループでも、等しくポジティブな期待感が確認された(24)。

瞑想もしくはドラッグ摂取のあと、被験者のスマートフォンにはサマンサのように助けを必要としている人々の小さな写真が表示され、被験者には実験の報酬の一部を彼らのために寄付する選択肢が与えられた。

結論を言えば、慈愛の瞑想を実践しただけでは、寄付をする強い動機にはならないことがわかった。実のところ、慈愛の瞑想をおこなったグループも、偽のオキシトシンを摂取したグループも、あるいはどちらでもないグループも、寄付率ではどっこいどっこいだったのだ。揚げ足をとるつもりはないが、この結果は瞑想研究で用いられている手法について、ある重大な問題提起を突きつけてくる。この実験は多くの点で非常によく考えられているが（偽のオキシトシンを用いた対照グループなどは実に巧みなアイデアだ）、少なくとも一カ所、信用できない点がある。慈愛の瞑想の本質が理解されておらず、実験の途中でその定義がぶれているように思えるのだ。慈愛の瞑想と、平穏な心を育む瞑想が混同されているのである。

この実験で用いられた瞑想は、死に瀕した人々の近くで働く人たち（パストラル・カウンセラーやホスピスのスタッフなど）のために開発されたプログラムから拝借してきたものだ。死にゆく人々を前にして、彼らの苦しみに敏感でありつつ、自身の心の平穏を失わないためのトレーニングである。しかし、この段階で死にゆく人々に対してできることは、実はほとんど（まったく）ない。ただひとつ、慈しみの姿勢を保つことを除いて。この実験で慈愛の瞑想をおこなったグループは、他のグループ以上に困っている人々に対するやさしい気持ちを抱いていた。ただ、実際に寄付をするという行為には至らなかった。ここで、私たちはある疑問を抱く。平穏な心というものは、寄付をするという行為に対して、慈しみの心とはまったく異なった作用を及ぼすのではないか？　つまり、平穏な心の持ち主は、他人の苦境に共鳴はするが、金はむしろ出そうとしないのではないか？

そこで、慈しみの心を体現したいなら、慈愛のトレーニングを集中しておこなうべきなのではないかという問題が浮上する。ノースイースタン大学でおこなわれた実験では、ボランティアの被験者にマインドフルネスか慈愛の瞑想のいずれかを教えた。[25]　二週間のトレーニングを完了した頃、被験者はある待合室に入り込む。そこでは、松葉杖をついた女性が見るからにつらそうにしている。部屋には椅子が三つしかなく、ふたつにはすでに人が座っていて、彼らは女性のことを見ないふりをしている。善きサマリア人の実験でもそうだったように、被験者には、松葉杖の女性に椅子を譲るか、譲らずに自分で座るかという選択肢が与えられている。

結果、マインドフルネスを実践したグループと、慈愛の瞑想を実践したグループの両方で、（どちらも実践していないグループと比べて）より多くの被験者が人助けの道を選び、女性に席を譲った（非瞑想者グループでは一五パーセント、瞑想者グループ全体では約五〇パーセントの人が席を譲っている）。しかしながら、この実験だけでは、マインドフルネスにも慈愛の瞑想と同じように慈しみの心を育む効果があるのかどうかはわからない。あるいは、別の内的要因（周囲の状況に対する、より研ぎ澄まされた注意力など）が、人助けの後押しをしたのかもしれない。

脳で起きる初期反応を見れば、どの瞑想スタイルにもそれぞれに異なる効能があることがわかる。ここで、ゲシェ・ロブサン・テンジン・ネギ師が指揮した研究を見てみよう。ネギ師はダライ・ラマから学位を授かった哲学者にして修行者である（チベット仏教における「ゲシェ」とは、私たちにとっての博士号のようなものだ）。加えて、エモリー大学で博士号も取得しており、現在は同大学で教鞭をとっている。ネギ師は学者であり仏僧であるという経歴を生かして、「認知に基づく慈愛のトレーニング（CBCT＝Cognitively-Based Compassion Training）」と称するプログラムを開発した。これは、自分の態度ひとつが、相手から慈しみを引き出す助けにもなれば妨げにもなることを理解するためのトレーニングだ。プログラムには数種類の慈愛のトレーニングが含まれる。他者が幸せであることや、他者が苦しみから解放されることを願い、その願いに基づいて行動を起こす意志を持つために瞑想をおこなうのだ[26]。

エモリー大学がおこなった調査では、あるグループがCBCTを実践し、別のグループはアラン・ウォレスが考案した瞑想法（マインドフル・アテンション・トレーニング。詳しくは5章「乱されない心」参照）を実践した。最大の発見は、CBCTをおこなったグループの右脳の扁桃体が、悲惨な写真に反応して活性化する傾向が確認されたことだ。瞑想の時間が長いほど扁桃体の反応も大きくなった。被験者は写真の中の人物と苦しみを分かち合っていた。

一方、うつの傾向を調べるテストからは、CBCTをおこなったグループは他のグループよりも全般的に幸福であることがわかった。他人の苦しみに寄り添っても、気分が落ち込むとは限らない。このうつ診断テストを考案したアーロン・ベック博士が言うように、他人の苦しみに意識を向けると、自分自身のトラブルは忘れてしまうものなのだ。

また、性別の問題もある。この実験で、エモリー大学の研究者らは、どの写真を見せても女性のほうが男性よりも右脳の扁桃体に強い反応を見せることに気づいた。楽しい写真、悲しい写真、人が苦しんでいる写真を問わずだ。このことは、心理学においてはとりたてて新しい発見というわけでもない。長年にわたる脳の研究では、つねに女性のほうが男性よりも他人の感情に同調しやすいという結論が示されてきた[27]。これもまた、ごくあたりまえのことを科学が証明してみせた一例と言えるだろう。一般的に、女性のほうが男性よりも他人の感情に敏感に反応するのである[28]。

その反面、実際に助けの手を差し伸べるチャンスに向き合おうとする女性が男性よりも多いというわけでは必ずしもない。女性は男性より傷つきやすいからなのかもしれない[29]。慈しみの行為が実際に発動するまでには、それ以外にもさまざまな要因が絡んでくる。脳がそれらしい反応を見せたら準備完了というわけではないのだ。研究者たちはこの事実と闘いつづけている。時間に追われていることが関係するかもしれないし、困っている人の身に自分を重ね合わせているかどうかが問題になるかもしれないし、人混みの中にいるか、ひとりきりでいるかが重要なのかもしれない。どの要素も行為を左右する決定打になりうる。

残る疑問はひとつ。他人を慈しむ習慣を身につけるだけで、これらの障害を乗り越えて、助けを必要としている他人に向き合うことはできるのだろうか？

思いやりの輪を広げよう

リッチーの研究室を訪れたこともある、やんごとなきチベットの瞑想指導者はかってこう語った。「苦手な人を念頭に置いて一時間の慈愛の瞑想をおこなうのは、友人や愛する人を念頭に置いて一〇〇時間同じことをするのに等しい」

通常、慈愛の瞑想をおこなうとき、私たちの思念はあたたかい感情を向けたいと思っている人々のあいだをさまよう。その輪はつねに拡大を続けているが、最大の飛躍は、私たちが知っている人々や愛している人々の輪をこえて、苦手な人はもとより、知らない人にまで愛情を持つことができたときに訪れる。その先にあるのは、あらゆる場所に存在するあらゆる人々を愛そうという大志だ。

あなたのそばにいる、愛する人に向けるのと同じ慈しみの心を、知らない人まで含めた全人類に広げることなど、どうすれば可能になるのだろうか？　慈しみの実践におけるこの大きな飛躍を、単なる願望で終わらせずに実現することができれば、世界中で痛みと争いを生み出している数々の分裂を修復することさえできるかもしれない。

この点について、ダライ・ラマはある構想を持っている。気に入らない相手や集団も含めて、人類は「ひとつ」であることを認識しよう、と彼は言う。「われわれと同様、彼らの誰ひとりとして苦しむことなど求めていない。彼らも幸福になりたいのだ」(30)

この「人類はひとつ」という感覚が、私たちを変える手助けをしてくれるのだろうか？ 研究の現場では、まだ答えは出ていない。言うは易し、おこなうは難しだ。万人への愛を厳密に測定するテストがあれば、誰しも無意識下の偏見があぶり出されてしまうかもしれない。ある集団の人々に対して、自分には敵意などないと思っていても、無意識のうちに偏見を持って接してしまうことはあるだろう。

心に隠れた偏見を抱いているかどうかは、心理テストから発見することができる。たとえば、ある人が「私は人種差別をしない」と言っているのに、「黒」と「白」という単語をいいイメージ／よくないイメージの別の単語と組み合わせるテストで、いいイメージの言葉と「白」を、「黒」よりもすばやく組み合わせたようなときだ。[31]

イエール大学の研究者らは、六週間にわたる慈愛の瞑想の講習を受けた人々に対し、講習の前後にこうしたバイアスをあぶり出す心理テストを実施した。[32] 被験者は慈愛の瞑想の意義を学んだだけで、実践はしていない。善きサマリア人について思案していた神学生のエピソードを彷彿させる話だが、心理テストの結果からは、なんの効能も確認することはできなかった。無意識の偏見は、真の慈しみによってしか取り除くことはできないのだ。

ダライ・ラマは、半世紀にわたって慈しみの心を育んできた自身の取り組みを振り返る。最初にあったのは、生きとし生けるものすべてに対する嘘偽りない慈しみの心を会得した先達への途方もない尊敬の念だった。だが、自分自身にも同じことができるかどうかは自信が持てなかったという。

無償の愛を自らの内に築き上げることは可能だと頭では理解していても、実際にそうするには相当の心の鍛錬が必要だった。月日が流れ、修行を重ねて慈しみの心になじんでゆくほどに、その心をさらなる高みへ成長させてみせるという決意が、ダライ・ラマの中で大きくなっていった。この、完全形の一歩手前の慈しみの心でも、私たちはあらゆる場所に存在するあらゆる人々に対して関心を抱くことができるとダライ・ラマは言う。たとえ、慈しみの心を向けた相手が、私たちに対して敵意を持っていたとしても。さらに、彼はこうも言う——理念的には、慈しみの心とは折にふれて降って湧いてくるものではなく、力強く安定して存在する心であり、私たちの生き方の原理原則になるものだ、と。

また、はるか高くそびえる愛の頂上に到達できるかどうかにかかわらず、道半ばでもさまざまな恩恵を得ることはできる。慈しみの心が育つにつれて、幸福を感じる脳の回路が活性化するのもそうだ。ダライ・ラマはよく言ったものだ。「慈しみの心から最初に恩恵を得ることができるのは、慈しみの心を感じているその人自身だ」と。

ダライ・ラマは、バルセロナ近郊にあるモンセラートの修道院で、バジーリ神父に出会ったときのことを回想する。バジーリ神父は人里離れた山奥で五年にわたる隠遁生活をつづけていた。その間、彼は何をして暮らしていたのか？

愛について瞑想していたのだ。

「彼の瞳にはきらめきが宿っていた」とダライ・ラマは言う。それは、心の平和の奥深さと、偉大な人物ならではの美しさの表れなのだそうだ。ダライ・ラマは、欲しいものはなんでも手に入れてきたのに、それでもなお不幸な人間に多く出会ってきたという。「究極の平和とは心から生まれるものだ。それは、私たちが暮らす環境以上に幸福度を左右するものである[33]」

この章のまとめ

慈しみの心について学んだからといって、必ずしも慈しみの心を持って行動できるわけではない。苦しんでいる人に共感するだけの段階から、実際に助けの手を差し伸べるまで、慈しみのレベルはさまざまだが、慈愛の瞑想などのトレーニングを実践すれば、行動を起こせるようになる確率は高まる。

共感には「認知的共感」「情動的共感」「共感的関心」という三つの形態がある。人はしばしば、他人の苦しみに対して感情的に共感を寄せるが、やがて動揺した気持ちを落ち着かせるために自ら共感を消してしまうものだ。一方で、慈愛の瞑想は「共感的関心」を高め、好意や愛情の回路とともに、他人の苦しみを心に留める回路を活性化させるので、誰かが苦しんでいるところに遭遇すれば、いつでも行動が起こせるようになる。思いやりや慈しみの心は、他人の苦しみに接したときの扁桃体の反応を高めるが、反対に、呼吸のようにニュートラルな対象に注意を集中していれば、扁桃体の反応は抑えられる。

慈しみの心が育つのは早く、慈愛の瞑想を六時間実践しただけでも変化が見られた。無意識の偏見といった通常はなかなか変えることができない感情も、一六時間の瞑想をおこなっただけで改善された。瞑想を実践する時間が長いほど、脳も行動も、より慈しみの傾向を強めていった。瞑想を始めた初期段階から、このように明らかな効果が確認されたという事実は、私たちは生物学的に、より善い人間に進化できるのだという可能性を示している。

7 注意!

ある禅の師匠に、弟子が揮毫《きごう》を求めた。弟子が所望したのは「大いなる知恵の言葉」だった。師匠は筆を取り上げると、迷うことなく次の言葉をしたためた。「注意」

弟子はいささかがっかりした面持ちでこう尋ねた。「それがすべてですか?」

師匠はこれに応えず、ふたたび筆をとると、こう書きつけた。「注意　注意」

この言葉にさほどの深遠さを感じることができなかった弟子は、少しばかりいらだって、それほど大した知恵とは思えないと不平をもらした。

師匠はふたたび沈黙をもってこれに応え、さらに書きつけた。「注意　注意　注意」

失望した弟子は、「注意」とはいったい如何なる意味かと師匠に尋ねた。師匠の回答はこうだった。「注意とは、注意である」(1)

この禅の師匠が言わんとしていたことについては、ウィリアム・ジェームズが明快な定義を下している。「集中すべき対象からそれた注意を、何度でも意図的に取り戻す能力は、判断、性格、意志の本質である」と、一八九〇年に刊行された著書『心理学原理』（抄訳：岩波書店、一九九二年）の中でジェームズは述べている。さらに続けてジェームズは言う。「この能力を向上させる教育こそ、最高の教育である」

そう断言しつつ、ジェームズは次のような留保をつけてもいる。「こうした理想を定義することは、実践のための具体的な手法を挙げるよりも容易いことだ」

リッチーはインドに渡る前にこのくだりを読んだ。その後、ゴエンカの瞑想合宿で革命的な瞬間を体験したとき、これらの言葉が火花のようにフラッシュバックしたという。

これはまさに人生を変える瞬間であり、リッチーにとっては世界の見方が変わる転換点となった。ジェームズが言う「最高の教育」を見つけたことをリッチーは直感した。どのような形態であろうと、瞑想とは基本的に注意力を養う訓練を含むものだ。

しかし、私たちが大学院に在籍していた一九七〇年代、注意に関して科学的に判明していたことはごくわずかだった。注意の向上と瞑想を結びつけた当時唯一の研究は、日本の研究者らによっておこなわれたものだ。(2) 彼らは禅堂に脳波計を持ち込み、瞑想中の僧侶の脳活動を計測した。計測中、禅堂には単調な音が鳴り響いている。大半の僧侶の脳波に特異な点は見られなかったが、最も「高位」にいる三人の僧だけは違った。この三人は、最初の音にも二〇番目の音にも等しく強い反応を示したのだ。これは大発見だった。通常、単調な刺激に対する脳の反応はどんどん弱まっていき、二〇番目はおろか、一〇番目の「ボン！」という音にさえ反応しないものである。

繰り返される音に脳が反応しなくなるのは、「馴化《じゅんか》」と呼ばれる脳のプロセスによるものだ。このように、単調な刺激に対して注意を保てなくなるのは、レーダー操作員といった職種の人々にとっては致命的である。大方は何もない空にじっと注意を向けつづけるのが彼らの仕事だからだ。第二次大戦中、注意と馴化の関係がさかんに研究された背景には、レーダー操作員の注意力低下を解決するという現実的な目的があった。このとき初めて、注意が科学的に研究されることになったのである。

通常、私たちは何か異常なことを発見すると、それが脅威ではないことを確信するまで、あるいは単純にそれがなんなのかを確認できるまで、その対象に注意を向けつづける。安全であったり、おなじみのものだったりすることがいったん確認されれば、脳のエネルギーを節約するために、馴化によって注意を解く。これは、脳のシステムの弱点のひとつと言えるだろう。私たちは、見慣れたものにはなんであれ馴化してしまう。壁にかかった絵、毎晩のように食卓に出されるメニュー、あるいは愛する人でさえも。馴化によって人生は楽になるが、同時にちょっぴり退屈にもなる。

馴化に関わっているのは、爬虫類にさえ見られる原始的な回路だ。脳幹の網様体賦活系（RAS）である。これは、一九七〇年代当時から注意と関連づけられていた数少ない回路のひとつだ。

馴化のプロセスでは、大脳皮質の回路がＲＡＳの活動を抑え、繰り返し同じものを見てもＲＡＳがいちいち反応しないように制御している。

逆に、私たちが新しいものやびっくりするようなものに遭遇したときは、「鋭敏化」といって、大脳皮質の回路がＲＡＳを活性化させる。するとＲＡＳが他の回路に働きかけて、新しい情報の処理にあたらせる。たとえば、いつも同じ絵が飾られていた場所に新しい絵がかかっていたようなときだ。

〈心と生命研究所〉の夏期研究講習会（ＳＲＩ）に参加したこともあるイギリスの神経科学者、エレーナ・アントノーワの研究によると、チベットの様式で三年間の修行をおこなった瞑想家は、突然大きな音が鳴り響くのを聞いても、まばたきの馴化が起きにくかったという[3]。言い方を変えれば、彼らはコンスタントにまばたきを続けていたのだ。この結果は（少なくとも概念的には）、単調な音の繰り返しにも馴化しなかった日本の禅僧のことを思い出させる。

禅寺でおこなわれたオリジナルの研究に、私たちふたりは大きな影響を受けた。禅僧たちは、一般人が保ち得ない注意力を保持しているように見えたからだ。これは、私たち自身のマインドフルネス瞑想の記憶にも通じるものだった。私たちがそこでおこなっていたのは、何時間にもわたって、自分が体験していることのあらゆる細部に慣れることなく、注意を向けつづけることだったからだ。

マインドフルネス瞑想では、視覚、聴覚、味覚、その他もろもろの感覚の細部を注視する。普段なら馴化していたであろう、微々たる刺激にも注意を向ける。そうすることで、慣れきった存在も、新鮮で興味をそそる対象へと変化する。こうした注意の訓練（アテンション・トレーニング）は、私たちの人生を豊かにしてくれるように思われた。深く陰影のある「今この瞬間」にフォーカスし、「温故知新」を体現することによって、馴化を覆すという新たな選択肢を与えてくれるのではないか、と。

私たちは当初、馴化を脊髄反応のようなものだと考えていた。マインドフルネスとは、意志の力でその反応を抑えるものだと思っていたのだ。しかし、その頃すでに私たちは科学の常識の垣根を越えようとしており、結果、まったく違った考えにたどり着くことになる。一九七〇年代の科学の世界では、注意とは外部からの刺激を受けて働く、本能的で潜在的な機能だと考えられていた。より高次な皮質領域からの指示による「トップダウン」の機能ではなく、脊髄のすぐ上にある原始的な脳幹から生じる「ボトムアップ」の機能だとされていたのだ。

この説をとるなら、注意には自由意志が介在しないことになる。私たちのまわりで何かが起こるとしよう。たとえば電話が鳴る。すると、私たちの注意は本能的に音の発信源に向けられる。その音が単調と思えるまで鳴りつづけると、必ず馴化が起きるというわけだ。

注意は意志によってコントロールできるという発想は、当時の科学にはなかった。心理学者が論文を書くことができるのも、自発的に注意を向けているからこそだというのに、彼らは「注意を意志で操ることなどできない」と結論づけたのだ！　当時の科学の常識では、客観的に観察できるものが重んじられるあまり、自身の体験のリアリティは無視されたのである。

このような不完全な認識では、注意の全容を捉えることはできないだろう。馴化とは注意の一形態にすぎない。脳の「底辺」から生じる馴化を意志の力でコントロールすることはできなくても、脳の上位にある神経回路ではまったく別のメカニズムが働いている。

たとえば、感情が私たちの注意を刺激することによって生じる行動の大半は、大脳辺縁系の情動回路に端を発している。ダンの著書『EQ こころの知能指数』は、リッチーら神経科学者の研究に多くを負っているが、その研究とは、脳の恐怖探知機である扁桃体（情動回路の一部）が、額の裏側にある前頭前野に興奮を伝えるメカニズムを解明するものだった。これは当時発見されたばかりのメカニズムであり、研究者は「扁桃体のダンス」と呼んでいた。前頭前野は、学習、思考、意志決定、長期目標の追求などをおこなう脳の実行機関である。

脳が怒りや不安を感じると、扁桃体から前頭前野に情報が送られる。不快な感情がピークに達すると、「扁桃体のハイジャック」によって脳の実行機能が麻痺してしまう。しかし、意志の力で注意をコントロールすることで（たとえば瞑想によって）、私たちは前頭前野をコントロール下に置き、扁桃体を鎮めることができる。リッチーの研究チームは、ヴィパッサナー瞑想を長期間実践してきた人々の脳では扁桃体が沈静化していることを発見した。また、同じ脳活動のパターン（より微弱ではあるが）は、マインドフルネス・ストレス低減法（MBSR）のトレーニングを終えた人々の脳でも確認された[4]。

リッチーは、科学者としてのキャリアを通して、低次の脳から高次の脳へと移行する注意の軌跡を追ってきた。一九八〇年代、彼は感情神経科学の立ち上げに関わっている。これは、情動回路のしくみを解明し、感情がどのようにして注意に刺激を与えるかを研究する分野だ。一九九〇年代の初めには、瞑想神経科学という新たなジャンルが登場し、研究者は瞑想中の人の脳を観察するようになった。その結果、前頭前野が自発的な注意をコントロールしていることが明らかになる。これは、いまや瞑想研究の中で最も注目を浴びている分野だ。注意のあらゆる側面は、多かれ少なかれ前頭前野と関係しているのである。

前頭前野は脳の最上層にあたる大脳新皮質に属する。ヒトの前頭前野は、他のどの種よりも新皮質に占める比率が大きい。私たちをヒトへと昇格させた進化の大半は、この前頭前野で起きたものだ。後述するように、この神経回路は気づきや持続する幸福感などを生み出す土壌である。その一方で、苦しみの感情とも密接に関わっている。私たちは、すばらしい未来の可能性を思い描くこともあれば、先々への不安に悩まされることもある。いずれも、前頭前野の活動によるものだ。

注意に話を戻すと、ウィリアム・ジェームズは、注意を単一の存在であるかのように語っていたが、現代の科学では、注意の機能はひとつではなく、複数あることが判明している。以下はその一部だ。

- **選択的注意**……ひとつの対象に注意を集中し、残りの対象をやり過ごすこと。
- **ビジランス**……時間が経過しても、高いレベルの注意を持続すること。
- **注意配分**……注意を多方面に配分し、感覚に生じた微細な／すばやい変化に気づくこと。
- **目標への集中（認知コントロール）**……特定の目標ないしは課題をつねに意識し、雑念に惑わされないこと。
- **メタ意識**……自分がいま意識していることの性質を突き止める能力。たとえば「いま気が散っているな」と気づいたり、ミスをおかしたことに自分で気づいたりすること。

注意を選択する

アミシ・ジャーが幼かった頃、彼女の両親は毎朝のように瞑想をおこない、ビーズをまさぐってマントラを唱えていた。アミシはいまでもその光景を覚えている。瞑想は両親の故郷であるインドで習得したものだ。もっとも、アミシ自身は瞑想に興味を持っていなかった。のちに彼女は認知神経科学者になり、注意をテーマとして徹底的な研究をおこなうことになる。

アミシがペンシルベニア大学で教鞭をとっていた頃、リッチーが講演にやってきた。講演では瞑想の話題は出なかったが、同一人物について撮影した2点のｆＭＲＩ画像が紹介された。ひとつは重度のうつ状態にあるもの、もうひとつは幸福な状態のものだ。アミシはリッチーに尋ねた。

「この脳はどうやって変えたんです？」

「瞑想ですよ」とリッチーは答えた。

この返答に、アミシは個人的な興味と科学者としての興味を同時に抱く。彼女は瞑想のトレーニングを開始し、注意にどのような影響が出るかを調べはじめた。しかし、ここで同僚たちからの反対にあう。彼らはアミシに、瞑想を追いかけるのはリスクが高すぎるし、心理学の世界で広く認められる可能性も低いだろうと警告した。

翌年、第二回の夏期研究講習会（ＳＲＩ）に参加したことが、アミシの人生を変えることになる。そこで出会った大学生、大学院生、研究員らのグループはアミシに協力的で、彼女は大いに勇気づけられた。

リッチーは、この講習会でアミシがおこなった感動的なスピーチのことを鮮明に覚えている。瞑想は自分のルーツの一部なのだとアミシは語った。アカデミックな世界で瞑想の研究を続けていくことにプレッシャーを覚えながらも、同じ志を持って研究に取り組んでいる科学者らと出会ったことで、アミシはついに自分の居場所を見つけたように感じたという。以後、アミシは神経科学の分野で瞑想研究をおこなう若き研究者たちのリーダーとして、瞑想が社会にもたらす恩恵を解き明かしていくことになる。

アミシと仲間の研究者たちは、瞑想が注意に及ぼす影響を調べる初の本格的な研究を実施した。[5]

現在はマイアミ大学を拠点とするアミシの研究室は、瞑想経験のない人々がマインドフルネス・

ストレス低減法のトレーニングをおこなった結果、定位機能が向上したことを確認する。定位機能とは選択的注意を構成する要素のひとつで、文字どおり無限に入力される感覚の中から、たったひとつに注意を向けさせるものだ。

たとえば、パーティの会場で音楽に聞き入っていたとしよう。すぐ隣で交わされている会話もあなたの耳には入ってこない。彼らが何を話していたのか聞かれても、あなたには答えられないだろう。しかし、彼らのひとりでもあなたの名前を口にしようものなら、あなたはこれまでずっと彼らの会話を聞いていたかのように、その甘い響きに耳の照準を合わせるはずだ。

認知科学で「カクテルパーティ効果」と呼ばれるこの唐突な気づきは、私たちの脳のしくみを物語るものだ。脳には私たちが認識できる限界を超えた膨大な量の情報が流れ込んでくる。このため、無関係と思われる音は存在しないものとして扱われるが、それでも意識のどこかには留まりつづけ、引きつづき関連性を検証されることになる。そして、自分の名前はいつだって私たちに関係があるに決まっているのだ。

つまり、注意には複数のチャンネルがあるということになる。私たちが意識的に選んでいるものと、いったんは意識の外に追いやっているものの両方が存在するのだ。リッチーが学位論文用におこなった研究では、情報を選択して照準を合わせる能力が、瞑想によってどのように強化されるのかを検証している。被験者は、目にしたもの（点滅する照明）に注意の照準を合わせ、感じたもの（手首の振動）は無視するようにという（もしくはその反対の）指示を受けた。この間、リッチーは彼らの視覚野および感覚野の活動を脳波計で測定し、対象に向ける注意の強さを調べた（ちなみに、人間に脳波計を用いたのは画期的だった。それまではラットやネコにしか使われたことがなかったのである）。

被験者の中の、瞑想経験者の脳波を確認したところ、リッチーが「大脳皮質の選択性」と呼んでいる機能にささやかな向上が見られた。これは、大脳皮質内の適切な感覚野がより盛んな活動を見せたということだ。たとえば、見ているものに注意を向けているときは、触覚の分野よりも視覚野の働きが活発になるのである。

私たちの脳が、視覚に集中して触覚を無視するという選択をしたとき、光は「信号」となり、手首の振動は「ノイズ」となる。気が散るということは、信号がノイズにかき消されたということだ。逆に、集中しているときは信号がノイズを凌駕している。瞑想経験者の脳では、信号が強まっているわけではなかったが、ノイズが少しばかり減少したために、力関係が変化していた（ノイズが少なければ、信号が強いのと同じことになる）。

リッチーのこの研究は、ダンのかつての研究と同様、ふたりが確認しようとしていた脳の変性をわずかに暗示したにすぎなかった。知覚をピンポイントで測定するというリッチーの試みが、ずっと洗練された手法で実現されるまでには時計を数十年ほど先送りしなくてはならない。後年、MITの研究グループは、脳磁図（MEG）を用いた調査をおこなった。MEGは脳内で生じた磁場を捉えるもので、かつてリッチーが用いた脳波計よりもはるかに高い精度で脳の特定の部位の活動を計測できる。この調査では、被験者はふたつのグループに無作為に振り分けられた。片方のグループはＭＢＳＲのトレーニングを八週間実践し、もう片方のグループはそれが終了するのを待ってからトレーニングを開始する。(6)

前の章でも述べたように、ＭＢＳＲにはマインドフルな呼吸法、身体の感覚をくまなく観察するボディースキャン、注意を集中しながらおこなうヨガ、一瞬一瞬の思考や感情の観察などが含まれる。注意を向上させるこれらのトレーニングを毎日欠かさずおこなうのだ。八週間のＭＢＳＲトレーニングを完了した被験者は、トレーニングに入る前と比べて、感覚に集中する能力が大きく向上していた。具体的には、手や足をトントンと叩かれた回数をより正確にカウントすることができた。これからトレーニングに入ろうとしているグループと比べても、彼らのほうが高い能力を示した。

結論としては、マインドフルネスには（少なくともＭＢＳＲという手法に関しては）、気を散らせるものを無視して、ひとつのものに注意を集中する能力を高める効果がある。つまり、選択的注意に関わる神経回路は訓練によって鍛えることができるのだ。これは、注意とは生まれながらにして固定された機能であり、訓練などしても意味がないという従来の常識を覆す発見だった。

選択的注意の向上は、ヴィパッサナー瞑想の実践者にも見て取ることができる。インサイト・メディテーション・ソサエティー（ＩＭＳ）が彼らを対象におこなった調査では、三カ月の瞑想修行の前後にテストが実施された。(7) 修行に参加する者は、日に八時間静座して瞑想するだけでなく、一日中、厳格に注意を集中することが求められる。

テストは、トーンの異なるブザー音を注意深く聞き、ある特定の音だけを指摘するというものだった。修行に入る前は、彼らの成績も他の人々とたいして変わらなかった。しかし、三カ月の修行が完了してからおこなわれたテストでは、正答率が大幅に向上し、スコアは二〇パーセント以上も伸びたのである。

注意を持続させる

禅学の泰斗である鈴木大拙が、あるとき屋外で開かれるシンポジウムに招かれた。他のパネリストらとともにテーブルについた鈴木は、身じろぎひとつせず、前方のどこかをじっと見据えている。その様子はさながら、彼だけの別世界に意識を飛ばしているかのようだった。そのとき突風が吹いて、テーブルに載っていた書類の何枚かをさらった。パネリストのうち、稲妻のようなすばやさで紙をつかみとったのは鈴木ただひとりだった。彼はどこかへ意識を飛ばしていたのではない。禅の流儀で、周囲にくまなく注意を向けていたのだ。

禅の瞑想家たちは、馴化に屈することなく注意を維持することができる。このことは、私たちが瞑想を科学的に探究する旅に出発した当時から、わずかに判明していた事実のひとつだ。例の禅堂でおこなわれた調査には限界があったものの、その存在は私たちの背中を押してくれた。

注意は、心の中のごく狭い通り道を経て外部に放たれる。私たちは限られた注意を倹約しつつ配分しなくてはならない。最大の取り分を得ることができるのは、その瞬間に私たちが集中すると決めた何かだ。しかし、その何かに注意を向けつづけていると、集中力はいずれ衰えていき、私たちの意識はもろもろの対象へとさまよいだす。瞑想とは、この意識の慣性に逆らおうとするものだ。

自らの意志で選んだ対象に、自らの意志で注意を向けつづけることは、あらゆる様式の瞑想が共通して目指すものである。呼吸に注意を集中するのもそうだ。個人の体験、あるいは科学的な調査を問わず、瞑想によって持続的な注意が向上したという報告は無数にある。この「持続的な注意」のことを、専門用語でビジランスという。

疑い深い人なら、こう問うだろう。注意が向上したのは本当に瞑想のおかげだったのか？　何か別の要因が効いたのではないのか？　無論、だからこそ実験には対照グループが必要だ。瞑想と注意の持続が単に関係しているというだけでなく、瞑想こそが注意の持続の源なのだとより確信を持って言うためには、より長期の調査が必要となる。

この高いハードルをクリアしたのが、クリフ・サロンとアラン・ウォレスの研究だ。ウォレスの指導のもと、被験者は三カ月間の瞑想修行をおこなった(8)。その間、呼吸に注意を集中するトレーニングを毎日五時間おこなうのである。テストは修行に入る直前、修行開始から一カ月後、修行終了時、そしてその五カ月後に実施された。

結果、被験者のビジランスは向上していた。最も成果が顕著だったのは、修行開始から一カ月たった時点でのテストである。さらに驚くべきことに、修行が終わってから五カ月後に実施された追跡検査でも、修行の成果は高いレベルで維持されていた。

念のために申し添えておくと、こうした効果は被験者が各自おこなっていた自宅でのトレーニングによって維持されていた可能性が高い。とはいえ、瞑想が脳に変性特質をもたらす可能性を真正面から検証した調査としては、この事例はこれまでで最高のものと言える。もちろん、ここに参加した人々がさらに五年後も成果を維持していれば、より説得力のあるデータになるであろうことは言うまでもない。

注意が「まばたき」するとき

四歳の子供が、『ウォーリーをさがせ！』の絵本に描かれた群衆を熱心に目で追っている。ごちゃごちゃした集団の中から、おなじみの赤と白の縞々セーターを着たウォーリーの姿を探し当てたとき、子供の顔は喜びに輝くだろう。ウォーリーを発見したときの幸福な気持ちの昂ぶりこそ、注意のメカニズムにおけるハイライトだ。この勝利の瞬間、脳は大量の快楽物質を放出して私たちをねぎらう。

この貴重な瞬間のために、神経回路はしばしば私たちの注意を中断させ、リラックスさせようとすることが研究からわかっている。この間は、神経回路で短い祝賀パーティがおこなわれているようなものだ。パーティの最中にもうひとりのウォーリーが登場したとしても、私たちの注意は別の場所に向けられている。ふたりめのウォーリーには気づかないままだ。

このように、注意がまばたきするかのように途切れるとき、周囲を見張る働きは一時中断される（専門用語では「不応期」という）。注意がまばたきするあいだ、私たちの意識は観察の機能を失い、感覚の鋭さも失われる。普段なら気づいていたかもしれない周囲のささやかな変化も見逃してしまうだろう。ひとつの対象にとらわれすぎないことで、限られた注意のリソースを別の対象のために温存しておけるという意味では、まばたきの頻度は「脳の効率性」にも影響すると言える。

とはいえ、実際のところは、注意のまばたきが少ないほうが小さな変化に気づく能力が高いということになる。たとえば、ある人の目の周りの小さな筋肉がほんの一瞬だけ動くのを見て相手の感情の変化に気づくなど、非言語的な手がかりを読み取りやすいのだ。こうした微細なシグナルに鈍感だと、重要なメッセージを見逃すことになりかねない。

注意のまばたきを調べたある実験では、被験者はひと続きの長い文字列（に数字が交じったもの）を見せられた。個々の文字または数字はほんの一瞬だけ提示される。一文字につき五〇ミリ秒、すなわち二〇分の一秒だ。これを、一秒間に一〇字という息もつかせぬ速さで連続して見るのである。なお、文字列にランダムな間隔で数字がひとつふたつ交じっていることを、被験者は事前に知らされている。

約一五個の文字または数字で構成された文字列を見たあと、被験者は数字を見たかどうか、また、それは何だったかを尋ねられる。ものすごい早さで表示される文字列の中に、数字がふたつ交じっていれば、大半の人は二番目の数字を見落とす。これが注意のまばたきだ。

長年、注意の研究をおこなってきた科学者たちは、ずっと探していたものを発見した直後に起きるこの「注意の中断」を、脳の中枢神経に組み込まれた機能だと考え、不変のものだと見なしていた。しかし、ここで驚くべき発見がもたらされる。

ここでふたたび、インサイト・メディテーション・ソサエティーでの調査に参加したヴィパッサナー瞑想の修行者たちにご登場願おう。彼らは、選択的注意のテストでは実に優秀な成績をおさめた。ヴィパッサナー瞑想とは、体験の中で生じたあらゆる感覚に対して受け身でない気づきを得ようとする訓練だ。心に去来するすべてを「オープン・モニタリング」するのである。したがって、この瞑想をおこなえば「注意のまばたき」も減少するものと考えられる。ヴィパッサナー瞑想の集中的な修行は、マインドフルネスを強力にしたような効果をもたらす。つまり、心の内に生じるすべてに、意志の力できわめて強力な注意を向けることができるようになるのだ。

リッチーの研究チームは、ヴィパッサナー瞑想の修行者たちを対象に、注意のまばたきを測定する前出のテストを実施した。三カ月の修行の前後にテストをおこなったところ、修行後の成績は目覚ましいものだった。注意のまばたきが二〇パーセントも減少したのだ。(9)

最も注目すべき変化は、最初の数字を目にしたときの反応が弱まったことである（被験者は、数字の存在を認識しただけだった）。すると、心は平穏に保たれたままなので、二番目の数字を見落とすこともない。数字がほぼ連続して現れたときも、この傾向は変わらなかった。

この結果は、認知科学者のあいだで驚きをもって迎えられた。彼らは、注意のまばたきとは固定された反応だと信じており、なんらかの訓練によって改善できるなどとは考えたこともなかったのだ。この発見が科学界に広まるや、さっそくドイツの研究者グループが、加齢にともなう注意の劣化を瞑想によって食い止めることができるかどうか、調査に乗り出した。年をとるほど注意のまばたきの頻度は増し、注意が途絶える期間も長くなる。[10] 答えは「イエス」だった。なんらかの形で「オープン・モニタリング」（心に浮かんだあらゆる感覚を広範に捉えること）の訓練を定期的におこなっていた瞑想家は、加齢に逆行して注意のまばたきを減らすことができたのだ。もっと若い被験者だけで構成された対照グループと比べても、瞑想家のほうが優秀な成績をおさめたのである。

ドイツの研究者たちはこう考えた——受け身でない全方位への注意（あらゆる心の動きに気づき、それを深追いすることなく「あるがまま」に受け止めること）という認知スキルを身につければ、まばたきのテストで最初のターゲット（数字）にとらわれてしまうような過剰反応を抑えて、続いてやってくる別のターゲットのために注意を残しておくことができるのではないか？そうすれば、移ろいゆく世界をより効率的に観察することができるようになるはずだ。

注意のまばたきが改善できることが知られるようになると、次はオランダの研究グループがある疑問を抱いた。まばたきを減らすために、最も効率のいいトレーニングはなんだろう？　彼らは瞑想を経験したことのない人々に、マインドフルネスの手法で自分の心を観察する方法を教えた。[11]トレーニングの所用時間はたったの一七分。その後、被験者が注意のまばたきのテストを受けたところ、対照グループよりもまばたきが少ないことが確認された。対照グループでは集中力を養う瞑想をおこなっていたが、こちらの瞑想に注意のまばたきを減らす効果はなかったのである。

マルチタスクという神話

このデジタル時代、私たちの誰もが「大混乱の真っ只中」に生きている。ひっきりなしのメールや、しつこい携帯電話のメッセージや、その他もろもろが一気に押し寄せる毎日。フェイスブックやインスタグラムの投稿など、ソーシャルメディアの小宇宙に舞い込んでくる、せっつくような通知は言うにおよばずだ。スマートフォンをはじめとするデバイスの普及にともない、今日の人々は、デジタル以前の時代と比べてはるかに大量の情報を取り込んでいるように見える。

私たちの注意を奪う情報の海が社会を呑み込もうとする何十年も前に、認知科学者のハーバート・サイモンはこの状況を予見していた。いわく「情報とは注意を消費するものだ。情報に富める者は、注意の貧者である」。

さらに、私たちと社会の繋がり方にもさまざまな意味で負の影響が現れている。子供と話しているときに「スマホを置いてこちらを見なさい」と説教したくなる衝動にかられたことはないだろうか? 彼らは情報過多なデジタル時代の新たな犠牲者であり、こうした忠告が必要とされるシーンはますますありふれたものになっている。要するに、共感力や社会的存在感(訳注:相手が本当にそこに存在しているという感覚)に欠ける人々が増えているのだ。

アイコンタクトとは、自分のしていることを脇に置いて、目の前の相手と繋がろうとする行為だ。アイコンタクトが象徴するのは相手への敬意や思いやり、もしくは愛である。周囲の人々に対する注意の欠如は、相手への無関心として伝わる。目の前の相手と接するときのこうしたルールは、いつしか否応なしに変わってしまった。

しかしながら、その影響に対して私たちはあまりにも鈍感だ。インターネットの住人の多くが、自分には「マルチタスク」ができると自賛する。複数のチャンネルから入ってくる最新情報をつまみ食いしながら、同時に重要な仕事をこなすことも可能だというのだ。だが、スタンフォード大学で実施されたある研究は、これがまったくの幻想だということを説得力たっぷりに示している。脳は「マルチタスク」をおこなってなどおらず、あるタスク(自分の仕事など)から別のタスク(おもしろい動画、友人の近況、急ぎのメールなどなど)へ、すばやく注意を切り替えているだけなのだ。(12)

「マルチタスク」という言葉のイメージとは裏腹に、注意のタスクは同時並行で処理されているわけではない。代わりに、ある対象から別の対象へとひっきりなしに注意の切り替えがおこなわれている。こうした切り替えを経て、私たちの注意が最初のタスクに戻ろうとするとき、注意の強度は明らかに衰えてしまっている。もとの強さにすっかり回復するには、数分かかることもある。

こうした悪影響は日常全体を蝕んでいく。ひとつには、信号（注意を集中すべき対象）からノイズ（気を散らせるものすべて）を取り除くことができなくなるため、何が重要で何が重要でないかを見失ってしまい、本当に大切なことを心に留めておくことが難しくなってしまうのだ。スタンフォード大学の研究グループは、重度のマルチタスク人間が全体的に注意散漫であることを発見した。マルチタスク人間が何かひとつの仕事に注意を集中しようとすると、目の前のタスクとは直接関係のない脳の部位までが活動をはじめるという。これは「気が散っている」ことの客観的な指標だ。

実は、マルチタスク人間は同時に複数のタスクをおこなうことも苦手である。スタンフォード大学の研究者のひとりであるクリフォード・ナス（故人）はこう表現した。「マルチタスク人間は、無関係なことが大好物なのです」。それゆえ、彼らは集中力に欠けるばかりでなく、物事を分析して理解したり、他人に共感を寄せたりすることも得意ではないのだ[13]。

認知のコントロール

認知コントロールとは、特定の目標やタスクに注意を向け、雑音を退けて心に留めつづける能力である。マルチタスクによって損なわれるのは、まさにこの能力だ。航空管制官のような仕事（目の前のスクリーンは、注意を集中すべき特定の飛行機の情報に加えて、無数のノイズで埋め尽くされている）では、こうした鋼のような注意力が欠かせないし、それは私たちが日々の「やることリスト」をクリアするときも同じである。

マルチタスク人間のあなたに朗報がひとつ。認知コントロールは強化することができる。ある実験では、大学生のグループが呼吸を数えることに集中するトレーニングを一〇分間おこなった。一方、対照グループにも実におあつらえ向きの課題が与えられた。ハフィントンポストやスナップチャット、バズフィードといったニュースサイトを一〇分間閲覧するのだ[14]。

実験終了後の一連のテストでは、呼吸をカウントする一〇分間のトレーニングを三回おこなっただけでも、注意力の向上がはっきりと確認された。とりわけ、実験前のテストでは冴えない結果を出していた重度のマルチタスク人間ほど、大きな効果が見られた。

マルチタスクによって注意力がたるむのであれば、呼吸を数えるような真逆のトレーニング（注意を集中させるトレーニング）をおこなうことで、注意のレベルを引き上げることができると考えるのは、少なくとも短期間においては理にかなっている。とはいえ、この効果がいつまでも続くと考えられる根拠はない。注意の向上は「トレーニング」の直後に確認されただけであり、これは特性ではなく状態の変化にすぎないと私たちは考えている。脳の注意回路に永続的な変化をもたらすには、後述するように、持続的な努力が必要だ。

とはいえ、瞑想の初心者であっても注意のスキルを伸ばすことはできる。しかも、驚くようなおまけつきで。カリフォルニア大学サンタバーバラ校でおこなわれた調査では、被験者は八分間のマインドフルネス呼吸法に挑戦した。この短いトレーニングのあと、彼らは（新聞を読んだり、ただリラックスしたりしていた別のグループと比べて）雑念にとらわれることが減ったという。(15)

この結果自体も興味深いものだが、同じ研究グループによる追跡検査はさらに説得力のあるデータをもたらした。被験者は、全二週間のマインドフルネスのトレーニングに参加する。一日トータル六時間、呼吸法を実践したり、食事などの日常活動にマインドフルネスを取り入れるのだ。さらに、自宅でも毎日一〇分の追加セッションをおこなう。(16)一方、対照グループは同じだけの時間を栄養学の勉強に費やした。このときも、マインドフルネスによって集中力は向上し、雑念が減ることが確認された。

驚くようなおまけというのは、マインドフルネスによってワーキングメモリが増えたことだ。ワーキングメモリとは、意識の中で情報を長期記憶として定着させる前に、一時的に保存しておく領域のことである。注意とワーキングメモリは切っても切れない関係にある。そもそも注意を向けていなければ、情報を収集し、記録することもないからだ。

このマインドフルネスの実験は、現役の大学生を対象におこなわれた。マインドフルネスが注意の向上とワーキングメモリの増量をもたらすのであれば、さらに予想外の次の結果にも説明がつく。マインドフルネスを経験した学生たちは、GRE、つまり大学院の入試テストの得点が三〇パーセントも上昇したのだ。学生諸君はメモすべし。

もう一点、認知コントロールが有益なのは、脈拍の制御に効力を発揮するからだ。これを「応答抑制」という。5章「乱されない心」でも紹介したクリフ・サロンの研究では、三カ月間の瞑想をおこなった人に、脈拍を抑える能力の向上が見られた。さらに印象的なのは、実験から五か月後の追跡調査でも彼らが高い能力を維持していたことだ[17]。また、脈拍を制御する能力は、幸福感の上昇（自己申告による）とも比例していたのである。

メタ意識とは

インドで初めてヴィパッサナー瞑想を体験したとき、私たちは何時間も飽きることなく、心に浮かんでは消えていくものを観察しつづけた。思考、衝動、欲望、感情といったものが私たちを連れて行こうとする先を、深追いせずにただ眺めることが、心の安定をもたらしたのだ。徹底して心の動きに注意を集中していると、それはやがて、混じりけのない「メタ意識」へと昇華していく。

メタ意識とは、何かに集中して注意を向けるのではなく、意識の存在そのものを意識することだ。通常、私たちが知覚するものは「図」であり、その背景に意識（心理学では「地」という）がある。一方、メタ意識においては図と地が逆転し、意識そのものが前面に押し出される。

こうした「意識に対する意識」によって、私たちは思考や感情の存在に気づいても、それに押し流されることなく、ただ心のありようを観察していられる。「悲しみに気づいても、悲しくはない」と、哲学者のサム・ハリスは看破する。「怖れに気づいても、怖くはない。しかし、いったん思考を見失えば、私もまた皆と同じく恐慌に陥るだろう」(18)

意識がもたらす脳の活動と、感情がもたらす脳の活動を対比して、科学者は「トップダウン処理」「ボトムアップ処理」という表現を使う。ボトムアップ処理は、主に意識の外側で起きており、心理学では「認知的無意識」と呼ばれる。私たちがトップダウン処理だと考えているものが、実はボトムアップ処理であるということは驚くほど多い。どうやら私たちは自らの意識にトップダウンのメッキを施しているようなのだ。そして、認知的無意識の薄っぺらい一片が意識にのぼってきただけで、心の全容をつかんだかのように錯覚してしまう(19)。

そのメカニズムの大部分を私たちに意識させないまま、ボトムアップ処理は進んでゆく。少なくとも、普段どおりの平凡な意識では気づくことができないだろう。だが、メタ意識を介してなら、私たちにもボトムアップ処理の進行を広く観察することが可能だ。

メタ意識によって、私たちは意識そのものを追跡することができる。たとえば、注意を集中したい対象から、自分の注意がそれたことに気づくことができる。心の動きに流されることなくその様相を観察していれば、注意がそれたことに気づいたときに、重要な選択権が手に入る。つまり、目の前のタスクに注意を引き戻すことができるわけだ。このシンプルな心のスキルは、私たちが生活を効率的に営むことに大きく寄与している――ある事柄を最初から最後まで主体的に見通すことができるのも、そもそもそうしたスキルを持っていることに気づき、悟ることができるのも、メタ意識あってこそだ。

体験の種類は大きく分けてふたつある。ひとつは、あることに単純に気づくこと。これは普段どおりの意識によってもたらされる。対するは、気づいたということ自体に気づくこと。つまり、評価やその他の感情的な反応を排除し、気づきをそのまま受け止めることだ。私たちはすばらしい映画を観ているとき、ストーリーに夢中になるあまり、映画館にいることも含めて周囲の状況を忘れがちだ。一方で、映画に没頭しながらも、映画館で映画を観ているという状況を裏で意識しつづけることは可能である。この「裏の意識」は、映画への没入感や理解を損なうものではない。ただ、別の形で意識しているだけだ。

映画館で隣の人のポップコーンの袋が耳ざわりな音を立てるとき、あなたはその音を頭から閉め出すだろうが、音自体は脳に感知されている。こうした無意識下の処理がおこなわれているときは、背外側前頭前野（ＤＬＰＦＣ）と呼ばれる大脳皮質の重要な部位の活動が低下する。しかし、いったん無意識を意識化するようになれば、ＤＬＰＦＣの働きは活発になっていく。

私たちには、無意識の先入観や偏見を持っているのに、その存在にまったく気づいていないことがある（そのことは6章「愛を育む」でも述べた）。瞑想には、DLPFCの働きを活発にすると同時に、無意識の先入観を弱める効果もある。[20]

認知心理学者は以下のような手法でメタ意識の実験をおこなう。まず、必ずミスが発生するような難度の高い知的作業を課題として被験者に与え、そのあとでミスの数を数える。さらに、その被験者がミスの有無に気づいていたかどうか（この観点こそメタ意識だ）を調べる。課題はわざと容赦のない難度に設定されており、誰であれ必ずある程度のミスをおかすよう、入念に設計されている。また、回答に対する自信のほどが被験者によって変わるのも計算のうえだ。

たとえば、一六〇もの単語が一・五秒につき一語のスピードで順番に流れていくところを想像してみてほしい。続いて三二〇の単語が同様に表示されるが、その半分は慌ただしく流れていった最初のグループであなたがすでに目にしているものだ。それぞれが、最初のグループで目にした単語なのか、あるいは初めて見る単語なのかを、あなたはボタンを押す数（一回または二回）で回答する。その後、一つひとつの回答についてどの程度自信があるかを評価する。これにより、自分の反応と、その反応への評価の双方に対するあなたのメタ意識のレベルを測ることができる。

カリフォルニア大学サンタバーバラ校の心理学者らは、このテストを初めてマインドフルネス瞑想を学んだグループに対して実施する一方で、栄養学の授業をとった別のグループに対しても同じテストをおこなった。[21] 瞑想を経験したグループではメタ意識の向上が見られたが、栄養学のグループにはなんの変化もなかった。

効果は持続するか？

アミシ・ジャーの研究室では、マインドフルネス瞑想の集中的な修行がもたらす効果を調査した。被験者は一日八時間以上の瞑想を一カ月にわたっておこなう。[22] その結果、彼らの「目ざとさ」に向上が見られた。何が起きても即座に反応できるような、緊張感をともなった待機状態を維持することができたのだ。一方、それ以前にアミシがおこなった調査では、短時間のマインドフルネス瞑想によって、瞑想初心者の定位機能が向上することが確認されていたが、驚いたことに、今回の調査ではそうした効果は見られなかった。

このような「効果なし」というデータも、瞑想が何に作用を及ぼし、何に及ぼさないかという全容を把握するためには必要なものだ。異なるスタイルの瞑想が、どのようにして注意の異なる側面を異なるレベルで変えていくのか（あるいは変えないのか）、その手がかりを与えてくれるからである。

ある変化はすぐに現れるかもしれないし、別の変化はもっと時間がたってから現れるかもしれない。見たところ、定位機能にちょっとした変化があったとしても、それは最初だけのことで、代わりに瞑想の訓練を重ねるほどに目ざとさが向上していくようだ。このレベルの変化を起こすには、長期にわたって瞑想を続けることが必要で、さもなければ効果は失われてしまうと私たちは考えている。

リッチーがハーバードで、瞑想家を対象に「音に反応するテスト」をおこなっていた頃、アン・トリーズマンやマイケル・ポズナーといった認知科学者らによって、「注意」という括り方は大雑把すぎるという指摘がなされた。彼らの主張は、注意の亜種に注目し、それぞれに関わる神経回路を明らかにすべきだというものだった。いまや数々の研究成果が示しているように、瞑想には注意の亜種の多くを伸ばす効果があるようだ。とはいえ、全体像はまだつかめていない。また、アミシの研究からもわかるように、その像は折々に形を変える。

念のためにひとこと。注意のある側面は、ほんの数時間の瞑想（ことによると数分かも！）によって向上するが、これは決して効果が持続するということではない。一時的な効果が薄れてしまえば、こうしたお手軽な一度きりの瞑想に果たして意味があるのか、私たちは懐疑的だ。たとえば、一七分間のマインドフルネス瞑想は注意のまばたきの減少をもたらしたが、その効果がほんの一時間先にどうなるのかというデータはない。マルチタスクによる集中力の衰えを覆した一〇分間のマインドフルネス瞑想についても同じことが言える。おそらく、毎日トレーニングを続けなければ、マルチタスクはあいかわらず集中力を奪いつづけるだろう。

注意の回路のような神経系に持続的なやり方で刺激を与えるには、短期間の集中トレーニングや日々の自主訓練だけでは不十分で、厳しい特訓が必要なのではないかと私たちは考えている。

たとえば、クリフ・サロンの研究に参加した人々のように。彼らは九〇日間にわたってサマタ瞑想を集中しておこない、その五カ月後にテストを受けたときも効果を維持していた。さもなければ、脳の配線はいずれ元の状態に戻ってしまう。たまに集中するだけの、雑音だらけの人生に逆戻りだ。

とはいえ、短い瞑想にも注意を向上する効果があるというのは、やはり朗報だ。その効果が非常に短い期間で現れるという事実は、人は教育によって鋭敏な注意を育むことができるというウィリアム・ジェームズの予想を裏づけている。今日、ケンブリッジに拠点を構える瞑想センターは、ウィリアム・ジェームズがかつて暮らした場所から徒歩で一五分と離れていないエリアに集まっている。ジェームズが生前にこれらの施設を目にし、そのひとつで瞑想のトレーニングを受けていたなら、間違いなく、彼が追い求める「最高の教育」を発見したと確信したことだろう。

この章のまとめ

瞑想は、本質的に注意に変化をもたらすものだ。異なるタイプの瞑想は、それぞれ異なる注意の側面にプラスの作用を及ぼす。マインドフルネス・ストレス低減法は選択的注意を向上させ、長期のヴィパッサナー瞑想は、それをさらに強力にした効果をもたらす。三カ月間のサマタ瞑想の修行を経験した人々には、修行の五カ月後も、注意を高く維持する能力（ビジランス）に向上が見られた。また、三カ月間のヴィパッサナー瞑想は注意のまばたきを大幅に減少させた。一方で、わずか一七分間のマインドフルネス瞑想をおこなった初心者にも、注意のまばたきが減少する兆候は見られたが、これは一時的な効果にすぎず、長期の修行者ほど効果を持続させることができるという点は疑いようがない。

この「継続は力なり」の原理は、その他のお手軽な瞑想法にもあてはまるだろう。たった一〇分間のマインドフルネス瞑想で、マルチタスクによって衰えた集中力は、一時的ではあるが回復を見せた。また、わずか八分間のマインドフルネス瞑想でも、あちこちにそれる注意を一時的に集中させることができるようになった。さらに、毎日一〇時間のマインドフルネス瞑想を二週間おこなった人には、注意力の向上に加えてワーキングメモリーの増加も見られた。その結果、彼らは大学院入試テストのスコアを大幅に伸ばしたのである。

このように、短期間の瞑想にも注意のさまざまな側面を伸ばす効果があるが、これらは一時的なものにすぎず、長続きさせるには継続した訓練が必要になることは言うまでもない。

8

自分という存在の軽さ

リッチーがインドのダルハウジーで体験した、S・N・ゴエンカの瞑想合宿に話を戻そう。天啓は七日目の「静の時間」にやってきた。この間、参加者は自分の意志では身動きひとつしてはならない。窮屈さがどれほど耐えがたいものになってもだ。

この果てしない時間のほとんど最初から、リッチーは右ひざにいつもの痛みを感じていた。不動の誓いによって痛みは増幅され、激しい疼きはいまや拷問にも等しくなっている。痛みがまさに我慢の限界に達しようとしたそのとき、ある変化が起きた。リッチーの知覚が変わったのだ。

それまで痛みだったものは、突如として複数の感覚（疼き、熱さ、圧迫感など）を寄せ集めたものに変化した。もはやひざも苦痛を訴えてはいない。「痛み」は、感覚のバイブレーションの中に溶けてゆき、そこにはどんな感情の痕跡も残っていなかった。

感覚にのみ注意を向けるということは、痛みの本質を根本から捉え直すことを意味する。つまり、痛みをまるごと凝視するのではなく、痛みを分解して、ばらばらな生の感覚の存在に気づくということだ。すると、ある重大な変化が起きる――それらの感覚に対する心理的な抵抗感やマイナスの感情が消え失せるのである。

痛みそのものが消えたわけではないが、リッチーは痛みとの関係性を変えることに成功した。そこにあるのは「私の痛み」などではなかった。ただ、あるがままの感覚が、おなじみの不愉快な感情と並行して流れているだけだった。

私たちは座っているとき、無意識のうちに姿勢を変えたりするものだ。こうした些細な動きが、身体に蓄積されていくストレスをやわらげるのに一役買っている。筋肉のひとつも動かせないとき、その緊張感は耐えがたいほどの痛みへとふくれ上がっていくだろう。しかしリッチーがそうしたように、一つひとつの感覚に注意を向けるようにすれば、その体験との関わり方は劇的に変化する。複数の身体感覚のるつぼの中に「痛い」という感情が溶けていくのだ。

この時間の中で、リッチーは科学者としての直感から、私たちが「痛み」と名づけている最も身近なリアリティが、無数の身体感覚をより合わせたものであることを理解する。この新しい受け止め方の中では、「痛み」は単なる概念にすぎない。同時多発的に生じた知覚や感覚、またはそれらに抵抗しようとする感情の寄せ集めに、レッテルを貼っただけのものなのだ。

これはリッチーにとっても鮮烈な体験だった。私たちの精神活動の大半が「水面下」で進行しており、私たちがいかにそのことに対して無自覚であるかを実感したのである。私たちの体験とは現実に起きていることの統覚ではなく、大部分が想像や推測、長年の習慣となっている反射的な思考や行動などの上に成り立っていることをリッチーは悟った。言うなれば、体験とは神経回路という迷宮の産物なのである。私たちは実際に起きていることの情報を周りの世界から受け取りつづけているわけではなく、むしろ自らの心がつくりあげた世界の中に生きているのだ。

この体験は、リッチーにあるひらめきを与えた。意識とは、私たちが大部分において無自覚な、膨大な数の思考プロセスを束ねる積分器のような役割を果たしているのではないかというのである。結果として生じる「私の痛み」といった感覚は私たちにもおなじみだが、そのベースになっている無数の構成要素が意識にのぼることは稀だ。

このような考え方は、今日の認知科学ではあたりまえになっているが、リッチーがダルハウジーでの瞑想合宿に参加した当時は存在しなかった。リッチー自身が経験した、意識の変化だけが手がかりだったのだ。

合宿の前半、リッチーは絶えずもぞもぞと身体を動かしては、ひざや背中の痛みをやわらげようとしていた。しかし、不動の時間のさなかに知覚のブレイクスルーを経験してからは、三時間以上におよぶ長時間のセッションのあいだも岩のようにじっとしていられるようになった。内面が根底から変化したのを実感したリッチーは、周りで何が起ころうとも、いつまでも座っていられるような気がしたという。

体験の本質に正しく注意を向けることができれば、体験そのものが劇的に変化することをリッチーは知った。目を覚ましているすべての瞬間、私たちは自分が主人公である物語を中心にして体験を組み立てている。静の時間はそのことに気づかせてくれたのだ。また、正しく知覚することを覚えれば、その見せかけの物語を解体することができるということも教えてくれたのである。

脳はこうして「自己」をつくりあげる

マーカス・レイクルは、驚くと同時に困惑していた。ワシントン大学セントルイス校の神経科学者であるレイクルは、個々の精神活動に脳のどの回路が関わっているのかを突き止めようという、二〇〇一年当時としては先進的な研究をおこなっている最中だった。このときレイクルが用いていたのは、当時は一般的だった実験手段である。なんらかの活動をおこなっているときと、ベースライン状態、すなわち「何もしていない」ときの脳を比較したのだ。被験者に、一四七五から一三ずつ引き算をしていくような難度の高い認知作業をおこなわせたところ、その間、活動を休止してしまう脳の部位が存在した。レイクルが戸惑っていたのは、まさにこの点についてだった。

というのも、ハードな知的作業は脳を全体的に活性化させるものだと当時は考えられていたからだ。しかも、レイクルが発見した活動休止の現象は、脳が知的作業をおこなっている状態と、

「何もせずに」休んでいる状態を比べたときに、決まって現れたのである。
これはつまり、私たちが何もしていないときに活性化する脳の領域が存在するということだ。それらは、難度の高い認知作業に対して活性化する領域をしのぐほどの働きぶりを見せる。一方、一筋縄ではいかない引き算をおこなっているようなときは、それらの領域は静まりかえっている。レイクルの発見は、当時、脳科学界隈で噂になっていた不可解な事実を裏づけるものだった。脳の体積は全身の二パーセントを占めているだけなのに、脳のエネルギー代謝は全身の二〇パーセントにも達するという事実だ。これは酸素の消費量からわかるもので、そもそも酸素の消費量は、私たちが何をしていても（「何もしない」も含めて）ある程度一定に保たれている。以上のことから、リラックスしていようと、あるいはなんらかの緊張下にあろうと、脳は変わらず忙しく動いていると考えられる。
それでは、私たちが特別何もしていないときに賑やかに騒いでいるこれらの神経回路は一体どこにあるのだろう？　レイクルが特定したのは、主に内側前頭前皮質（mPFC）と後帯状皮質（PCC）にまたがる領域だった。ここは、大脳辺縁系に繋がる回路が集まる結節点でもある。レイクルはこの回路を「デフォルトモード・ネットワーク（DMN）」と名づけた。[1]
瞑想であれ算数であれ、脳がなんらかの意識的な活動をおこなっているとき、それぞれの作業に必要な領域が活性化する一方で、このデフォルト領域は沈静化する。そして、作業が終われば ふたたびデフォルト領域の動きが活発になる。この発見によって、なぜ何もしていないのに脳の活動レベルが落ちないのかという疑問は解決された。

続いて、科学者らが被験者に「何もしていない」あいだは何を考えていたのかと尋ねたところ、予想どおりというべきか、彼らが実際に「何もしていない」わけではなかったことが判明した。たいていの場合、彼らの心はあちこちをさまよっていた。最も多く報告されたのは、自分についてあれこれ考えていたというケースである。この実験で自分はうまくやれているだろうか？　研究者は自分の何を調べようとしているのか？　早くジョーの留守電メッセージに返事をしなくては——どれも「自分」や「私」を中心とした心の動きだ[2]。

つまり、私たちの心がさまよっているとき、私たちはたいてい自分について考えているということだ。自分の意見、自分の感情、自分の人間関係、自分のフェイスブックの投稿に誰が「いいね！」を押してくれたか——それこそ自分の人生のあらゆる些事について。すべての出来事を「自分にどのような影響を及ぼしたか」という視点で捉えていると、DMNによって自分を中心に据えた世界がつくられていく。それが、私たちがいま見ている世界だ。私たちは空想の中で、記憶、願望、夢、計画、その他もろもろの断片をより合わせ、「私は」「私の」「私が」という自分中心の視点で「自己」の物語を織り上げている。DMNは折にふれて、私たち自身を主人公とするこの物語の脚本を書き替える。そして、とりわけお気に入りのシーンや、とりわけ悲しいシーンを何度も繰り返し再生する。

私たちがリラックスしているとき、つまり努力や集中を必要とする作業をおこなっていないときに、DMNのスイッチはオンになる。頭が休憩しているときに最も活発になるというわけだ。反対に、私たちがなんらかの課題に取り組んでいるとき、たとえば繋がらないインターネット回線と格闘しているようなときは、DMNはオフになる。

取り立てて注意を捉えるものがないとき、私たちの心はあちこちをさまようが、多くの場合は日々の不安を生み出すさまざまな悩みを反芻している。ハーバードの研究者が数千人を対象に、一日のある時点での気分と、そのときに考えていた内容を調査した結果、「ぼんやりしている人ほど不幸せである」という結論に至ったのはそのためだ。

このような「自己組織（セルフシステム）」の中で、私たちは人生についてあれこれ考える——とりわけ、人間関係のトラブル、不安や懸念といった現在直面している問題について。自己とは私たちを悩みに向き合わせようとするものであり、私たちは自己から切り離されると安堵する。ロッククライミングのように危険なスポーツの大きな魅力は、まさにその点にあるだろう。その危険性ゆえに、あなたは次の一手もしくは一歩をどこに置くかに全注意を集中しなくてはならない。その結果、ありふれた日常の悩みは心の奥底に引っ込んでしまう。

同じことは、人が最大のパフォーマンスを発揮する「フロー」の状態についても言える。フローに関する研究によると、目の前の課題に全注意を集中することは、幸福を感じる（そしてその状態を維持する）ための条件の上位に入るという。その間、「自己」という名の心の乱れを抑え込むことができるからだ。

前の章で見てきたように、注意を維持することは、あらゆる様式の瞑想に共通する必修科目だ。瞑想のさなかに物思いにふけるのは、DMNが生み出す心の迷いにとらわれてしまっているということになる。

ほぼすべての瞑想法が、心がよそを向いたときは、まずそのことに気づき、それからマントラを唱えるなり呼吸に意識を向けるなりして、もとの対象へと注意を引き戻すことを基本的な教えとしている。これは、瞑想者にはおなじみの瞬間だ。

このシンプルな心の動きは、神経回路の連携によって生じる。すなわち、DMNと、背外側前頭前野（DLPFC）の繋がりが強化されることによってだ。経験を積んだ瞑想家の場合、初心者と比べてこの繋がりがより強いことが確認されている。[3]この繋がりが強いほど、前頭前野の調整回路がDMNを制御しやすくなり、いわゆる「猿の心（モンキーマインド）」をなだめることができる。猿の心とは、差し迫った状態でもない限り絶えず私たちの心を満たしている自己中心的な雑念の数々のことをいう。

イスラーム神秘主義者（スーフィ）の詩にも、これと同じような変化を唄ったものがある。それは、「千の想念」から「アッラーの他に神はなし」というただひとつの真実へと至る変化だ。[4]

自己を解体する

五世紀のインドの賢者、ヴァスバンドゥ（世親）はこう看破した。「自己にとらわれている者は、苦難の運命から逃れることはできない」

自己という重荷を軽減するための手段の多くは一時的にしか効力を発揮しない。一方、瞑想の修行とは、その効果を生涯にわたって持続させようとするものだ。つまり、不変の性質を獲得することを目的としている。伝統的な瞑想の修行は、私たちの普段の精神状態の対極にあるものだ。瞑想のあいだ、私たちは不安だらけの思考の流れや果てしなく続くToDoリストといった重荷から解放される。どの瞑想法でも、それぞれの定義において、自意識を抑えることが精神の自由に至るための鍵だとされている。

耐えがたいほどのひざの痛みを突如として我慢できるようになったのと並行して、リッチーの内面では認識の変化が起きていた。痛みはもはや、「彼の」痛みではなくなっていた。「私の」という感覚が消失したからである。この不動の時間におけるリッチーの体験は、私たちがあたりまえのように築き上げてきた「自己」が、ただの幻覚へと変わっていく瞬間を垣間見せてくれる。内面の観察を注意深く続けていると、ある時点で強固な自意識は崩れ去る。自分が感じている痛みや、それにともなうさまざまな感覚を含めて、自分という体験の受け止め方そのものを変えることは、あらゆる種類の精神修養で主な目標のひとつとされている。目指すは、「私」「私が」

「私の」といった感覚をつくりだしているシステムの弱体化だ。

これとまったく同じ考え方を、ブッダは馬車にたとえることを好んだ。馬車とは車輪、立ち台、くびきなどをひとつにした概念である。これらの部品を組み合わせないことには、馬車は成立しない。現代風にたとえるなら、「自動車」とはタイヤのことではなく、ダッシュボードのことでもなく、鋼のボディのことでもないということだ。これらのパーツを、その他もろもろの部品も合わせてひとつにすることで、私たちが自動車と呼ぶものが現れる。

同様に、認知科学では、私たちの記憶や知覚、感情、思考といった数多の回路をより合わせたものから自意識が生じると考えられている。どれかひとつだけを取っても丸ごとの自意識を形成するには不十分だが、うまく組み合わせれば、自分は唯一無二の存在だという心地よい感覚を得ることができる。

あらゆる種類の瞑想法は、ひとつのゴールを共有している。日常や人生を通じて私たちを絶えず突き動かしているもの、すなわち私たちの思考や感情や衝動の中にある「粘着性」を手放すことだ。心理学では「脱物象化」と呼ばれる、この決定的に重要な気づきによって、瞑想家たちは、思考や感情や衝動とは見せかけのものであり、実態のない心の中の出来事にすぎないことを知る。この気づきを得たなら、もはや私たちは自分の思考など信じなくてもいい。思考を追いかけたりせずに、ただ手放せばいいのだ。

禅の一派である曹洞宗の開祖、道元も「心身脱落とは坐禅なり」という教えを残している。思考が湧き上がってきたなら、いっときだけ気を留め、それからどこかへやってしまえばよい。自分に付属する一切のものを脱落させれば、それこそが坐禅である、というわけだ。

坐禅に限らず、多くの古典的な瞑想法が、自己を手放すことによって内面の自由が得られると説いている。私たちふたりは、ダライ・ラマがしばしば「空《くう》」について語るのを耳にした。私たちの「自己」を含め、世界に存在しているかに見えるあらゆる事象は、独立して存在しているわけではなく、相互に依存し合うことで初めて出現する。この状態が「空」だという。

キリスト教学者の一部は、自己を放棄することを表現するのに「ケノーシス」という言葉を使っている。この境地においては、自分の欲望や願望が薄れていく一方で、他人の求めに対して開かれた心が慈しみの心へと育っていく。また、あるイスラーム神秘主義の指導者は次のように述べた。「自己に支配されているとき、あなたは神から遠ざかっている。神に近づくには、一歩前に進むだけでよい。自分自身から踏み出すのだ[5]」

自己から一歩を踏み出すということは、科学的に言えば、DMNの活動を抑えるということだ。この領域では記憶や思考や衝動のほか、半無意識な精神活動の断片をまとめ上げて、「私」「私の」というひとかたまりの感覚を生み出している。

これらの感覚と距離を置くようにすれば、日々の細々としたことは粘り気を失っていく。メンタルトレーニングを重ねることで「自己」の働きは抑制され、「私」「私の」といった感覚も自己催眠的な効力を失う。気がかりなことも、それほど負担には感じられなくなる。支払いが残っていても、自己の感覚が薄れていくほど未払いを気に病むことは少なくなり、より自由な気持ちになれるだろう。もちろん、支払いの方法は引きつづき考えていかなくてはならないが、余計な心の負担を背負い込むことはなくなる。

ほぼすべての瞑想法が自意識の緩和を最重要課題に掲げているのに反し、この点に関して科学的調査をおこなった研究はほとんどない。わずかな研究成果から読み取れるのは、瞑想によって自己から脱するには、三つのステージがあるということだ。各ステージでは、それぞれ異なるメカニズムがDMNの活動を抑え、私たちが自己にとらわれないよう干渉をおこなっている。

注目すべきデータ

現在はカーネギーメロン大学の教授であるデイビッド・クレスウェルも、〈心と生命研究所〉の夏期研究講習会（SRI）への参加をきっかけに、瞑想に関心を抱いた若き科学者のひとりだった。瞑想によって自己から解放されるプロセスの最初のステージは、瞑想初心者の脳活動に見ることができる。クレスウェルの研究チームは、三日間のマインドフルネスの集中コースに参加した人々の脳活動を測定した。[6] 被験者は瞑想の経験がまったくない人々で、このコースに参加して初めて、自分が主役のメロドラマ（DMNが最も好むテーマだ）に心をとらわれたときは、シンプルにそれを手放せばいいことを学んだ。たとえばその物語に名前をつけたり、自分の呼吸を観察したり、その瞬間のむきだしの意識に注意を向けたりするのだ。これらはすべて、DMNへの積極的な介入であり、「猿の心」を鎮める作業と言える。

これらの作業によって、DMNの制御を主に担っている背外側前頭前野が活性化する。先述のように、ヒートアップした心を意図的に鎮めようとしたときに盛んに活動を始める部位だ。たとえば、心を乱すような出来事に遭遇し、そのことがいつまでも頭から離れないため、もっと楽しいことを考えようとしたときなどに。

マインドフルネスを三日間実践したところ、DMNの領域にある後帯状皮質と、前頭前野の制御回路の連携が強化されていることがわかった。後帯状皮質は、自分中心の思考を生み出す主要な部位だ。このことは、瞑想初心者であっても、DMNをなだめる神経回路を活性化させて、心がさまよいだすのを防ぐことができることを意味する。

だが、さらに熟練した瞑想家になると、自己を縮小するための次のステージがここに加わる。制御領域との強固な連携を維持しつつ、DMN内部の主要な部位の活動まで抑えにかかるのだ。つまり、自己を生み出すメカニズムそのものを弱体化させるのである。イエール大学（当時）のジャドソン・ブルワー（SRIの講師でもある）が率いる研究者グループは、瞑想初心者と非常に経験を積んだ瞑想家（合計瞑想時間の平均は約一万五〇〇〇時間）を比較して、マインドフルネスの実践中に脳回路がどのように関連し合うのかを調査した。(7)

すべての被験者は、次のような指示を受けていた。瞑想中は、個々の体験の性質をそのまま受け止めること（例：かゆみが生じている）と、その体験を自分に重ね合わせること（例：私はかゆい）を可能な限り区別して、しかるのちにその体験を手放すように、と。この「区別することと」こそ、自己を抑えるための肝心なステップだと考えられる。かゆみを「私のかゆみ」として自分の物語の中に持ち込むのではなく、メタ意識、すなわち「ミニマル・セルフ（最小単位の自己）」を通して、かゆみそのものに注目することが重要なのだ。

前にも述べたが、私たちが映画を観ているうちにストーリーに没入してしまい、やがて自分たちは映画館で映画を観ているということを思い出したとき、私たちは映画の世界から一歩を踏み出して、映画の周囲まで含めたもっと大きな枠組みで世界を見ている。このようなメタ意識を持つことによって、私たちは自分の思考や感情、行動を観察し、意のままにコントロールできるほか、そのしくみを探ることもできる。

私たちの意識は、人生のさまざまなパーツを寄せ集めて、自己というひとつの物語を現在進行形で語りつづけている。語り手は主にDMNの領域に住んでおり、脳のあちこちから物語の素材となる情報を集めてくる。しかし、これらの情報は単体では自意識とはなんの関係もないものだ。

ブルワーが調査したベテラン瞑想家たちの脳では、初心者と同様、制御回路とDMNのあいだに強い連携が見られた。それに加えて、DMNそのものの活動が低く抑えられていたのも注目すべき点だ。この傾向は、瞑想家たちが慈愛の瞑想をおこなっていたときに顕著に見られた。他者の幸せを思うほど、自分のことはどうでもよくなっていくという原理がここでも証明されたわけだ。[8]

興味深いことに、ベテラン瞑想家たちの脳では、マインドフルネスを実践している最中も、調査前にただリラックスしていたときも、ほぼ同じようにDMN内にあるさまざまな神経回路の連携が弱まっていることが観察された。このことは、瞑想によって脳の性質が変化したことを示す朗報と言える。もっとも、彼らは瞑想中ばかりでなく、日常生活の中でも意図的にマインドフルな状態を保つ訓練を重ねてきた。同様の現象は、イスラエルの研究者グループからも報告されている。平均して合計九〇〇〇時間の瞑想経験を積んできたベテランの脳を調べたところ、瞑想初心者の脳よりもDMN内の回路の連携が弱いことが確認された。[9]

ベテラン瞑想者の脳に変性特質が生じたことを間接的に証明するデータは他にもある。エモリー大学の研究者は、熟練した禅の修行者（修行期間三年以上、合計瞑想時間は不明）を対象に研究をおこなった。呼吸に意識を集中している間の彼らの脳活動を調べたところ、DMNの活動は対照グループよりも低く抑えられていた。この傾向がより顕著に見られた被験者ほど、注意を維持するスキルを測るテストでも好成績を残した。つまり、彼らは瞑想をしていないときでも雑念にとらわれない状態を保てるということだ。[10]

さらに、モントリオール大学でも禅の修行者（平均一七〇〇時間）を対象とした小規模だが示唆に富む研究がおこなわれている。一週間の坐禅を経験しただけの初心者と比較した際、ベテランの脳は、ただ休んでいる状態でもDMNの活動が抑えられていることがわかったのだ。[11]

何かに注意を引かれるのは執着の表れだという説がある。執着が強いほど、私たちはより頻繁にその対象にとらわれる。この説を検証しようと、ひとりのベテラン瞑想家（合計四二〇〇時間）と初心者グループを比較する実験がおこなわれた。被験者は、無数の図形の中からある特定の図形を見つけだすことができれば、報奨金を受け取ることができると説明されている。[12] この実験の狙いは、言うなれば小さな執着を人為的につくりだすことにある。このあと、被験者は図形を無視してただ自分の呼吸に意識を集中するよう指示される。その結果、瞑想家は初心者と比べて報奨金への執着に心を乱されにくいということが確認された。

これら一連の研究の中で、リッチーのチームはあることを発見した。平均七五〇〇時間の瞑想を重ねてきたベテラン集団を、同年代の人々で構成された別の集団と比較したところ、側坐核と呼ばれる脳の重要な部位の灰白質が少ないことが判明したのだ。[13] 両者のあいだで違いが確認されたのは、この側坐核のみだった。側坐核が小さいということは、ＤＭＮをはじめ、自意識の形成に関わるさまざまな神経回路間の接続が弱まっていることを意味する。

この発見はちょっとした驚きをもって迎えられた。側坐核は、私たちの日常に喜びの感覚をもたらす「報酬回路」において重要な役割を果たしている。その一方で、執着や依存などの「粘着性」、つまり私たちを惑わせるものを生み出していたのも主に側坐核だったというわけだ。瞑想家たちの脳で、側坐核の灰白質が少なかったというのは、彼らの執着のなさ、とりわけ自己という物語への執着のなさを反映しているのかもしれない。

では、こうした脳の変化によって、瞑想家は冷淡かつ無関心な人間になってしまうのだろうか？　ここで思い出されるのが、ダライ・ラマをはじめとする深い経験を積んだ瞑想家たちのことだ。リッチーのラボで調査を受けた瞑想家たちもそうだったが、彼らの大半は、大部分において喜びと温かみに満たされていた。

瞑想の教えでは、「空」の中にあって、変わらぬ他者への思いやりと幸福感を身につけることに成功した修行者のことを、執着の放棄と結びつけて説明している。たとえば、ヒンドゥー教の瞑想では、修行を重ねた末に得られる執着のない境地のことを「ヴァイラーギャ（離欲）」と呼ぶ。ここでいう執着の放棄とは、修行者の意志の力によるものではなく、自然発生的に起こるものだ。この変化によって、まったく異なる喜びの源泉が純粋な形で現れる。(14)

つまり、側坐核の報酬回路から快感を得ることがなくなっても、別の回路が私たちの日常に静かな喜びをもたらすということなのだろうか？　その可能性は、経験を積んだヨギの脳に見て取ることができる。詳しくは、12章「隠された財宝」で紹介したい。

〈心と生命研究所〉の二代目所長であるアーサー・ザイエンスは、量子物理学者にして哲学者でもある。そのザイエンスは、かつて次のように述べた。「何かにすがりつくことをやめれば、私たちは自分自身の体験や、他の人々に対しても、より開かれた状態でいられるだろう。開かれた状態とは愛の形態のひとつであり、他者の苦しみに寄り添うことをより容易にするものだ」

さらにザイエンスはこう付け加える。「偉大なる魂というものは、苦しみに打ち負かされることなく、苦しみと関わり合う能力を持ち合わせているようだ。何かにすがりつくのをやめるということは、自分を解放することであり、行動や慈しみに対する判断の軸を新たに創造することなのだ(15)」

空き家に入った泥棒

いにしえの瞑想の教本によると、思考を手放すのは、最初のうちは「ヘビがとぐろをほどくような作業」だという。つまり、いささかの努力を要するということだ。だがいずれは、どんな思考が頭に忍び込んでこようとも、空き家に入ってきた泥棒同然になる。やることがないので、そのまま去っていくというわけだ。

最初は努力を要する作業が、いつの間にか軽々とこなせるようになるという一連のプロセスは、ほとんど知られてはいないものの、多くの瞑想に共通するものだ。常識で考えても、新しいスキルを身につけるのは最初のうちは大変で、訓練を重ねるほど少しずつ楽になっていく。認知科学は、私たちがこの「努力いらず」の地点へ至るまでに、習得の回路に変化が起きていることを解き明かした。前頭前野はもはや、作業をこなすためにあくせく働いてはいない。その役目は脳の下部にある大脳基底核によって引き継がれる。この新しい回路によって、努力なしで作業をこなすことが可能になる。

瞑想の初期段階における苦しい修行は、前頭前野の調節回路を活性化させる。一方、修行が苦でなくなってきたときには、別のシステムがこれに取って変わっているようだ。DMN内部のさまざまな神経回路の連携が弱まってくると、DMNを制御する必要もなくなるため、制御回路である後帯状皮質の活動も弱まっていく。この段階で、心はいよいよ安定を見せるようになり、「自己」という物語は粘着性を失っていく。

このことは、ジャドソン・ブルワーがおこなった別の実験でも証明されている。ベテランの瞑想家にそのとき感じていることを申告してもらい、同じときに脳がどのような活動を見せているかを調べるというものだ。後帯状皮質の活動が低下しているとき、瞑想家たちは「心を乱すものがない」「力みのない」といった境地を語った[16]。

歯科学からチェスまで、人が訓練を積むことができるあらゆるジャンルが科学的に研究されているが、アマチュアとプロを区別する基準としては、「一生の中で訓練にあてた合計時間」に勝るものはない。熟達度が上がるにしたがい、スタート時は懸命な努力を必要とした作業も、いつの間にか容易にこなせるようになっていく。こうしたパターンは、水泳選手からバイオリニストまで、多岐にわたるプロフェッショナルに共通するものだ。この章で見てきたように、非常に長い期間にわたって瞑想をおこなってきた人々は、強烈な妨害が入ってもなお、やすやすとひとつのことに意識を集中しつづけることができた。一方、経験の浅い瞑想者は、集中を保つことにより大きな努力を必要とした。初心者の脳では、「努力している」状態であることを示す活動が強まっているのが観察されたのだ[17]。

簡単に言えば、瞑想初心者の脳が一生懸命働いているときでも、ベテランの脳は省エネルギー状態だということだ。私たちがなんらかの作業をマスターすると、脳はその作業を「自動」でおこなうことによって、エネルギーを温存しようとする。この際、脳の最上層である大脳新皮質の回路から、下層にある大脳基底核の回路へと作業が移される。この「最初は苦しいけど、あとは楽」という過程を、私たちは皆、言語の習得やその他もろもろの習慣を身につけたときに体験しているはずだ。最初はたいへんな注意力と努力を要した作業でも、いずれは自動的に軽々とこなすことができるようになる。

何事も自分に関連づけて考える「セルフ・リファレンス（自己参照）」を退けるための、三番目にして最後のステージは、DMN（繰り返すように、自己が生まれる場所である）内の神経回路の連携が弱まった状態が保たれ、調節回路そのものが不要になることだと私たちは考えている。ブルワーの実験でもこうした変化は確認された。

脳が自然と「努力いらず」の状態になるのにともない、自己との関わり方もそれほど「粘着的」ではなくなってくる。自己中心的な考えは、いまなお頭の中に浮かんでくるだろうが、もっと軽やかになる。以前ほど脅迫的ではなく、感情に重圧をかけることもなく、あっさりと去っていく。程度の差はあれ、これらはリッチーの研究に参加したベテランのヨギたちが話していたことや、古典的な瞑想の手引書に書かれていた内容とも一致する。

この点について科学的なデータはまだ得られておらず、研究テーマとしてはまさにいまが旬だ。今後の研究からは、きっと驚くような発見がもたらされるだろう。自己との関わり方が変わることによって、現在「自己組織」として知られる回路だけでなく、いまだ発見されていない別の回路も変化することがわかるかもしれない。

自己への執着を手放すことは、いつの時代も瞑想家にとって最大の目標だ。しかし、奇妙なことにこの点は、瞑想を研究する科学者からは関心を持たれてこなかった。仕方のない話ではあるが、彼らはリラクゼーションや健康づくりといった、瞑想のより一般的な効能にしか注目してこなかったのだろう。それゆえ、瞑想の究極のゴールである自己からの脱却についてはごくわずかなデータしか存在しない。一方、リラクゼーションや健康促進といった効能については、盛んに研究がおこなわれてきた。これらについては、次の章で見ていくことにしよう。

心の粘着性を絶つ

あるとき、リッチーはダライ・ラマの頬に涙がつたうのを目にした。法王が、チベットで発生したばかりの悲劇的な事件を耳にしたときのことだ。中国共産党の支配に抗議して、またもひとりのチベット人が焼身自殺を遂げたのである。

ややあって、部屋の中で誰かがおどけているのを目にしたダライ・ラマは、今度は笑いだした。

先ほど、彼の目に涙を浮かべさせたばかりの悲劇に対する軽視などではまったくなく、法王の中では、ある感情から別の感情への移行がきわめて軽やかに、切れ目なくおこなわれているのだ。

感情表現研究の世界的権威であるポール・エクマンは、ダライ・ラマに初めて会ったときから、その余人ではあり得ないほどの感情の柔軟さに衝撃を受けたという。ダライ・ラマは、ある相手に対して抱いた感情に彼一流のやり方で正面から向き合うと、次の瞬間にはその感情を手放している。そのときには、また別の感情が新たな現実をもたらしているからだ(18)。

ダライ・ラマの内面世界は、深い悲しみから強烈な喜びまで、並外れてバリエーション豊かな、力強くカラフルな感情の数々で満たされている。ある感情から別の感情への切り替えのすばやさは彼に特有のものであり、「粘着性」から自由であることを象徴している。

粘着性には、扁桃体や側坐核を含む脳の情動回路の勢いが反映されるようだ。昔ながらの宗教で、総じて人間の苦しみの元凶だとされている執着や嫌悪感も、この情動回路から生まれている。執着や嫌悪感にとらわれると、心はつねになんらかの報酬を求めることや、不快な何かを追い払うことのどちらかに明け暮れるようになる。

粘着性のレベルは、心を乱す感情や、中毒的な欲求から自分を切り離すことができない「がんじがらめ」状態から、ダライ・ラマのようにどんな感情も即座に手放すことができる状態まで広範囲にわたる。粘着性とは無縁に生きることで得られる資質には、いつでも積極的であったり、いつでも幸福でいられたりすることまで含まれているようだ。

あるときダライ・ラマは、これまでの人生で最も幸福だった瞬間を問われて、こう答えた。

「いま、この瞬間でしょうね」

この章のまとめ

とくに知的努力を必要とする作業をおこなっていないとき、私たちの脳ではデフォルトモード・ネットワーク（DMN）が活性化し、心をあちこちへさまよわせようとする。このとき、私たちは自分を中心とする思考や感情（不快なものであることが多い）を何度も繰り返し反芻し、自分の体験を「自己」という名の物語に仕立て上げようとする。DMNは、マインドフルネスや慈愛の瞑想をおこなっているときは沈静化する。瞑想を始めたばかりのステージでは、DMNに干渉する神経回路が活性化することで、自己が抑えられる。さらに瞑想の経験を積んでいくと、DMNの活動そのものが弱まる。

自己を生み出す回路の沈静化は、当初は一時的な状態の変化として表れ、瞑想の最中や、瞑想を終えた直後にも確認することができる。一方、長年修行を積み重ねてきた瞑想家の場合はこの変化が持続的なものになり、さらにはDMNの活動低下も維持される。結果として心の粘着性が低下すると、自分中心の思考や感情が心に湧いてきたとしても、それらは「掌握力」を失っており、私たちが注意をハイジャックされることも減っていく。

9 心、身体、ゲノム

ジョン・カバットジンがマサチューセッツ大学メディカルセンターでマインドフルネス・ストレス低減法（ＭＢＳＲ）のプログラムを立ち上げたとき、彼はまず、同センターの内科医と一人ひとりじっくり話をして、重度の慢性疼痛患者（麻酔をもってしても緩和することができないため、医療の「挫折」と見なされていた）や、長年にわたって糖尿病や心臓病を患っている人々を自分のもとによこすように勧めるところから始めた。ジョンは、これらの病気を治せるなどとはひとことも言わなかった。彼の使命は、患者の生活の質を向上させることにあったからだ。

意外なことに、と言うべきか、医師からの抵抗はまったくと言っていいほどなかった。すべりだしの段階から、クリニックの主要部門（プライマリケア、痛み診療、整形外科）の責任者たちは積極的にジョンのもとに患者を差し向けた。当時「ストレス対処およびリラクゼーション・プログラム（SR&RP）」と呼ばれていたジョンのプログラムは、クリニックの理学療法部門から借りた地下の一室でおこなわれていた。

ジョンはそこで、週に数日ほどのセッションをおこなっていた。やがて、どうしても去らなかった痛みがそれほどつらいものではなくなったという評判が患者たちのあいだで広まっていくと、プログラムはがぜん繁盛を見せるようになり、一九九五年に〈医療・ヘルスケア・社会のためのマインドフルネス研究センター〉として拡張された。研究部門、診療部門、専門家養成コースを抱える大所帯である。今日、MBSRは世界中の病院やクリニックで採用されており、最も成長著しい瞑想法のひとつと言えるだろう。その効果のほどを伝える強力な経験的証拠にも裏打ちされている。ヘルスケアの枠を超え、心理療法や教育、ビジネスの現場でもマインドフルネスが取り入れられるようになった昨今、その先駆けであるMBSRはすっかりおなじみの存在だ。

MBSRは現在、北米にある大学病院の大半で採用されている。ヨーロッパの大学病院での採用事例も多く、科学研究の対象として格好の存在だ。MBSRに関する研究はこれまでに六〇〇件以上を数えており、多くの効能が明らかにされている――加えて、いくつかの教訓も。

効能の一例を挙げよう。慢性疼痛に対しては薬物治療が適さない場合がある。アスピリンなどの店頭で買える薬は、長年にわたって毎日のように服用を続けるには副作用が多すぎる。ステロイドは一時的に症状を緩和するが、こちらも有害な作用を及ぼすことがある。オピオイドは、広く使用されるには中毒性が高すぎることが判明している。一方、MBSRにはそうした欠点がない。マインドフルネスを実践してもネガティブな副作用が現れることはないのだ。自助努力や標準的な医療ではどうにもならない慢性疼痛やストレス由来の疾患に悩む人々でも、ＭＢＳＲの八週間プログラムをおこなえば、より快適に毎日を過ごせるようになる。もっとも、その効果を持続させるには実践を継続することが重要だ。ＭＢＳＲの長い歴史にもかかわらず、受講者たちがその後も定められたプログラムの実践を続けたかという点に関しては、私たちはなんの有益な情報も持ち合わせていない。

次に、高齢者に見られる消耗性疾患を例に取ってみよう。高齢化の弊害として最も懸念されることのひとつが、腰やひざ、背中などの関節痛によって身体が思うように動かなくなることだろう。ある研究では、よく練られた実験によって、こうした症状に苦しむ高齢者にＭＢＳＲがもたらす効果を調べている。その結果、患者たちが感じる痛みは著しく緩和され、動きやすさも大幅に改善したことがわかった(1)。さらに、痛みを緩和する効果は六カ月後の追跡調査でも確認された。

ＭＢＳＲのプログラムでは、参加者は必ず自宅でもトレーニングをおこなうように指導される。自分の痛みに自分で対処する手段を持つことは、患者に「自己効力感」をもたらす。つまり、ある程度は運命を思いのままにできるという自信が持てるようになるのだ。そのこと自体、一生つきまとって離れない痛みとともに暮らしていくうえでは大きな救いとなる。

ドイツの研究者グループは、痛みの治療法としてのマインドフルネスの効果を調べた何十本もの論文を集めて分析をおこない、マインドフルネスは薬物療法の代替になり得るものだと結論づけた。[2]とはいえ、これまでにおこなわれた研究の中で、マインドフルネスが慢性疼痛の症状そのものを改善することを臨床的に証明したものはない。マインドフルネスによって痛みの生物学的な要因が取り除かれるかどうかはわからないのだ。痛みの緩和は、患者と痛みの関係性が変化したことに起因している。

この点を考えるうえで興味深いのが、リウマチ性疾患の一種である線維筋痛症の存在だ。この病気は医学上の謎とされている。慢性的な痛み、疲労感、身体のこわばり、不眠などが典型的な症状として挙げられるが、生物学的な原因ははっきりしていない。一説によれば、心臓の調節機能に障害があることが原因だという（無論、この説にも賛否ある）。ある有名な研究では、線維筋痛症の女性患者にMBSRのプログラムを課しているが、心機能の改善を見出すことはできなかった。[3]

その一方で、別のすぐれた研究は、MBSRによって線維筋痛症患者の精神状態が著しく向上することを発見している。患者が感じるストレスは減り、自覚症状の多くが軽くなったのだ。[4]自宅でMBSRを実践する回数の多かった患者ほど、効果ははっきりと現れた。とはいえ、身体的にはなんの変化も見られず、ストレスホルモンの代表格であるコルチゾールもあいかわらず大量に分泌されつづけていた。MBSRによって患者は痛みとの付き合い方を変えることができる。だが、痛みをもたらす原因そのものを変えることはできない。

結局、慢性疼痛や線維筋痛症に苦しむ人々は、MBSRあるいはその他の瞑想を試してみるべきなのだろうか？　その答えは、尋ねる相手によって異なる。

医学研究者は、決定的な成果が出るまで果てしなく追究を続けるものだ。彼らの基準は患者のそれとは違う。医師たちは医療の成果を示す確かな証拠を求めるが、患者はただ快適に過ごしたいだけだ。ほとんど手の施しようがない慢性疾患を患っている人ならなおさらである。患者の立場からいえば、マインドフルネスには痛みを緩和する効果がある。たとえ、医学研究からは痛みの原因をひっくり返すような証拠が見つかっていないとしても。

ＭＢＳＲの八週間プログラムを終えた直後は痛みがやわらいでいることを実感したであろう患者たちも、しばらくすると、大半は自宅でのトレーニングをやめてしまう。プログラムの直後は確認されていた効果が、六カ月後の追跡調査では薄れてしまうという傾向が複数の研究で見られたのはそのためだろう。痛みという体験がもたらす身体的・精神的な苦しみに一生つきまとわれる生活から解放されるには、ジョンも言うように、来る日も来る日もマインドフルネスを実践することだ。それを、何カ月、何年、何十年にわたって続けるのである。

皮膚が教える事実

ストレスが私たちの健康に害を及ぼすと、その証拠はびっくりするほど皮膚に出る。消化器や肺と同様、皮膚は外界からよからぬ工作員が入り込んでくるのを直接食い止めている組織だ。いわば人体を病原菌から守る防衛最前線である。人体が病原菌に感染すると、健康な組織にまで被害がおよばないよう、その周囲に防波堤が築かれる。このような生物学的防衛作戦によって炎症が起きるというわけだ。皮膚にできた赤い斑点は、皮膚が病原体と戦っている証しなのである。

炎症は皮膚の表面から脳内まで広範囲で起こり、その度合いはアルツハイマー、喘息、糖尿病といった病気の重さに大きく関わってくる。そして、炎症はストレスによって悪化するのだ。ストレスの原因が大体において心理的なものであることを考えれば意外な気もするが、これは、私たちが先祖から受け継いだ生物学的反応だと考えられる。危機的な状況を察知した身体が自らを守り、回復力を温存しようとしているのだ（インフルエンザにかかったとき、何もせずに休んでいたいと思うのもこれと同じ反応である）。太古の昔、こうしたストレス反応の引き金となるのは形あるものだった。たとえば人間を狙う捕食動物などだ。今日では、機嫌の悪い配偶者や不愉快なツイートなど、形のないものが引き金になる。しかし、どちらにしても身体の反応は同じだ。感情が高ぶるのもそのひとつである。

人間の皮膚には並外れてたくさんの末梢神経が集まっている（一インチ四方につき約五〇〇本）。これらの一本一本を通って脳からの司令が伝わり、皮膚に「神経性の炎症」を起こす。皮膚の専門医たちは、ストレスによって乾癬や湿疹といった炎症性疾患が急速に悪化することを長年の経験から知っている。マイナスの感情が私たちの健康に及ぼす影響を見るのに、皮膚は格好の観察ポイントとなる。

脳の司令を皮膚に伝えて炎症を起こす神経回路は、カプサイシンに敏感であることがわかっている。あの、トウガラシを「辛く」している物質だ。リッチーのラボではこの事実を利用して、炎症を厳密にコントロールしながら発生させる方法を開発し、それによってストレスがいかに炎症を悪化させ、また瞑想が炎症をどの程度抑えることができるのかを調べた。この実験では、ラボの一員であるメリッサ・ローゼンクランツが、炎症を引き起こしている物質の量を調べるための巧みな方法を思いついた。患部に人工的な水ぶくれをつくり（痛みはない）、中に溜まった体液を分析するのだ。

メリッサが考案した方法というのは、真空システムを利用して皮膚の最上層部をゆっくりと持ち上げ、小さな丸い水疱をつくるというものだった。たっぷり四五分も時間をかけるため、被験者が痛みを感じることはない。むしろ、何も気づかない被験者がほとんどだ。水疱に溜まった液を調べれば、炎症性サイトカイン（炎症を直接引き起こしているタンパク質）の量がわかる。

リッチーのラボは、ＭＢＳＲの講習を受けたグループと、健康増進プログラム（ＨＥＰ）の講習を受けたグループの両方に、トリーアの社会ストレステスト（気がめいるような圧迫面接と、それに続く苛酷な暗算試験）を受けさせた。ストレス反応の大洪水を引き起こす確実な方法だ(5)。人がストレスを感じると、脅威を検知するレーダーである扁桃体から、ＨＰＡ軸（興味のある読者のために書いておくと、正式名称は「視床下部下垂体‐副腎系」という）に向かってアドレナリンを分泌せよという司令が送られる。アドレナリンは、ストレスホルモンとして知られるコルチゾール同様、「戦うか逃げるかすくむか反応」で重要な役割を果たすホルモンだ。これらのホルモンの働きにより身体のエネルギー消費は高まり、ストレス源に反応する準備態勢に入ることができる。

ちなみに、傷口に入り込んだ細菌から身体を守るときには、炎症性サイトカインの作用で血流が増え、異物を飲み込むための抗体が患部に送られる。その結果として炎症が起こると、脳に信号が送られ、島《とう》と繋がった広範囲なネットワークを含む、複数の神経回路が活性化される。島からの司令で活動を始める部位のひとつが前帯状皮質（ACC）だ。この部位は炎症の調整をおこなうと同時に、私たちの知覚と感情を結びつけ、心拍などの自律神経活動のコントロールもおこなっている。リッチーの研究チームは、アレルゲンに反応してACCが活性化すると、喘息の患者は二四時間以内に発作を起こす可能性が高いことを発見した(6)。

炎症とストレスの関係に話を戻すと、炎症による痛みの強さ（被験者の自己申告）についても、サイトカイン（炎症の直接的な原因）の量についても、コルチゾール（糖尿病、動脈硬化、喘息など、慢性的なストレスによって悪化する病気の先触れ）の量についても、ふたつのグループに大きな違いは認められなかった。

しかし、あるごまかしようのない点についてはMBSRグループのほうが好成績をおさめた。ストレステストのあとに見られた炎症の大きさである。MBSRグループの患部は明らかに小さく、皮膚の回復力も高かった。この差異は四カ月後の再調査でも確認された。

痛みをあまり感じないといった主観的な評価や、いくつかの生物学的な反応についてはさておき、この炎症反応に関しては間違いなくＭＢＳＲの効果だと言えるだろう。さらに、自宅で毎日三五分以上のＭＢＳＲトレーニングをおこなっていた人々は、ＨＥＰをおこなっていた人々と比べて、炎症性サイトカインの値が大きく下落していることがわかった。ジョン・カバットジンや一部の皮膚科医は、ＭＢＳＲに乾癬（炎症性サイトカインによって悪化する）をすばやく治す効果があることを早い段階から報告していたが、この発見は図らずもそれを裏づけることになった（とはいえ二〇余年を経た現在も、この研究に対して皮膚科学の専門家による再検証はおこなわれていない）[7]。

瞑想の実践が炎症を抑えるしくみをより詳しく理解するために、リッチーのラボはストレスのテストを、今度は経験を積んだヴィパッサナー瞑想の実践者たち（合計九〇〇〇時間前後）を対象におこなった[8]。結果はいかに？　瞑想未経験者との比較において、瞑想家たちは、あのおそるべきトリーア・テストをさほどストレスに感じていなかったばかりか（5章参照）、テストのあとで確認された炎症のサイズが小さいこともわかった。最も注目すべきは、これほどの差異があれば、ストレスホルモン）の値が一三パーセントも低かったという事実だろう。これほどの差異があれば、臨床的にも意味を持つはずだ。気分の良好さについても、瞑想家たちのほうが同性・同年代の非瞑想家よりポジティブな自己申告をおこなっている。

強調しておきたいのは、ベテラン瞑想家たちは、調査の最中には瞑想をおこなっていなかったという点だ。つまり、この結果は変性特質によってもたらされたのである。マインドフルネスには、瞑想の最中に限らず、日常的にも炎症を鎮める効果があるようだ。こうした効果は、マインドフルネスあるいは慈愛の瞑想をたった四週間（合計三〇時間程度）実践しただけの初心者にも見られた。[9] なお、MBSRの初心者グループでもコルチゾールのゆるやかな減少は確認されたが、さらに瞑想の実践を続けていると、ストレスのかかった状態でもコルチゾールが大幅に減少するような変化がある段階で訪れる。瞑想の実践者は、よく「人生のトラブルに対処しやすくなる」と語るが、このことが生物学的にも確認されたと言える。

ストレスや悩み事にさらされつづけると、細胞はダメージを負って老化する。注意散漫な状態や、上の空の状態が続いたときもしかりだ。このようなとき、私たちの心は解決しようのない人間関係のトラブルといったものに繰り返し引き寄せられてしまうため、これが結果的にストレスになるのである。

デイビッド・クレスウェル（彼の研究については7章でも紹介している）は、最も高いレベルのストレスにさらされている集団、すなわち求職中の失業者を集めて実験をおこなった。被験者は、三日間のマインドフルネスの集中トレーニングか、比較のためのリラクゼーション・プログラムのいずれかに参加する。[10] 実験前後の血液を調べたところ、マインドフルネスをおこなったグループのみに、問題の炎症性サイトカインの減少が確認された。

fMRIスキャンでは、前頭前野とデフォルトモード・ネットワーク（ご存じのように、雑念を生み出す温床である）の連携が強い被験者ほど、サイトカインの減少が著しいことも確認された。おそらくは、絶望感や憂鬱さをもたらす種々の雑念（失業者であれば無理もない）に歯止めがかかることで、サイトカインが減少したのだろう。気がめいるような雑念とどう付き合うかによって、私たちの健康も大きく左右されるのだ。

高血圧も恐るるに足らず

今朝目を覚ましたとき、あなたは息を吐いていたか、吸っていたかを覚えているだろうか？この答えにくい質問は、ビルマの仏僧であり、瞑想指導者でもあったウ・パンディタ・サヤドー（故人）が修行者に尋ねたものだ。ウ・パンディタは、とてつもなく入念で緻密なマインドフルネス瞑想の実践および指導で知られていたが、その一端がこの質問からも窺える。

ウ・パンディタは、ビルマ仏教の大長老であったマハーシ・サヤドーの直弟子であり、現ミャンマー政権のトップであるアウン・サン・スー・チーが自宅軟禁されていた時代に、彼女に瞑想の手ほどきをしたことでも知られる。師のマハーシ・サヤドーは、何度も欧米を訪れるなかで、今日最も尊敬を集めるヴィパッサナー瞑想の指導者たちを何人も育て上げた人物だ。

あるときダンは、アリゾナの高地砂漠にあるオフシーズンのサマーキャンプ場を借り切って、ウ・パンディタから数週間にわたる指導を受けることになった。このときのことを、のちにダンはニューヨーク・タイムズ・マガジンで次のように書いている。「私は日がな一日、自分の呼吸に対して厳密に意識を集中し、吸う息、吐く息の微細な違い（速さ、軽さ、粗さ、温かさ）を一つひとつ感じ取るという課題にのめり込んだ」[11]。このときのダンの狙いは、心をクリアにすることによって、身体を落ち着かせることだった。

大学院時代のアジア滞在から帰国して以来、ダンは何十年にもわたって、こうした瞑想合宿を自身の年間計画に取り入れようとしてきた。もっとも、瞑想スキルの上達だけが目的だったわけではない。インドに最後に長期滞在してから一五年以上の月日が流れ、その間にダンの血圧はすっかり高くなってしまっていた。そこで、集中的に瞑想をすることで、ほんのいっときでも血圧を下げることはできないだろうかと考えたのだ。ダンの血圧は高血圧の基準値である「一四〇／九〇」を超えており、医者を心配させていた。しかし、嬉しいことに合宿から戻ってきたときの血圧は基準値を下回っていた。

瞑想によって血圧を下げるというアイデアは、大部分においてハーバード・メディカルスクールの循環器専門医であるハーバート・ベンソン博士が提唱したものだ。私たちがハーバードにいた頃、ベンソン博士は瞑想に関するごく初期の研究の一本を発表したばかりで、その中で瞑想が血圧を下げるという可能性を提示していた。

ハーブ（私たちは博士をそう呼んでいた）はダンの学位論文の審査会のメンバーであり、瞑想研究に対して理解を示した数少ないハーバードの教授のひとりだった。のちに瞑想と血圧の関係が明らかになっていくにつれ、彼の方針が正しかったことがわかる。

たとえば、アフリカ系アメリカ人の男性は高血圧や心臓病、腎臓病の発生リスクが高いことで知られる。ある信頼できる研究によると、すでに腎臓病を発症しているアフリカ系アメリカ人男性にマインドフルネスを実践させたところ、たった一四分間の実践によって、いずれは高血圧や心臓病を引き起こすであろう代謝パターンが減少したという[12]。

もちろん、さらなる検証も必要だ。同じような被験者グループを、まだ本格的に発症はしていない人々から集めて、マインドフルネス（別の瞑想法でもかまわない）を実践してもらい、数年間にわたって対照グループ（HEPなどを実践している人々）と比較するのだ。そうすれば、瞑想が本当に高血圧などの疾患に対して予防効果を持つのかどうかがわかるだろう（私たちとしては、効果はあると考えている。とはいえ、念のために確認しておこうではないか）。

一方で、さらに大規模な研究の数々に目を向けてみると、そこに見られるのは朗報ばかりとは限らない。心不全や虚血性心疾患などの患者を無作為に抽出し、瞑想もしくは別の活動に従事させて比較した一一件の臨床研究をメタ解析したところ、その結果は、研究者の言葉を借りれば「期待は持てる」けれども「決定的ではない」ものだった[13]。このメタ解析についても、さらに大規模で、さらに厳密におこなわれた研究を対象としてやり直す必要があるだろう。

瞑想に関する研究自体は増えているが、よく練られた信頼に足る研究ということになると、その数はわずかなものだ。多くの研究では、無作為に抽出した対照グループに「順番待ちをさせる」という手法を取っており、それ自体には意味があるものの、最も望ましい「別の活動に従事させる」（アクティブ・コントロール）という手法を取っている研究は少ない。しかしながら、実験で観察された効果が、熱心な講師や支えになる仲間たちといった「特別ではない」理由によるものではなく、ほかならぬ瞑想によってもたらされたのだということを証明する手段は、アクティブ・コントロール以外にないのである。

ゲノムの研究

「実に馬鹿げているね」。研究助成金の審査員は、リッチーに向かってぶっきらぼうに言い放った。ほんの一日瞑想をおこなうだけでも、遺伝子の発現の仕方に変化が見られるはずだというリッチーの主張に対する反応である。アメリカ国立衛生研究所（ＮＩＨ）も、まったく同じ否定的な意見をよこした。その日リッチーは、この研究に対する助成金の申請を却下する報せを、同研究所から受け取ったばかりだった。

背景を少し説明しておこう。ヒトゲノムの解読が進むにつれ、遺伝子学者らは「遺伝子とは先天的なものなのか、後天的なものなのか」を問うだけでは十分ではないということに気づいた。真に問われるべきは「遺伝子は『発現』するのか？」ということだった。遺伝子は、自らの設計に基づいてタンパク質をつくり出しているのだろうか。だとすればどのくらいの量を？　その量は何によって調整されているのだろうか。

これらの問いは、次なる重要な課題をもたらした。発現をもたらす要素、言ってみれば遺伝子をオンにしたりオフにしたりする要素を探ることだ。私たちが糖尿病に対して脆弱な遺伝子を受け継いでいたとしても、なんらかの形でその遺伝子に働きかけて、病気を発症させないようにすることは可能なのではないか。それはたとえば、一生エクササイズを続けるだとか、一生砂糖を食べないといったことだったりするのかもしれないが。

たとえば、砂糖を摂ると糖尿病の遺伝子がオンになり、エクサイズをすればオフになるとする。この場合、砂糖とエクササイズは「エピジェネティクス（環境に応じてゲノム構造や機能を変化させて遺伝子発現を調節するしくみ）」の影響因子ということになる。ある遺伝子が発現するかしないかに影響する因子は、この他にも無数に存在する。エピジェネティクスは、遺伝子研究において最もホットな分野になった。リッチーは、瞑想がエピジェネティックな変化をもたらすのではないかと考えた。瞑想をすると炎症がおさまるのは、瞑想によって炎症に関わる遺伝子が「下方制御」されたからではないかというのだ。私たちが見てきた限りでは、この仮説は理にかなっているように思えた。とはいえ、瞑想がどのようにして遺伝子に働きかけるのかというメカニズムについては、まったくの謎だった。

懐疑主義者たちはリッチーを引き止めようとまではしなかったため、彼のラボは先へと進むことにした。長期にわたるヴィパッサナー瞑想の経験者グループ（平均約六〇〇〇時間）に、丸一日のあいだ瞑想をおこなってもらい、その前後で遺伝子の発現に変化が見られるかどうかを調べたのだ。[14] 実験当日、被験者はきっかり八時間の瞑想をおこなうほか、ジョセフ・ゴールドスタインによる励ましのメッセージや、瞑想のレクチャーを録音したテープを聴くというスケジュールをこなした。

その結果、一日のスケジュールを瞑想家たちが終えたとき、炎症を引き起こす遺伝子が「下方制御」されていることが判明したのである。純粋な精神鍛錬の効果としては、これまでに確認されたことがなかったものだ。こうした傾向を生涯にわたって維持することができれば、軽度の炎症の積み重ねによって引き起こされる疾患を予防することもできるのではないか。すでに述べてきたとおり、その中には心疾患、関節炎、糖尿病、癌など、世界中の人々が苦しんでいる主な病気が含まれている。

ご記憶のように、このエピジェネティックな効果は、当時の遺伝子科学の常識からすれば「馬鹿げた」ものでしかなかった。こうした通念に反して、リッチーの研究チームは瞑想やメンタルエクササイズが遺伝子レベルで人類に貢献し得ることを示してみせたのだ。いずれは遺伝子科学者も、心によって身体は変わるという事実を認めないわけにはいかなくなるだろう。

少数ではあるが、瞑想がもたらすエピジェネティックな効果を発見した研究は他にもある。たとえば、孤独によって炎症性の遺伝子の発現レベルは高まるが、MBSRにはこのレベルを下げると同時に、孤独感を緩和する効果もあることが確認された。[15] まだパイロット研究の段階ではあるが、別の二種類の瞑想法についても、こうしたエピジェネティックな効果は確認されている。ひとつはハーブ・ベンソンが開発した「リラックス反応」。これは、好きな言葉（「平和」など）をマントラのように、静かに繰り返しつぶやくというものだ[16]。もうひとつは「ヨガ瞑想」。サンスクリット語のマントラを、最初は大声で、続いてささやき声で、最後は心の中で唱えて、深く短い呼吸で終えるというリラクゼーション法である[17]。

瞑想によって人体のエピジェネティクスがよい方向に調節されることを示す、別の有望な手がかりもある。前にも述べたが、DNA鎖の末端にはテロメアと呼ばれる配列があり、その長さは細胞の寿命を決定する。テロメアが長いほど、その細胞の寿命は長くなる。

テロメアは加齢とともに短くなっていくが、その速度を抑えるのがテロメラーゼと呼ばれる酵素だ。つまり、テロメラーゼが多いほど健康で長生きできるというわけである。無作為に抽出した四件の瞑想研究（合計で一九〇人の瞑想者が参加）にメタ解析をおこなったところ、マインドフルネスによってテロメラーゼの働きが活性化することが発見された[18]。

クリフ・サロンのプロジェクトでも、三カ月間の集中的な瞑想修行（マインドフルネスと慈愛の瞑想）をおこなった人々について、同様の効果が確認されている[19]。いまこの瞬間の体験が快適であるほど、修行のさなかに心がさまようことも少なくなり、テロメラーゼも活性化しやすくなる。別の有望なパイロット研究では、慈愛の瞑想を平均で四年間にわたって実践していた女性たちが、普通の人より長いテロメアを持っていることがわかった[20]。

さらに「パンチャカルマ」のような例もある。これはサンスクリット語で「五つの療法」を意味し、瞑想に加えてハーブ療法、マッサージ、食生活の改善、ヨガをおこなうものだ。そのルーツは古代インドの伝統医学であるアーユルヴェーダ療法にあり、現在ではアメリカの豪華ヘルスリゾートなどでも売り物になっている（もし興味があれば、インドにある多くのスパでずっと安価に体験することができる）。

このパンチャカルマ療法を六日間受けたグループと、同じリゾートでただバカンスを楽しんでいた別のグループを比較したところ、各種の高度な代謝テストにおいて、前者のほうが良好な結果を示した。そこからは、エピジェネティックな変化と、タンパク質の発現の両方が読み取れた[21]。つまり、パンチャカルマによって遺伝子がよい方向に操作されたということだ。

ただし、ここには問題がひとつある。パンチャカルマは確かに健康によいのだろうが、複数の療法が混在しているため、瞑想であれなんであれ、具体的にどの療法が効いたのかを特定することが不可能なのだ。言い換えれば、この研究においては五種類の異なる介入が同時に用いられているということになる。このような混乱状態（専門用語では「交絡」という）からは、瞑想が活性因子であったかどうかを知ることはできない。薬に含まれていたハーブの効果かもしれないし、ベジタリアン料理がよかったのかもしれないし、それ以外の何かが効いたのかもしれない。確かに効果はあった。ただ、その理由はわからずじまいだ。

瞑想によって生じる遺伝子レベルの変化を示しただけでは、瞑想に医学的な効果があると証明したことにはならない。これらの研究はいずれも、両者のギャップを積極的に埋めようとはしていない。

さらに言えば「どの瞑想法が、どのような生理学的効果をもたらすのか」という問題がある。タニア・シンガーの研究チームは、呼吸に意識を集中する瞑想と、慈愛の瞑想と、マインドフルネスの三種について、それぞれが心拍数に及ぼす影響と、被験者が実践にどの程度の労力を要したかを調べた。[22]その結果、最もリラックスした状態にあったのは呼吸瞑想であり、慈愛の瞑想とマインドフルネスでは心拍数がやや上昇することが確認された。つまり、あとのふたつはより労力を必要とするということだ。リッチーのラボでも、同じような心拍数の上昇を、きわめて高度な経験を積んだ慈愛の瞑想の実践者たち（平均三万時間以上）について確認していた。[23]

心臓の動きが速くなるのは、やさしい心を育む瞑想に共通する副作用（状態効果）と言えそうだ。一方で、呼吸数については真逆の結果が出た。不安障害や慢性疼痛といった問題を抱える人々は、普通の人より呼吸が速く、不規則になるというのは、医学の世界では昔から知られた話だ。普段から呼吸の速い人は、いざストレスのかかる状態に置かれたときに「戦うか逃げるかすくむか反応」を起こしやすくなる。

ここで、リッチーのラボがベテランの瞑想家（平均九〇〇〇時間）について発見したことを見てみよう。[24]同年代で同性の非瞑想者グループと比較したとき、瞑想者グループの呼吸は一分間につき一・六回も遅かった。しかもこれは、認知機能検査を待つあいだに、ただ座っていたときの数値である。

この数値を一日に換算すると、非瞑想者グループは一日に二〇〇〇〇回以上も余分に呼吸していることになる。年に換算すれば、八〇万回以上だ。こうした余分な呼吸は身体に負担をかけ、長期間では健康を損なう原因となる。

瞑想を続けることで呼吸の速度が遅くなっていけば、身体にとってはその状態が標準となり、それに合わせて身体機能も調整される。これはよいことだ。慢性的に呼吸が速い状態は、果てしない不安感を呼び起こす。一方、ゆったりとした呼吸は自律神経活動が落ち着いていることを意味し、心身の健康をもたらすのである。

瞑想者の脳

瞑想によって、脳の大事な部分が分厚くなるという話を聞いたことがあるかもしれない。この発見を最初にもたらしたのは、サラ・ラザールが二〇〇五年に発表した科学論文である。〈心と生命研究所〉の夏期研究講習会（ＳＲＩ）の初期の卒業生であるサラは、のちにハーバード・メディカルスクールの研究者となった[25]。

サラの研究チームはこう報告している――瞑想家の脳は、瞑想をしていない人々と比べて大脳皮質の一部に厚みが見られる。具体的には、体内の状態を感知したり、注意を保持したりするのに重要な役割を担う前島《ぜんとう》と前頭前野が分厚くなっている、と。

サラの論文は多くの追随者を生み、その多く（全てではない）が、瞑想家の脳では重要な部位に拡大が見られると報告している。それから一〇年とたたないうちに（こうした研究を準備し、実行し、分析し、論文にまとめるという作業の大変さを考えれば短すぎる期間だ）、メタ解析を可能にするほどのデータ（瞑想家たちの脳画像）が積み上がり、二一件の研究がひとまとめにされてふるいにかけられた(26)。

その結果、瞑想家の脳では特定の部位に拡大が見られることが確認された。以下はその一部である。

- 島《とう》：体内各所からのサインに私たちの注意を向けさせ、体内の状態に同調したり、情動や自己意識を増幅させたりする領域。
- 体性感覚野：触覚や痛覚などの処理をおこなう主要な領域。瞑想を通じて身体意識が高まることで拡大したものだろう。
- 前頭前野にある、注意やメタ意識（いずれも、あらゆるタイプの瞑想によって向上するスキルだ）をつかさどる領域。
- 前帯状皮質にある、自己調整（これもまた、瞑想によって向上するスキルである）をつかさどる領域。

・眼窩前頭皮質：これも自己調整に関わる領域である。

そんななか、高齢者にとっての朗報がUCLAの研究からもたらされた。瞑想には、加齢にともなう脳の老化を遅らせる効果があるというのだ。長年、瞑想を続けてきた人の脳は、五〇歳の時点で同じ年齢の非瞑想者より七・五歳も「若かった」という。[27] この発見には「おまけ」があり、五〇歳を超えると一年につき一カ月二二日、脳年齢はさらに開いていった。

そんなわけで、瞑想には脳の萎縮を抑えることで脳を若々しく保つ効果があると研究者たちは結論づけた。脳が若返ると言われれば懐疑的にならざるを得ないが、老化を遅らせることができるという点については、私たちも同意である。

とはいえ、ここで示されたデータには問題がある。脳年齢と瞑想を関連づけたこの研究は、過去にUCLAでおこなわれた調査を再分析したものだった。オリジナルの調査には五〇人の瞑想家と、性別・年齢を揃えた五〇人の瞑想未経験者が参加している。研究チームは、被験者の詳細な脳画像を撮影し、瞑想家の脳では、いわゆる「脳のしわ」（大脳新皮質の表面に見られる凹凸）が多いことを発見した。これは、脳の表面積がより大きいことを意味する。[28] 瞑想経験が長くなるほど、しわはますます多くなった。

しかしながら、研究者たちが自らも認めているように、これらの発見は多くの疑問を投げかけるものだ。五〇人の瞑想家が実践していた瞑想は、ヴィパッサナー瞑想、禅、クリヤー・ヨガ、クンダリーニ・ヨガと多岐にわたる。これらの手法は、それぞれまったく異なる精神的スキルを瞑想家に要求するものだ。ある手法では「オープン・プレゼンス」状態であらゆる感覚を受け入れ、別の手法ではひとつの対象に集中する。ある手法では呼吸を厳密にコントロールし、別の手法では自然体で呼吸する……といった具合に。そうした瞑想法を何千時間にもわたって実践すれば、それぞれに独自の効能が現れても不思議はない。そのなかには脳の可塑性も含まれるだろう。この研究からは、どの瞑想法によって変化が起きたのかを知ることはできない。どの瞑想法を実践しても脳のしわは増えるのか？　それとも、ある一部の瞑想法が効果の大部分を担っていたのだろうか？

このように、瞑想はどれも同じだ（したがって脳への影響も大差ない）と言わんばかりに異なるタイプの瞑想法をひとまとめにする姿勢は、先述したメタ解析についても言えることだ。ここで対象となった研究もまた、複数の瞑想法を扱っていたわけなので、脳画像に際立った特徴が見られたとしても、そのほとんどは「横断的」なものでしかない。言ってしまえば、その場限りの画像である。

もっと言えば、これらの脳画像に見られた差異は、教育やエクササイズといった要因によるものなのかもしれない。どちらにも脳への緩衝作用があるからだ。さらに、自己選択の問題もある。これらの研究で脳に違いが見られた人々は、普通の人たちとは違って長年瞑想を続けることを自ら選んだ人々だ。彼らはもともと大きな島《とう》を持っていたから、瞑想に惹かれるようになったのかもしれない。こうした可能性は、いずれも瞑想とはまったく関係のないものだ。

公平を期すために言っておくと、この研究の欠陥については研究者ら自身も認めている。ここであえて言及するのは、このように複雑で、不確かで、十分に理解されてもいない発見でさえ、「瞑想は脳を育てる」というきわめて単純なメッセージとして、一般社会に爆発的に拡散してしまうというよい見本だからだ。しかし、ことわざが言うように「悪魔は細部に宿る」（訳注：全体を見れば理にかなっているようでも、細部を見ればぼろが出る、の意）のである。

次は、ごく短時間の瞑想でも脳は成長するらしいという朗報をもたらした三つの研究について見ていこう。いずれも、瞑想を実践する前と後の状態を比較した研究だ(29)。作業と関連する脳の領域が分厚くなるという現象は、暗記をはじめとする知的トレーニングでも観察されている。鍛えた部位が強化される「脳の可塑性」が、瞑想によって起きてもおかしくはない。

しかし、これらの研究にはすべて大きな問題点がある。被験者の数が少なすぎて、決定的な結論を下すにはまったく不十分なのだ。被験者をもっともっと増やすべき理由はもうひとつある。それは、これらの研究で脳の解析に採用されていた技術がいささか精度の低いものだったということだ。そこでは、脳を三〇万ボクセル（ボクセルとは立体を小さな立方体の集合で表す際の最小単位で、二次元でいうピクセルに当たる）に分割して統計解析したデータが用いられていた。問題は、脳を三〇万分割した程度では、たまたま出現した特徴が「重大な」特徴と見なされがちだということだ。こうした問題は、解析にかけられる脳画像の数が増えるほどに消滅していく。

とはいえ、いまのところはまだ、これらの研究が発見した脳の成長が本物なのか、技術の拙さによるものなのかはわからない。そして、さらなる問題がひとつ。研究者は、目立った発見があれば積極的に論文を発表するが、何もなかったときには黙っているということだ。つまり「効果がなかった」という点はなかなか公にされないのである(30)。

今日まで多くの研究が積み重ねられてきたおかげで、脳解析の技術はより正確に、洗練されたものになった。最新の説得力ある基準が適用されたときに、同じ発見に到達するかどうかはわからない。私たちとしては、よりすぐれた研究によって、瞑想が脳にもたらすポジティブな効果が証明されることを予見してはいるが、断言するには時期尚早だ。今後のなりゆきを見守りたいと思う。

ともあれ、ここでいったん軌道修正をしておきたい。リッチーのラボは、サラ・ラザールの研究の再現を試みた。長期にわたる瞑想者の大脳皮質が分厚くなっているかどうかを確認したのだ。被験者は、日中は働いている西洋人で、最低五年間の瞑想経験を持ち、合計瞑想時間の平均は九〇〇〇時間というグループだった(31)。しかしながら、サラが発見したような脳の変化は確認されなかった。MBSRの実践者について報告されていたいくつかの脳の変化も確認することはできなかった。

この点についてはは答えよりも疑問のほうが多い。いくつかの答えは、この本を書いている現在、まさにマックス・プランク認知脳科学研究所にあるタニア・シンガーのラボで分析されているデータから得ることができるかもしれない。同ラボでは、厳密に設計された実験に、九カ月間の瞑想を経験した大規模な被験者グループを参加させ、三種類の瞑想が大脳皮質の厚みにもたらす変化について（詳しくは6章「愛を育む」参照）、慎重かつ綿密な調査をおこなった。

この研究によってもたらされた最初の発見のひとつは、異なる瞑想法によって、脳には異なった解剖学的影響が現れるというものだ。一例を挙げると、認知的共感力を強化して他人の人生観への理解を育む瞑想法では、脳の後方にある一部分の厚みが増していた。側頭葉と頭頂葉が接する領域にある、側頭頭頂接合部（ＴＰＪ）と呼ばれる部位である。タニアのチームが過去におこなった研究では、ＴＰＪは私たちが他人の視点に立ったときにとりわけ活発に働くことがわかっていた。[32]

この脳の変化は、前記の特定の瞑想法にだけ見られたものであり、他の瞑想法では確認できなかった。こうした事実は、瞑想の種類を厳密に区別することの重要性を改めて研究者に突きつけるものだ。瞑想がもたらす脳の変化を特定しようとする場合は、とりわけ注意が必要である。

脳の神話

ここまで瞑想と脳にまつわる数々の神話にスポットライトを当ててきたわけだが、このあたりでリッチー自身による研究を少々振り返ってみることにしよう。[33] リッチーのラボが手がけた最も有名な研究は、これを書いている現在、二八一三カ所で引用されている。学術論文にしては驚異的な名声と言えるだろう。ダンは、この研究の存在を世に広めた最初のひとりだ。破壊的感情をテーマにダライ・ラマとの対話が持たれた二〇〇〇年の会合について、ダンは一冊の本を書いた。その会合の中で、リッチーは進行中の研究について語っているのだ[34]。

リッチーの研究は学問の世界を超えて評判になり、広くマスコミとソーシャルメディア中に知れわたった。マインドフルネスを企業に売り込もうとする人々は、このメソッドは御社の社員の役に立ちますよということの「証拠」として、決まってリッチーの研究を引き合いに出すのだった。

しかしながらこの研究は、科学者の目、とりわけリッチー本人の目から見て、大きな疑問符を背負っている。ここで私たちが問題にしているのは、リッチーがジョン・カバットジンを講師に迎えて、バイオベンチャー企業の社員にマインドフルネスを実践してもらったときのことだ。彼らは文字どおり無休で働いており、きわめて高いストレスにさらされている人々である。

この研究の背景を少々説明しておくと、当時リッチーは、人が休憩しているときの前頭前野の左右の活動比重を何年にもわたって調べていた。左脳より右脳の活動量が優位な場合、人はうつっぽく不安な気持ちになる。一方、左脳が優位な場合は熱意や活力といった前向きな気持ちが湧いてくる。

したがって、左右の比重を調べれば、その人が日常的にどういう気分でいるかを予測することができるのではないかとリッチーは考えた。一般の人々に当てはめれば、右脳優位から左脳優位の分布グラフはつりがね曲線を描くだろう。大半の人は真ん中に位置する――機嫌のいい日もあれば悪い日もあるというわけだ。両端に位置する人々はごく少ない。左脳優位の人々は、気分が落ち込んでもすぐに回復することができるだろう。右脳優位の人は、うつ病を発症しているかもしれない。

バイオベンチャー企業でおこなわれた実験の結果は、瞑想のあとに起きる驚くべき脳の変化を示しているように思われた。被験者の脳活動は、右脳優位から左脳優位に振れていたのだ。つまり、よりリラックスした状態になったということである。「順番待ち」をしていた対照グループ（このあとで瞑想のトレーニングを受けることになると指示されていたグループ）には、このような変化は見られなかった。

しかし、ここでいったん立ち止まって考えなければならない。この実験はもともとパイロット実験として考案されたものであり、のちに再現されたことも一度もない。ＨＥＰのようなアクティブ・コントロールをおこなったとき、同様の結果が出ないとは限らないのだ。

リッチーの研究は再現されなかったが、同じような脳の変化を示した別の研究もあるにはある。ドイツの研究チームが、再発を繰り返している重度のうつ病患者の脳を調べた結果、脳の活動の比重が著しく右脳優位になっていることがわかったのだ。このような脳の状態から、うつ病を診断することも可能かもしれない[35]。加えて、この研究チームは、被験者がマインドフルネスを実践しているあいだは、この比重が左脳優位に移行することも発見した。しかし、こうした変化は瞑想中に限ったことであり、ただ休憩しているだけのときには確認されなかった[36]。

問題は、瞑想を重ねるほどに左脳優位の傾向が強まっていくというデータを、リッチーのラボでは確認できていないということだ。瞑想界のオリンピック選手とでもいうべきチベットのヨギたち（彼らは12章「隠された財宝」にも登場する）をラボに連れてきたとき、リッチーの研究は暗礁に乗り上げることになる。途方もない時間を瞑想に費やしてきたはずのベテラン瞑想家の脳は、予想に反して左脳優位ではなかった。リッチーが知る限り、最も楽観的で幸福感に満ちた人々であるにもかかわらずだ。

以上のことから、リッチーは右脳／左脳の活動比重が気分を決めるという物差しへの自信を失い、この研究を中断してしまった。なぜヨギたちの脳に予想されたような傾向が見られなかったのか、リッチーはいまだに確証が持てないでいるが、考えられる可能性がひとつある。左脳優位への移行は瞑想に入ったばかりの段階で生じるが、移行の幅はそれほど大きなものではない。おそらくは一時的なプレッシャーか、その人の普段の気性が反映されたものだろう。いずれにせよ、持続する幸福感とは関係がないようだ。また、こうした変化は、高度な経験を積んだ瞑想家の脳に見られたような、もっと複雑な脳の変化とは性質を異にするものである。

私たちの考えでは、瞑想のステージを重ねていくと、ある時点で別のメカニズムが介入し、あらゆる感情との関わり合い方そのものが変わる。ポジティブ／ネガティブの比重が変わるわけではないのだ。瞑想の経験値が増えていくにつれ、あらゆる感情は力を失い、私たちがそれぞれのメロドラマに引き込まれることもなくなっていく。

別の可能性としては、異なる流派の瞑想はそれぞれ異なる効果を持つため、マインドフルネスの初心者、ヴィパッサナー瞑想の長期の実践者、リッチーのラボを訪れた熟練のヨギたちというラインは必ずしも地続きではない。そのことが調査の結果に影響したとも考えられる。

また、誰がマインドフルネスを教えるのかという問題がここでも登場する。ジョン・カバットジンも言うように、MBSR講師の経験値は千差万別だ。これまでに何時間を瞑想に費やしてきたかという点でも異なるし、本人の心のありようも違う。バイオベンチャー企業での実験に参加した人々は、幸運にもジョンその人から瞑想の手ほどきを受けることができた。MBSRの実践法を熟知しているのもさることながら、ジョンの教え方には、実際に効果が得られることを確信させるような独特の説得力がある。このことが、脳の活動に影響するような形で、被験者の瞑想経験を底上げしたのかもしれない。ジョンの代わりに無作為に選ばれた別の講師が来ていたら、結果はまるで違ったかもしれないのだ。

最終結論

高血圧に悩んだダンが、瞑想合宿に参加したときの話に戻ろう。合宿の直後、ダンの血圧は大きく下がった。とはいえ、それが瞑想の効果によるものなのか、あるいはもっと一般的な「バカンス効果」によるものなのかを知ることは不可能だ。日常のプレッシャーから一時的に逃れたとき、私たちは誰しも大きな安堵を覚えるものである[37]。

ひと月とたたないうちにダンの血圧はふたたび上昇していき、そのまま下がらなかった。そんなある日、ひとりの目ざとい医師が、ダンの高血圧は非常に珍しい原因によるものなのではないかと指摘した。遺伝性の副腎機能不全だ。この代謝異常を治すための薬を服用したところ、ダンの血圧は正常値を維持するようになった。瞑想にはできなかったことだ。

瞑想と健康の関係について、私たちが明らかにしたいのはごくシンプルなことだ。何が真実で、何が嘘で、まだ知られていないことは何か？　瞑想と健康効果を結びつけた何百もの研究を分析するという調査に乗り出したとき、私たちは厳しい基準を用いることにした。過度に瞑想寄りの研究にはありがちなことだが、そこで用いられていた調査手段の大半が私たちの基準に見合わなかった。瞑想が健康を促進するという期待の大きさ（ないしは誇大広告の多さ）を考えると、現時点で断言できることの少なさには驚かされる。

私たちが信用できると考えた研究の多くは、病気の治療法としての瞑想や、その生物学的なメカニズムに注目したものではなく、瞑想が心理的なトラブルを軽減するという点に焦点をあてたものだった。したがって、慢性的な病気を抱えながらもより心健やかに生きたいということであれば、確かに瞑想には効果があると言える。緩和ケアというものは、医療の世界では往々にして軽視されがちだが、患者にとってはきわめて重要な問題であるはずだ。

一方で、瞑想に病を癒やす生物学的な効果があるのだろうかという問いはまだ残る。そこで思い出したいのがダライ・ラマのことだ。いまや八〇代になったダライ・ラマは、夜の七時半には就寝し、ぐっすり眠ったのちに三時半頃に起床して、四時間休みなしの精神修行（瞑想を含む）に入る。就寝前にも一時間の修練をおこなうため、一日に通算五時間の黙想をおこなっていることになる。

そんなダライ・ラマもひざの痛みには勝てない。階段の上り下りは彼にとって試練のひとときだ。九〇年近く生きてきた人間としては珍しいことではないだろう。あるとき、瞑想が病気の治療に役立つかと聞かれたダライ・ラマは、ぴしゃりとこう答えた。「瞑想が健康にいいのなら、私はひざの痛みから解放されているはずですよ」

瞑想が苦痛をやわらげる以上の効果をもたらすことができるかという点について、私たちはまだ断言はできない。しかし、もし答えがイエスなら、どのような症状に効くのだろうか？

瞑想を丸一日おこなった前後で遺伝子の変化を調査するという研究のアイデアをけんもほろろに退けられてから数年後、リッチーは当の国立衛生研究所で開催されるステファン・E・ストラウス記念講演で壇上に立つという栄誉に恵まれた。国立補完統合衛生センター（NCCIH）の創設者であるストラウス博士の功績を称えて毎年開催されている講演会である[38]。

「心を鍛えれば脳が変わる」というリッチーの講演タイトルは、懐疑主義者の牙城である国立衛生研究所で話すテーマとしては、控えめに言っても物議をかもすものだった。ところが、講演当日になってみれば、クリニカルセンターの堂々たる講堂には聴衆が詰めかけ、オフィスからインターネットのライブ中継を見ていた科学者も大勢いた。この日を境に、瞑想は本格的な研究対象へと格上げされていったように思われる。

リッチーの講演では、瞑想に関するさまざまな新発見が紹介された。主に彼の研究チームが発見したデータであり、その大半は本書でも紹介している。瞑想によってもたらされた脳の変化、身体の変化、行動の変化にリッチーは光を当て、それらをいかにして健康維持に役立てることができるかを提言した。たとえば、感情をコントロールしたり、注意力を向上させたりといった瞑想の効果を説明したのだ。さらに、本書でも試みているように、リッチーは批判精神と純粋な確信のあいだを慎重に行き来しながら、瞑想は私たちに恩恵をもたらすものであり、それゆえに科学的に検証する価値があると語った。

講演は始終落ち着いたトーンで進行した。にもかかわらず、話し終えたとき、リッチーは聴衆からスタンディング・オベーションを受けたのである。

この章のまとめ

西洋世界では、瞑想には病気を癒やす効果があると考えられがちだが、この章で取り上げた瞑想法のどれひとつとして、もともと病気を治すために考案されたものはない。にもかかわらず、今日の科学雑誌はこうした古代の修行法によって病状が改善することを検証した研究であふれかえっている。

マインドフルネス・ストレス低減法（ＭＢＳＲ）や、これに類する手法は、苦しみを生み出す感情を軽減するが、症状そのものを治すわけではない。しかしながら、マインドフルネスを実践すれば、炎症を引き起こす分子である炎症性サイトカインが一時的に減少する。この効果はたった三日間マインドフルネスを実践しただけでも確認された。マインドフルネスの実践を重ねるほど、炎症性サイトカインの値も下がっていく。膨大な時間を実践に費やせば、これは変性特質となって現れる可能性が高い。熟練の瞑想家について調査をおこなったところ、瞑想をしていない状態でも炎症性サイトカインの値は低く保たれ、脳画像では自己をつかさどる回路（とくに後帯状皮質）と、それを制御する回路のあいだに強い連携が観察された。

さらに、熟練の瞑想家がマインドフルネスを丸一日集中的におこなったところ、実践の前後で炎症に関わる遺伝子が下方制御されていることがわかった。また、三カ月の集中的なマインドフルネスと慈愛の瞑想の修行をおこなったあとは、細胞の老化を遅らせる酵素であるテロメラーゼが増加した。以上からして、長期の瞑想は脳の構造をポジティブな方向につくり変える可能性があると言える。しかし、こうした効果がＭＢＳＲのような比較的短い瞑想の実践でも得られるものなのか、あるいは長期の修行に特有のものなのかは、現段階で得られているデータからは断言できない。

ともあれ、これらの発見は、脳回路の再形成によって変性特質が生じる可能性を示しており、科学的にも信頼に足るものだと思われる。詳細に関しては、さらなる研究を待ちたい。

10 心理療法としての瞑想

認知療法の創設者であるアーロン・ベック博士は、ある疑問を抱いていた。「マインドフルネスとはなんぞや？」

それは一九八〇年代半ばのことだった。ベック博士の質問を受けていたのは、ダンの妻であるタラ・ベネット・ゴールマンである。タラは博士の招きに応じて、ペンシルベニア州アードモアにある博士の自宅を訪れていた。当時、ベック博士の妻であるフィリス・ベック判事は待機的手術を控えていたが、瞑想によって心の準備、あるは身体の準備さえもが可能になるのではないかと博士は見込んでいたのだ。

タラはその場で夫妻に瞑想の手ほどきをした。タラの指導に従い、ふたりは腰を下ろすと、呼吸が体内に入っては出ていく様子を静かに観察した。その後、リビングルームの中で歩く瞑想もおこなった。

この出来事は、のちに「マインドフルネス認知療法（MBCT）」と呼ばれることになる強力なムーブメントのきっかけとなるものだった。タラの著作である『感情の錬金術――脳はいかにして心を癒やすか（*Emotional Alchemy: How the Mind Can Heal the Heart*）』は、認知療法とマインドフルネスを結びつけた最初の例である(1)。

タラは何年にもわたってヴィパッサナー瞑想を学んでおり、ビルマの瞑想導師、ウ・パンディタのもとで何カ月にもおよぶ瞑想合宿を経験してきたばかりだった。自分の心に深く潜り込むという体験は、タラに数多くの洞察をもたらした。マインドフルネスというレンズを通して見れば、あらゆる思念が軽くなっていくというのもそのひとつだ。これは、認知療法における「脱中心化」の原則に酷似している。思考や感情に寄り添いすぎることなく、距離をとって観察しようという考え方だ。私たちは、自らの苦しみを「再評価」することができるのである。

ベック博士にタラを紹介したのは、彼の親しい弟子のひとりであるジェフリー・ヤング博士だった。当時、ヤング博士はニューヨークで認知療法の施設を立ち上げているところで、カウンセリングの修士号を取ったばかりのタラは、その施設でヤング博士とともに研鑽を積んでいた。ふたりは共同で、パニック障害に苦しむ若い女性の治療にあたっていた。

この若い女性が、破滅的な思考（「息ができない」「私はもう死ぬ」など）から距離を置き、これらを克服できるよう、ヤング博士は認知療法のアプローチから治療をおこなった。タラは、ヤング博士の治療に補足する形で、マインドフルネスという心を見通すための新しいレンズをセッションに持ち込んだ。自分の呼吸をマインドフルに（パニックを起こすことなく、静かに、明晰に）見つめる方法を学んだことで、その患者はパニック障害を克服することができたのだった。

一方、オックスフォード大学の心理学者であるジョン・ティーズデールは、ジンデル・シーガルやマーク・ウィリアムズらと共同で、独自に研究をおこなっていた。彼らの共著である『うつのためのマインドフルネス実践　慢性的な不幸感からの解放』（星和書店、二〇一二年）は、認知療法とマインドフルネスを統合したもうひとつの事例である。[2] ティーズデールらの研究は、薬物でも電気ショック療法でも効果がないほど重度のうつ病患者にマインドフルネス認知療法を施したところ、再発率が半減することを明らかにした。これは、他のどの治療法よりもすぐれた実績といえる。

こうした驚くべき発見が相次いでもたらされた結果、マインドフルネス認知療法の研究は一大ムーブメントとなる。とはいえ、瞑想と心理療法に関する研究の大半がそうであるように（発端となったティーズデールの研究も例外ではない）、これらも臨床研究の究極の基準に見合ったものではなかった。こうした実験には、無作為に選ばれた被験者グループと、比較対照となる別の作業を実践するグループが必要だ。後者を構成するのは、自分たちがおこなっている作業に効果があると信じている人でなくてはならない。

何年かのち、ジョン・ホプキンズ大学の研究チームが、瞑想のみにテーマを絞った（つまり、認知療法は含まない）四七件の研究のレビュー（再評価）をおこなった。これらの研究は、さまざまな障害を抱えた人々に対して瞑想が及ぼす影響を調べたものだった。障害の内容は、うつ、痛み、睡眠不足など生活全般の質に関わるものから、動脈疾患、耳鳴り、過敏性腸症候群といった病気まで多岐にわたる。

ちなみに、このレビューは瞑想の実践時間を厳密に計算した模範的なケースといえる。たとえば、MBSRの八週間コースには二〇～二七時間の瞑想の実践が含まれているが、これは、その他のマインドフルネスのプログラムの二倍に当たる。また、超越瞑想（TM）では三～一二カ月のトレーニングに一六～三九時間の瞑想を含んでいるが、その他のマントラ瞑想法ではその半分しかない。

その成果は、アメリカ医師会の公式刊行物、JAMA（ジャーナル・オブ・ジ・アメリカン・メディカル・アソシエーション）に掲載されて注目を浴びることになる。この論文で、マインドフルネスには不安、うつ、痛みといった障害をやわらげる効果があると研究者らは結論づけた（TMのようなマントラを唱えるタイプの瞑想は含まない。これらに関しては、判断材料となる出来のよい研究が少なすぎたからだ）。その改善効果は薬物療法に匹敵し、やっかいな副作用もない。したがって、マインドフルネスに基づく心理療法は、これらの障害に対する現実的な代替療法となり得るだろう、と。

ただし、食習慣、睡眠、薬物使用、肥満といった健康指標に対しては、そのような効果を確認することはできなかった。怒りや不安、中毒、注意散漫などの心理的なトラブルについても、瞑想がなんらかの助けになるというような証拠は、このメタ解析からはほとんど発見されなかった。少なくとも、研究に用いられた短期の介入からは確認できなかった。一方で、研究者らはこう付記している。長期にわたる瞑想がさらなる効果をもたらす可能性はあるが、この点に関してはデータが少なすぎて結論を出すには至らなかった、と。

最大の問題は、過去の研究において有望だと思われた瞑想の効果の数々が、エクササイズのようなアクティブ・コントロールの効果と比較したとたんにあいまいになってしまったことだ。結論としては、ストレス性の種々のトラブルに対して「瞑想の効果を認めるにはデータが不十分」ということになる――少なくとも現時点では[3]。

医療にたとえるなら、これらの研究は「少量の薬物を短期間、試験的に投与した」ようなものだ。理想的なのは、もっと大人数の参加者をもっと長期間動員した研究が、もっと積極的におこなわれることである。こうした大規模な研究は、医療の世界では主流を占めており、薬物のような治療法を研究するのにふさわしいものだが、その一方で何百万ドルという巨額の費用がかかる。薬物の研究であれば、製薬会社かアメリカ国立衛生研究所が資金を出してくれるが、瞑想にそんな幸運は訪れない。

しつこいようだが（そのうえ言うことが細かいが）、ここでいま一度、大事なことを指摘しておきたい。このメタ解析は、瞑想を扱ったあらゆる論文の引用を集めるところからスタートした。

その数は一万八七五三件にのぼる（この数は膨大だ。私たちが入手した文献は、一九七〇年代にごくわずかだったのは言うにおよばず、現在でも六〇〇〇件を少し超える程度である。彼らの検索条件は、私たちよりだいぶ甘かったのだろう）。そのうち約半数は、データに基づいたリポートではなく、単なる体験談だった。また、約四八〇〇件の研究では、被験者が無作為に選ばれてもいなければ、対照グループを参加させてもいなかった。こうして慎重にふるいにかけていった結果、再評価に値するほどよく設計されていると認められた研究は、たったの〇・三パーセントしか残らなかった（それが、解析にかけられた四七件である）。ホプキンス大学の研究チームも指摘するように、この事実は瞑想研究のレベルを引き上げる必要性を強調するものだ。

より確固たるデータに基づいた医療が求められる現在、この手のレビューは科学者に対して大きな影響力を持つ。ホプキンス大学のチームがこのメタ解析をおこなったのは、科学者が守るべきガイドラインを制定している医療研究品質調査機構（ＡＨＲＱ）の依頼を受けてのことだった。レビューの結論は以下の通りだ。瞑想（とりわけマインドフルネス）は、うつ、不安、痛みなどの治療に力を発揮する。その効果は薬物治療に匹敵するうえ、副作用もない。これほど明らかな効果ではないにせよ、瞑想には精神的ストレスを緩和する働きもある。しかしながら、精神的苦痛全般において瞑想が薬物以上に有効な治療法となるかどうかは証明されていない。より確信をもって結論を下すには、さらなるデータが必要である。

もっとも、これは二〇一三年時点での結論だ（この研究は二〇一四年一月に発表された）。瞑想研究のペースは年々速まっており、より洗練された研究が登場するようになれば、これらの結論を（少なくともある程度は）覆すこともあり得るだろう。

そんななか、すでに結論が定まっている唯一の例外がうつ病である。

マインドフルネスで憂鬱を吹き飛ばす

オックスフォード大学のジョン・ティーズデールのチームが発表した、マインドフルネス認知療法が重度のうつの再発率を約五〇パーセントも下げるという大発見は、研究者らを活気づかせ、印象的な追跡調査が数多く登場した。なんといっても、再発率が半減するというのは、重度のうつ病に対して用いられてきた他のあらゆる治療法をはるかにしのぐ実績だ。同じ効果を持つ医薬品が存在するなら、製薬会社は巨額の富を築けるだろう。

さらに厳密な研究をおこなう必要があるのは明らかだった。発端となったティーズデールのパイロット研究には、アクティブ・コントロールによる比較はもちろん、対照グループの参加すらなかったからだ。ティーズデールの共同研究者のひとりであったオックスフォード大学のマーク・ウィリアムズは、欠けている研究を率先して推し進めることになる。ウィリアムズのチームは、重度のうつ病患者を三〇〇人も動員した。いずれも、オリジナルの研究の被験者同様、治療が困難な症状を抱えた人々だ。薬の服用をもってしても、何度も繰り返し、陰々滅々とした気分に陥ってしまう人々である。

今回の実験では、被験者はマインドフルネス認知療法を実践するグループと、その他の活動に従事する（認知療法を受けたり、一般的な精神科の治療を受けたりする）グループに無作為に振り分けられた。[4]被験者らは六カ月にわたって経過を観察され、再発が起きたかどうかをチェックされる。結果、マインドフルネス認知療法は、とりわけ子供時代のトラウマ（うつを悪化させることがある）を抱えている患者に対して効力を示すことがわかった。一方で、それ以外の患者に関しては、他の治療法と同等の効果しか見せなかった。

その直後に、ヨーロッパの研究チームも、同様の集団（薬物では治療できないほど重度のうつ病患者）に対してマインドフルネス認知療法が効果を見せたという報告をおこなっている。[5]こちらも被験者を無作為に振り分け、アクティブ・コントロールによって比較した研究だった。

二〇一六年には、こうした研究を九件集め、合計一二五八人の被験者に対してメタ解析がおこなわれている。患者たちの一年後の経過を追ったところ、マインドフルネス認知療法には重度のうつ病の再発を防ぐ効果があることが改めて確認された。うつの症状が重いほど、マインドフルネス認知療法の効果はアップした。[6]

ジョン・ティーズデールのいまひとりの共同研究者であったジンデル・シーガルは、マインドフルネス認知療法がなぜこれほどの効果を感じさせるのかという点を徹底的に掘り下げることにした。[7]シーガルは、深刻なうつの状態から回復したばかりの患者を、マインドフルネス認知療法を受けるグループと、一般的な認知療法（マインドフルネスの要素は含まないもの）を受けるグループに分け、両者の脳をｆＭＲＩで比較した。マインドフルネス認知療法を受けたグループは、治療後の島《とう》の活動が活発になり、再発率も他のグループと比べて三五パーセントも低かった。

考えられる理由はなんだろう？　のちにシーガルがおこなった分析によると、最も顕著な効果が見られたのは、「脱中心化」に長けた患者たちだった。彼らは「私の思考や感情」に持っていかれる代わりに、思考や感情の外側に踏みだし、少し距離を置いたところからそれらの感情が生まれては消えていくのを眺めることができた。言い方を変えれば、彼らは他の患者よりもマインドフルだったのだ。マインドフルネスを実践する時間が増えるほど、うつの再発率も低くなった。

かくして、ようやく懐疑的な医学会をも納得させる大規模な研究によって、マインドフルネスをベースにした治療法がうつ病の治療に役立つということが証明されたのである。

マインドフルネス認知療法については、他にも有望な活用法がいくつか提案されている。たとえば、過去にうつを発症したことがある妊婦は、当然のことながら、妊娠中や出産後にうつが再発することを怖れる。一方で、これも当然のことながら、妊娠中に抗うつ剤を服用することも嫌がる。そんな彼女たちに朗報をもたらしたのは、これまたＳＲＩの卒業生のひとりであるソーニャ・ディミジャンだ。ソーニャは、マインドフルネス認知療法によって、妊婦のうつ発症率が下がることを発見した。妊婦は薬に頼らず、身体にやさしい治療法を選択することができるのだ。(8)

一方、マハリシ国際大学の研究者らは、服役中の囚人らの一部に、通常の日課に加えて超越瞑想を実践させた。四カ月後、超越瞑想をおこなっていた囚人は、通常の日課しかおこなっていなかった他の囚人と比べて、トラウマ、不安、うつといった諸症状が抑えられていた。さらに、彼らは他の囚人よりよく眠り、刑務所での生活にストレスを感じていないこともわかった[9]。

もうひとつ事例を紹介しよう。不安に満ちた一〇代は、抑うつ症状の最初のサインが現れる時期だ。二〇一五年の調査によると、アメリカでは一二～一七歳の若者の一二・五パーセントが、その前年に少なくとも一回の大うつ病エピソード（訳注：うつの症状が二週間以上、ほぼ毎日続くこと）を経験している。つまり、三〇〇万人のティーンエージャーがうつに苦しんでいるということだ。最もわかりやすいうつの症状はネガティブ思考や厳しい自己批判といったものだが、もっと微妙なサインが現れることもある。たとえば不眠、集中力の低下、息切れなどだ。ティーンのために開発されたマインドフルネスのプログラムでは、わかりやすい症状と微妙なサインの両方が緩和された。この効果はプログラムが終了してから六カ月後も持続していた[10]。

これらの研究はいずれも興味深いものには違いないが、再現実験はおこなわれるべきだし、医学会の厳しい評価基準に見合うように手法を更新していく必要もある。いずれにせよ、うつ状態（あるいは不安や痛み）に苦しんでいる人にとって、マインドフルネス認知療法（あるいは超越瞑想も）は、症状を緩和させるための選択肢になり得るということだ。

ここで、マインドフルネス認知療法や、それに類した瞑想法が、うつ病以外の精神障害にも効果があるのかという疑問が出てくる。もしあるとすれば、それはどのようなメカニズムによるものなのか？

ここでふたたび、フィリップ・ゴールディンとジェームズ・グロスが共同でおこなった研究を振り返ってみよう。彼らは社会不安障害を抱えた人々にマインドフルネス・ストレス低減法（MBSR）のプログラムを実践させた（この研究については5章で紹介している）。社会不安障害には、あがり症から人が集まる場所で臆病になるといったことまでが含まれ、驚くほど多くの人々がこうした心のトラブルを抱えている。統計によれば、アメリカの人口の六パーセント以上、すなわち一五〇〇万人もの人々が社会不安障害を患っているという[11]。

MBSRの八週間のコースを経験した社会不安障害の患者たちは、不安が軽くなったと報告した。これ自体、よい兆候と言える。しかし、読者もご記憶かもしれないが、この研究をさらに興味深いものにしているのはその次のステップだ。患者たちは、感情をコントロールするために呼吸に集中する瞑想をおこなっている状態で脳検査にかけられた。検査機の中で、彼らは「みんなが私を批判する」（社会不安障害の患者のセルフトークでよく見られる恐怖だ）といったような言葉を聞かされる。瞑想を実践していた患者たちは、こうした感情を揺さぶる言葉を耳にしても、いつものような不安を覚えなかったという。同時に、彼らの脳では扁桃体の活動が低下している一方で、注意の回路が活性化していた。

瞑想がいかに精神のトラブルを緩和するのかという研究は、将来はこのように、瞑想の裏で起こっている脳の活動をのぞき見ることによっておこなわれるようになるのかもしれない。この分野の研究の主な出資者であるアメリカ国立精神衛生研究所（ＮＩＭＨ）は、ここ数年（少なくともこれを書いている現在まで）、『精神障害の診断と統計マニュアル（ＤＳＭ）』で規定されている旧態依然とした診断カテゴリーに基づいた研究を却下している。『ＤＳＭ』でも、「うつ病」のような障害には複数のバリエーションが示されているが、そこからもっと進んで、特定の症状を持つグループに着目し、その背景にある脳の特徴を調査するような研究をＮＩＭＨは好んでいる。『ＤＳＭ』の分類に準じているだけでは不十分なのだ。その線で考えると、過去にトラウマを抱えたうつの患者にＭＢＳＲが効くというオックスフォード大学の発見から、ひとつの仮説が生まれる。彼らのように通常の治療が効きにくい人々は、時々うつ状態になる程度の人々と比べて、扁桃体がより過剰に反応しているのではないだろうか？

こうして将来の研究に思いを馳せているあいだにも、さらなる疑問がいくつか浮かんでくる。マインドフルネスは、一般的な認知療法と比べて具体的にどの点がすぐれているのか？　標準的な精神科の治療よりも、瞑想（あるいは瞑想を利用したＭＢＳＲやマインドフルネス認知療法）による治療の恩恵を受けやすいのはどんな種類の障害なのか？　それぞれの精神障害に対して最も効果があるのはどの瞑想法なのか？　その瞑想をおこなっているとき、私たちの脳では何が起こっているのか？

いまのところ、これらの疑問には答えが出ていない。私たちは、答えを探し求めているところなのだ。

トラウマを救う慈愛の瞑想

二〇〇一年の九月一一日、ペンタゴンに勤めるスティーブ・Z中佐の至近距離に旅客機が突っ込んできた瞬間のことを思い出してほしい。広々としたオフィスだった空間は、轟音とともに、粉塵と噴煙が立ちこめる瓦礫の海と化した。オフィスが再建されると、スティーブはあの日まさに自分が座っていた席に戻ることになったが、周囲はもっとがらんとしていた――同僚の大半は火の玉に当たって命を落としていたのだ。

スティーブはそのときの心境をこう振り返る。「私たちは怒りに満ちていました。『あの畜生どもめ。覚えてろよ!』。暗闇の中にいるような、惨めなひとときでした」

スティーブの深刻なPTSDは、年月をかけて累積されていったものだ。かつてスティーブは湾岸戦争でデザート・ストーム作戦に従事し、イラクの戦場にも赴いた。九・一一の大惨劇は、積み重ねられたトラウマを増幅させたのである。

その後何年にもわたって、スティーブの内面では怒りといらだちが過剰なまでの警戒心とないまぜになってとぐろを巻いていた。しかし、誰かに調子はどうだいと訊かれれば、スティーブは「問題ないよ」と答えるのだった。自分の中ではそういうことになっていたからだ。スティーブは酒に慰めを求め、ハードなジョギングに明け暮れ、家族を訪ねたり、本を読んだりした。自分を落ち着かせるために、あらゆる努力をしたのである。

最終的に救いを求めてウォルター・リード陸軍病院の門をくぐったときには、スティーブは自殺する一歩手前だった。ここで彼は、アルコール依存から脱し、少しずつ回復への道を歩みはじめる。自らの精神状態を理解したスティーブは、心理療法士との面談に同意した。いまもスティーブと交流のあるその心理療法士こそ、彼にマインドフルネス瞑想を勧めた人物だ。

アルコールから脱して二、三カ月たった頃、スティーブは週に一回開かれていた地域のマインドフルネスの会合に参加しようとした。最初の数回は、おずおずと会場に入っていっては周囲を見渡し、「彼らはおれの仲間じゃない」と感じて外に出ていくことが続いた。おまけに、閉鎖的な空間に恐怖をおぼえてもいた。

しかし、ようやくにして短期間のマインドフルネスの合宿に参加することができたとき、スティーブは効果があったと感じた。とりわけスティーブの心に刺さったのは慈愛の瞑想で、これは自分ばかりでなく他者にも慈しみの心を向けるのに役立った。慈愛の瞑想をおこなうことで、スティーブは「ふたたび居場所を見つけた」ように感じたという。子供の頃、友達と遊んでいたときの感覚、何もかもがうまくいくという強烈な感覚が、心の底からふたたび湧いてきたのだ。

「瞑想は、この感覚がずっと私のもとに留まる手助けをしてくれました。おかげでこう思えるようになったんです。『きっとよくなる』って。何かに腹が立っても、少しばかりの思いやりと慈しみを、自分と相手の両方に向けることができるようになりました」

最後に近況を聞いたとき、スティーブは大学に戻ってメンタルヘルスのカウンセリングを学び、心理療法士の資格を取って、臨床博士号を取得する準備を進めているところだった。論文のテーマは「良心の損傷と精神の健康」である。

PTSDについて最近発見された事実も、スティーブの直感を裏づけるものだ。シアトルにある退役軍人療養所では、PTSDを患っている四二人の退役軍人を一二週間の慈愛の瞑想のコースに参加させた。スティーブが効果を実感した瞑想と同じ種類のものだ。[12] 三カ月後、彼らのPTSDの症状は改善され、うつ状態（PTSDによく見られる副症状である）もやや軽減された。

こうした発見には期待が持てるものの、たとえばHEPなどの対照条件と比較したときに、瞑想だけに効果が認められるかどうかはわからない。この教訓を踏まえれば、主な精神障害の治療に瞑想を採用することが妥当かどうかを科学的に検証するために、私たちが真っ先になすべきことは明白だろう。

とはいえ、スティーブの体験談のような事例報告をはじめとして、慈愛の瞑想がPTSDの処方箋になり得るという主張は枚挙にいとまがない。[13] その多くが、現実的で具体的な提言だ。退役軍人の多くがPTSDに苦しんでいる。どの年を調べても、退役軍人の一一～二〇パーセントはPTSDと診断されており、生涯のうちにPTSDを患う率は三〇パーセントにもなる。慈愛の瞑想に効果があるのなら、グループ療法による費用対効果の高い治療が可能になるはずだ。

慈愛の瞑想を試すべき理由はまだある。PTSDの症状には、無気力や疎外感、人間関係における「断絶感」などが挙げられる。これらはすべて、慈愛の瞑想で他人へのポジティブな気持ちを育むことによって好転させることが可能だ。それだけではない。多くの退役軍人は、ＰＴＳＤの治療薬の副作用を嫌って処方された薬をまったく飲もうとせず、代わりとなる治療法を自ら探し求めている。どちらの観点からも、慈愛の瞑想には試す価値があると言えるだろう。

暗い夜

「私が体験したのは、あまりにも衝撃的で、あまりにも濃密な自己嫌悪の波でした。それによって、すべてが変わってしまいました……私自身の信条（ダルマ）や、人生の意味そのもの、そういったものの捉え方すべてが」。ジェイ・マイケルソンは回想する。長く、沈黙に支配されたヴィパッサナー瞑想の修行の果てにはまり込んだ、このとてつもなく苦しい精神状態のことを、彼は「暗い夜」と表現した(14)。

『ヴィスッディ・マッガ』は、この危機的な瞬間が、思念が軽くなっていくのを瞑想家たちが実感したときに最も起こりやすいと看破している。予定どおりというべきか、マイケルソンが暗い夜に突入したのは、静かなる恍惚に包まれた境地を経て、「生滅」のステージに入った直後のことだった。このステージでは、思念は生じた端から消えていき、その連鎖が目まぐるしく続いていく。

そう思うが早いか、マイケルソンは暗い夜にはまり込んでいた。そこではゾッとするような疑念、自己嫌悪、怒り、罪悪感、不安といった感情がドロドロに混ざり合っている。その毒気を強烈に感じた瞬間、修行は頓挫し、マイケルソンは号泣した。

しかしやがて、徐々にではあるが、渦を巻く思考や感情に引き込まれることなく、心の内側を観察することができるようになってくる。いまやマイケルソンはこれらのマイナスの感情を、他のすべての感情と同じく、生じた端から消えていく精神状態として捉えていた。苦しいひととき は過ぎ去ったのだ。

もっとも、瞑想のさなかにやってくる「暗い夜」のすべてが、このようにすっきりと解決されるわけではない。瞑想者の苦しみは、瞑想センターを去ったのちもずっと続くことがある。瞑想のポジティブな効果があまりに広く知れわたっているため、暗い夜に行き当たった一部の人々は、それが何かを理解することはもとより、自分たちが傷ついていることにすら気づけない。こうした場合に、精神科医が助けになることは稀だ。

救いを求める声に応えて、ブラウン大学の心理学者であるウィロビー・ブリットン（ＳＲＩの卒業生でもある）は「暗い夜プロジェクト」を推進し、瞑想が原因の精神的トラブルに苦しむ人々に手を差し伸べている。より正式には「瞑想体験プロジェクト」と呼ばれるこの企画は、瞑想の有益な側面ばかりが広まっている現状に警鐘を鳴らすものだ。では、どういったときに瞑想は害になり得るのだろう？

現時点では、確たる答えはない。ブリットンはいくつもの事例を集めながら、暗い夜の記憶に苦しむ人々に、彼らが経験したものがなんだったのかを説明し、彼らはひとりではないこと、そして回復する見込みもあることを伝えている。彼女の研究対象は、主に各地のヴィパッサナー瞑想センターから紹介されてきた人々だ。長い歴史を持つこれらのセンターでは、集中的な瞑想修行のさなかに、時として暗い夜の犠牲者を出してきた。精神が脆い人には瞑想への参加を控えてもらうよう、エントリーシートで精神疾患の病歴を尋ねているにもかかわらず、被害者は出るのだ。無論、暗い夜がこうした病歴とはなんの関係もない可能性もある。

暗い夜は、ヴィパッサナー瞑想に特有の現象ではない。ほとんどの瞑想法が、同様の現象について警告している。たとえばユダヤ教のカバラの経典は、瞑想の実践は中年になってから始めるのがよいと忠告する。さもないと、未熟な自己が崩壊してしまうからだ。

ある一部の人々にとっては、集中的な瞑想をおこなうこと自体が有害なのかもしれない。あるいは、暗い夜の犠牲者たちは瞑想をおこなっていなくても、いずれ別の形で精神を病んだのかもしれない。どちらにせよ、現時点ではなんとも言いようがない。一方で、ブリットンが収集した事例は個人の体験談にすぎないとはいえ、その存在自体が大きな説得力を持つ。

長期の修行中に瞑想者が暗い夜に突入する確率は、誰に聞いてもきわめて小さなものだという。とはいえ、その数字を正確に言える者はいない。研究の立場から見て今後必要と思われるのは、こうした問題が生じる人々の出現率を、瞑想をおこなっている人々と、一般人口の両方について調査することだ。

アメリカ国立精神衛生研究所の調査によると、どの年も、合衆国の成人の五分の一、すなわち四四〇〇万人がなんらかの精神障害を患っているという。とりわけ、大学の一年目とブートキャンプの新兵訓練で（ここに「心理療法中」というのを加えてもいいかもしれない）、少数ではあるが一定の人数が精神的に危険な状況に陥ることはよく知られている。次に問われるべきは「深い瞑想体験が、標準的なリスクを超えて一部の人を危険にさらすことがあるとすれば、その理由は何か？」ということだろう。

実際に暗い夜を経験した人がいれば、ウィロビー・ブリットンのプログラムが、心を落ち着けるための具体的なアドバイスをくれるだろう。とりわけ長期間の修行でこうしたリスクはあるものの（そのリスクは低いものだが）、心理療法士のあいだでは瞑想を取り入れるのがひとつの流行になっている。

メタセラピーとしての瞑想

ダンは、自身が初めて瞑想について取り上げた論文の中で、瞑想を心理療法に活用するという可能性を提示している。[15]「メタセラピーとしての瞑想」と題したこの論文は、一九七一年のインド滞在中に執筆されたものだが、心理療法士からはほとんどなんの反応もなかった。とはいうものの、アメリカに帰国したダンは、どうしたわけかマサチューセッツ心理学会から、会合で講演をするように依頼される。

講演後、明るい色の目をしたスリムな若者がダンのところにやってきた。まったく似合っていないスポーツジャケットを着たその若者は、自分は心理学を専攻する大学院生であり、ダンと同じ分野に関心を抱く者だと自己紹介した。聞けば、タイで仏僧として数年間を過ごし、瞑想を学んでいたのだという。その間、彼は現地の人々の喜捨によって生計を立てていた。タイではどの家庭でも仏僧に施しをすることが名誉とされている。ニューイングランドでは考えられないような羨ましい話だ。

この大学院生は、心理学者としての立場から、瞑想の手法を心理療法にアレンジすることによって患者たちの苦しみを軽減することができるのではないかと考えていた。そして、自分以外の誰かが瞑想の医療活用を考えていることを知って喜んでいた。

彼の名をジャック・コーンフィールドという。ちなみに、ジャックの学位論文の審査メンバーにはリッチーも名を連ねていた。ジャックはマサチューセッツ州バレにあるインサイト・メディテーション・ソサエティー（ＩＭＳ）の創設メンバーであり、その後、サンフランシスコのベイエリアにあるスピリット・ロック瞑想センターに移る。彼は、仏教が定義する心のありようを、現代の感覚にも通じる言葉に置き換えて紹介したパイオニアである。(16)

ジャックはジョセフ・ゴールドスタインらを含むチームとともに、瞑想講師を養成するプログラムを開発し、その運営に携わった。このプログラムは、のちにスティーブ・Z中佐をPTSDから救うことになる講師たちを輩出している。ジャックは著書『賢明なる心（*The Wise Heart*）』で、仏教が説く心理学を独自に解釈し、瞑想によって自分の心を観察する手法を心理療法に（あるいは患者が各自で）取り入れる方法を紹介した。以来、ジャックは東洋の伝統を現代に生かす方法を提案する著作を数多く著しているが、そのジンテーゼが世に出たのはこのときが最初である。

こうしたムーブメントの中で重要な役割を果たしたもうひとりの人物が、精神科医のマーク・エプスタインだ。ダンが講義する「意識の心理学」の受講者であり、当時は学部の四年生だったマークは、優等学位を取得するための論文のテーマとして仏教における心理学を選び、ダンに顧問を依頼した。当時、ハーバード大学の心理学科に、この分野について多少なりとも理解と知識を持っている人間はダンしかいなかったのだ。ダンは快諾した。のちに、マークとダンは短命に終わった科学雑誌に共同で論文を発表してもいる。(17) 現代の精神分析と仏教における心理観の融合を試みる書籍は数多いが、そうした本の著者として、マークはつねに先頭を走ってきた。彼の最初の本のタイトルは『思索家なき思索（*Thoughts Without a Thinker*）』。これは、対象関係論の提唱者として知られるドナルド・ウィニコットの言葉から取ったものだが、瞑想における心の捉え方を的確に表現するものでもある。(18) タラ、マーク、ジャックらの仕事は、その後大きく拡散したムーブメントの象徴であり、いまや無数の心理療法士が、さまざまな瞑想の手法や視点を独自の療法に取り入れようとしている。

研究界のお偉方は、『ＤＳＭ』が規定する精神障害の治療に瞑想が有効であるという点について、いまだどこかしら懐疑的だ。しかし、瞑想と心理療法を熱心に結びつけようとするセラピストは増えつづける一方である。研究者らが、アクティブ・コントロールを用いたランダムな研究の登場を待ちわびている一方で、心理療法士らはすでに瞑想の手法を取り入れた治療法を患者たちに実施している。

これを書いている現在、科学雑誌に掲載されたマインドフルネス認知療法に関する論文は一一二五本にのぼる。さらに言えば、その八〇パーセントはここ五年以内に発表されたものだ。もちろん、瞑想には限界がある。そもそもダンが大学生の頃に瞑想に関心を持ったのは、不安をやわらげたかったからだ。確かに瞑想には不安を落ち着ける効果があるようだが、それでも不安は湧いてくるし、やがて去っていく。

多くの人は、不安を感じたときに心理療法士に会いにいく。ダンはそうはしなかった。それから何年もたって、ダンは副腎機能不全だと診断された。それこそが長年の高血圧の原因だったのだ。副腎不全の症状のひとつは、不安の引き金となるストレスホルモンであるコルチゾールの値が上昇することだ。もう何年にもわたってダンは瞑想を続けているが、コルチゾールをコントロールし、不安を抑えてくれたのは、瞑想ではなく副腎不全に対して処方された薬だったのである。

この章のまとめ

瞑想は、もともと心のトラブルを解決するために生まれたものではないが、現代社会では一部の精神障害、とりわけうつ病と社会不安障害の治療法として有望である。精神障害を抱える患者に瞑想による治療を試みた四七件の研究をメタ解析したところ、瞑想はうつ状態を緩和し（重度のうつほどその効果は顕著だった）、不安や苦痛をやわらげることが確認された。その効果は薬物療法にも匹敵し、そのうえ副作用がないというメリットがある。これほど顕著ではないが、瞑想には精神的ストレスを緩和する効果もある。たとえば慈愛の瞑想はトラウマに苦しむ人々を救うことができ、とりわけトラウマを抱えたPTSD患者に対して高い効果が確認された。

マインドフルネスと認知療法を融合させたマインドフルネス認知療法（MBCT）は、瞑想をベースにした心理療法のなかでは最も多くの有効性が報告されているものだ。こうした事例は、医療の世界では引き続き広く注目を集めており、これまで以上に幅広い障害に対して瞑想による治療を適用した実証研究が進められている。瞑想の実践に際しては、時折ネガティブな効果が報告されることもあるが、これまでに発見されてきたデータは、瞑想をベースにした治療法の有望さを強調するものであり、この分野の研究が急速に増えているという現状は、将来にとっても好ましいことだと言える。

11 ヨギの脳

ヒマラヤの尾根を望むマクロード・ガンジの村から急峻な山道を登っていくと、長期の単独修行に入ったチベットのヨギたちが暮らす、ちっぽけな小屋や洞窟住居に行き当たることがあるかもしれない。一九九二年の春、リッチーとクリフ・サロンを含む科学者チームは、大胆にもそんな小屋や洞窟を渡り歩き、居室に入り込んでヨギの脳活動を調査しようとした。

まず、マクロード・ガンジまでやってくるのに三日かかった。このヒマラヤの高地にある避暑地は、ほかならぬダライ・ラマとチベット亡命政府の本拠地である。科学者たちは、ダライ・ラマの邸宅に程近い、法王の兄弟が所有するゲストハウスに拠点を構えた。彼らは提供された部屋で荷をほどくと、山間の隠者の棲家へと運ぶために装置を寄せ集めてバックパックに収めた。

その当時、脳を測るには、脳波電極、脳波アンプ、コンピュータモニター、ビデオ録画機、バッテリー、発電機の一式が必要だった。サイズからして現在のものよりはるかに大きく、重さにすれば数百ポンドにもなった。巨大な機器を頑丈な保護ケースに入れて運ぶ研究者たちの姿は、オタクっぽいロックバンドの一行を思わせた。これほどの荷物があることに加えて、彼らの前には道がなかった。なんといっても、修行に入るヨギたちはできる限り辺鄙な場所を選ぶからだ。そんなわけで、科学者たちは多大な労力を払い、何人かのポーターの助けも借りながら、計測機器をヨギたちのもとまで運んでいったのだった。

ダライ・ラマ自身はこうしたヨギたちをロジョンの達人と見なしていた。ロジョンとは、チベットに見られる体系的な精神鍛錬法の一種だ。ダライ・ラマの見立てによれば、彼らは研究にうってつけの被験者だった。ダライ・ラマはヨギたちに協力を要請する手紙を書き、それが最高レベルの要請であることを伝えるために、わざわざ自分のオフィスから僧侶を使者として派遣した。ヨギの草庵に到着した科学者たちは、その手紙を見せ、通訳を介して瞑想中に脳をモニターさせてくれるよう頼み込んだ。

どのヨギの答えも同じだった。「お断りします」

もちろんヨギたちはひとり残らずフレンドリーだったし、科学者たちを温かく迎え入れてくれた。なかには、計測するのではなく自分でやってみればいいと、瞑想の指導を申し出るヨギもいた。ちょっと検討させてほしいと言ったヨギも数人いたが、その場でそれ以上の回答を口にした者はひとりもいなかった。

彼らのなかには、同じようにダライ・ラマの手紙に説得されて修行から離れ、はるかアメリカの大学を訪ねていったヨギの話を聞いたことがある者もあったかもしれない。そのヨギは、アメリカで深部体温を意のままに上昇させて見せたのだが、帰国するなり死んでしまった。山では、その実験が問題だったという噂がささやかれていたのだ。

ほとんどのヨギにとって、科学はまったく異質な存在だった。近代西洋文化における科学の役割について想像を働かせることさえままならなかった。科学者チームがこの遠征で出会った八人のヨギのうち、それまでにコンピュータの実物を見たことがあるのはたったひとりだけだった。

数人のヨギは、その奇妙な機械が実際のところ何を測るものなのか皆目見当もつかないと用心深く口にした。彼らの修行とはまるで関係のないものを測るのであれば、あるいは測定結果が科学者の期待に添わなければ、彼らの修行そのものが無駄だと見なされかねない。ヨギたちにしてみれば、同じ道を行く者の歩みをくじくことになりかねないと言うのである。

理由はどうあれ、このチーム遠征の成果は正味のところ、すがすがしいほど何もなかった。データどころか協力を得ることにも失敗し、短期的な成果はゼロ。にもかかわらず、こうやって実際に動いてみたことでわかったことはあったし、おかげでその後、測定作業はめざましく進むことになる。とりあえずわかったのは、こちらから瞑想者のところに出向くのではなく、瞑想者を装置のところに連れてきたほうがいいということだ。設備のしっかりした脳科学研究室であればなおのことよい。もちろんすべてはヨギたちが望むかどうかにかかっているわけだが。

それから、達人たちの研究には独特の困難がつきものだということも見えてきた。彼らが世にも稀な人々であるとか、意図して辺鄙な場所に暮らしているとか、科学的な試みに対してなじみもなければ興味もないといったことだけが問題なのではない。ヨギたちが人間の内奥に通じた達人であるという点においては、いくらか世界クラスのスポーツ選手にも似たところがあるだろうが、修行という「スポーツ」の世界では、熟練の域に達するほど、地位や順位はどうでもよくなっていくのだ。彼らが社会的ステータスにも、富や名声にも関心がないのは言うまでもない。

ヨギたちの無関心のリストはまだ続く。科学的な計測によって、自身の精神の達成度が明らかになったところで、それを個人として誇りに思うことはないだろう。彼らにとって大事なのは、良かれ悪しかれ、その結果が他者に及ぼす影響なのである。

したがって、今後の研究の見通しがいいとは言えない状況だった。

科学者と僧侶

ここで、マチウ・リカールが登場する。マチウはフランスのパスツール研究所で分子遺伝学の学位を取得しているが、指導教官はのちにノーベル生理学・医学賞を受賞するフランソワ・ジャコブであった[1]。博士研究員のとき、マチウは生物学者としての約束された将来をなげうって仏僧になった。以来何十年にもわたって、合宿所や寺院、そして草庵で暮らしてきた。

マチウは私たちの古くからの友人であり、私たち同様、ダライ・ラマとさまざまな科学者グループとの対話（主催は〈心と生命研究所〉）にたびたび参加してきた。どのような議題であっても、マチウは仏教徒の立場から発言した。(2) あの「破壊的な感情」をめぐる対話を思い出してもらいたい。あのとき、ダライ・ラマはリッチーの背中を押すように、瞑想を厳密に検証し、そこから広く世界の福祉に役立つような価値ある成果を引き出すようにと語りかけた。

マチウもリッチーと同じく、ダライ・ラマの鬨《とき》の声に強く心動かされた。本人も驚いたことに、心の中で長らく眠りについていた科学者としてのマチウが目を覚ましたのだ。リッチーの研究に手を貸そうと最初にラボにやってきた僧侶はほかならぬマチウだった。彼は被験者として数日間を過ごしながら、あとからやってくるヨギたちに適用される実験手順をさらに洗練させるにはどうすればいいかをリッチーと検討した。ヨギに関する最初の発見を報告した重要な雑誌論文で、マチウ・リカールはリッチーの共著者となっている。(3)

僧侶としてネパールとブータンに滞在するあいだ、マチウは長らくディルゴ・キェンツェ・リンポチェの世話係を務めていた。リンポチェは二〇世紀において最も広く世界の尊敬を集めたチベットの瞑想指導者である。(4) 国外追放者として生きるチベットの高名な僧侶たちのなかには、リンポチェに個人的な指導を求める者が大勢いた。ダライ・ラマもそのひとりであった。

こうした経緯から、マチウはチベットの瞑想家たちが構成する一大ネットワークの中心人物となった。マチウは今後どのような人物をリッチーの被験者として推薦すべきかわかっていたし、これがおそらく重要なことだが、当の瞑想の達人たちから信頼を勝ち得てもいた。マチウが研究に参加することによって、熟練のヨギたちを被験者として連れてくる困難な作業は一変する。

マチウであれば、地球を半周するに値するもっともな理由があるのだとヨギたちを納得させることができた。ウィスコンシン州マディソンにある大学のキャンパスといえば、多くのラマ僧やヨギたちにとっては目にしたこともなければ耳にしたこともない場所だ。しかも、そこでは外国の奇妙な食事や習慣を我慢しなければならない。

もちろん、ヨギたちのなかには、西洋で瞑想を指導した経験があり、その文化に通じている者もあった。けれども、今度はただ異国の地へ旅をするのとはわけが違う。科学者たちがおこなう奇妙な儀式は、ヨギたちの目には異星人の所業にも等しいものだ。近代世界よりもヒマラヤの草庵になじんでいる人々の価値基準からすれば、すべては理解不能だっただろう。

そんなヨギたちから協力を取りつけることができたのは、科学者たちの努力は価値あるものになるはずだとマチウが請け合ってくれたことが大きい。ヨギたちにとって「価値あるもの」とは、個人的な利益を意味しない。名声を高めることでも、プライドに肥料をやることでもない。むしろ、他の人々の助けとなることだ。マチウはその点をよくわかっていた。ヨギたちの動機の源は他者への慈しみであって、自分ではないのである。

だからこそ、マチウは科学者たちの動機を強調した。科学者がこのプロジェクトに打ち込んでいるのは、科学によって瞑想の効能を実証できれば、その習慣を西洋文化に広めるのに一役買うことができると信じているからだ、と。

マチウがこうやってヨギたちを安心させたからこそ、これまでに最高レベルの瞑想家が二一人も、ウィスコンシンにあるリッチーのラボを訪れることになったのだ。その中には、インドないしはネパールからやってきたチベット人の達人一四人のほか、七人の欧米人も含まれている。彼らはマチウも修行したフランスのドルドーニュの瞑想センターで、最低でも過去に一回は三年間の瞑想修行を経験したことのある人々だった。

一人称、二人称、三人称

マチウは分子遺伝学のトレーニングを積んでいたので、科学が要求する厳密さやルールに居心地の悪さを覚えることはなかった。企画会議にも飛び入り参加し、最初の被験者（ほかならぬマチウその人）に適用される実験手段を策定する作業に加わっている。共同策定者として、またボランティア第一号として、マチウは自らが構想に関わった実験を、身をもって試すことになった。

科学史においてはきわめて例外的な事態ではあるが、研究者自身が最初の実験台になる先例がないわけではない。とくに何かしら新しい治療法の安全性を確認しようとするときは、こうした方法が採られてきた[(5)]。といっても今回の場合は、他の人間を未知の危険にさらすのを恐れたからではない。人間がどのようにして心を鍛え、脳を形づくっていくかを研究するには、独特の配慮が必要だったからだ。

ここで調査されるのはごくごく私的な事柄、ひとりの人間の内なる体験である。一方で、それを測定するのは機械にすぎない。機械は生物学的な事実に客観的な尺度をあてがってみせるだけで、その内なる経験については何も語りはしない。専門的に言い直そう。測定は「三人称」的におこなわれるが、内面の評価については「一人称」による報告が不可欠なのだ。

一人称と三人称の溝を埋めようというアイデアは、才気あふれる生物学者にして、〈心と生命研究所〉の共同創設者であるフランシスコ・ヴァレラのものだった。ヴァレラはその論文で、一人称と三人称を「二人称」の視点、すなわち当の研究課題に通じた人物の視点によって統合する方法を提案している(6)。そして、被験者はよく練れた知性の持ち者であるべきで、そうであればこそ、知性不足の人間よりもすぐれたデータをもたらすことができるとヴァレラは主張している。

マチウは瞑想という研究テーマに通じた専門家であり、鍛え上げられた知性の持ち主でもあった。たとえばリッチーの場合、さまざまなタイプの瞑想の調査に乗り出した頃は、瞑想で「視覚化(ビジュアライゼーション)」と呼ばれる作業は、単に心になんらかのイメージを抱くことだろうくらいにしか考えていなかった。マチウはそれに対して、視覚化の瞑想ではあるイメージを浮かべるとともに、それに見合った感情をつちかうのだとリッチーとチームに説明した。たとえば、多羅菩薩のイメージに対しては、思いやりと慈しみが混じり合った感情を呼び起こす……といった具合に。このようなアドバイスがあって、リッチーのチームは従来のトップダウン式の研究手法を改め、マチウの協力のもとに細かい実験手順を詰めていくというスタイルに移行した(7)。

といっても、実験のための仮説を立てるにあたっては、マチウが共同研究者になるだいぶ前から私たちはこの路線を取ってきた。つまり、研究対象である瞑想に私たち自身が浸ってきたのだ。この普遍的なアプローチは、今日の科学において「グラウンデッド・セオリー」の一例として知られている。つまり、個人の中で起きている事柄について、その個人の感覚に直接訊ねるというやり方である。

ヴァレラのアプローチは、その一歩先へと踏み出すものだ。研究の対象となるものがある人物の心や脳に潜んでいることはわかっていても、それがどんなものか研究者には見当もつかないような場合、このアプローチが必要になってくる。瞑想という私秘的な領域の研究について、マチウのような専門家を共同研究者として迎え入れたことで、さもなければいい加減な当て推量に頼るほかなかったところに、方法論的な正確さが加わることになったのだ。

ここで、私たちが過去にしでかした失敗を告白しよう。一九八〇年代のことだ。当時リッチーはニューヨーク州立大学パーチェス校の若き教授で、ダンはニューヨーク市でジャーナリストとして働いていた。私たちはとある非凡な才能を持つ瞑想家について、共同でなんらかの研究をおこなってみようということになった。この瞑想家はウ・バ・キン（ゴエンカの師）の教え子で、自身も瞑想講師となっていたのだが、本人の話では、意のままに涅槃の状態へ入ることができるということだった。涅槃とはビルマの瞑想が目指す最終ゴールだ。私たちとしては、その自慢の状態を示す物証をぜひ手に入れたいと思った。

問題は、私たちの手元にあった切り札が、コルチゾールの血中濃度分析だったという点だ。これは当時、研究の世界で話題となっていた指標だった。私たちはコルチゾール研究の第一人者から研究室を使わせてもらっていて、自分たちでもそれを主要な指標として使うことにした。そもそも、涅槃とコルチゾールを結びつけるような強い仮説を持っていたわけではなかったのだ。しかし、コルチゾールの血中濃度を測るには、瞑想家をマジックミラーのある個室に閉じ込めて静脈内注射に繋げっぱなしにしなければならない。そうやって一時間ごとに血液を採取するわけだ。そこで私たちは、他にふたりいた科学者とシフトを組んで、二四時間の監視体制を整え、この日課をそれから何日間かにわたって続けることになった。

瞑想家は、その実験期間中に何度か涅槃に入ったことを知らせるブザーを鳴らした。しかし、コルチゾールの血中濃度は微動だにしなかった。まったく無関係だったのだ。私たちは脳検査もおこなったが、それも意味のあるものだったとは言いがたかったし、今日の基準からすれば精度も低いものだった。思えば遠い昔の話である。

瞑想科学がこのまま進化しつづければ、次には何が起きるのだろうか？ ダライ・ラマはかつて、目を輝かせながらダンにこう言った。いつか「被験者と実験者が同一人物になる」日が来るだろうと。

おそらくはその狙いが頭にあったのだろう、ダライ・ラマはエモリー大学のグループの協力を得て、チベットの学僧たちが学ぶカリキュラムにチベット語による科学の講義を導入した。[8] 革新的な試みである。こんな変化はこの六〇〇年で初めてのものだろう！

生きる喜び

二〇〇二年九月、とある冷え込んだ朝、チベットの僧侶がひとりウィスコンシン州マディソンの空港に降り立った。その旅ははるか七〇〇〇マイル彼方から始まった。ネパール、カトマンズ。彼はその町の縁をなす丘の上に立つ寺院からやってきた。一八時間かけて空を渡り、一〇の時間帯を横切った。正味三日の旅路だった。

リッチーがその僧侶に会うのは初めてではなかった。一九九五年にダラムサラで開かれた、破壊的感情を議題とする〈心と生命研究所〉の会合で、ちらりと顔を合わせたことがあったのだ。見た目がどんな様子だったかはもはや憶えていなかったが。それでも、彼を群衆の中に見つけ出すのはわけもないことだった。デーン・リージョナル空港に、頭を剃り上げて金と真紅のローブを纏った男はひとりしかいなかったからだ。彼の名はミンゲール・リンポチェ。瞑想中の脳を分析させるために、わざわざやってきたのだった。

ひと晩休んでから、リッチーはミンゲールを研究室のEEGルームに連れていった。脳波を測定する部屋だ。そこにあるのはシュールレアリスムの作品を思わせる測定装置で、シャワーキャップからワイヤーがスパゲティのように突き出ている。この特注のキャップには二五六本の細いワイヤーが取りつけられていて、ワイヤーはそれぞれ頭皮の特定の位置に取り付けられたセンサーに繋がっている。センサーと頭皮をしっかりと密着させることが大切で、そうすれば脳の電気活動について有用なデータを記録できるが、密着させなければ電極はただノイズを拾うだけのアンテナと化す。

こうしたことをミンゲールに説明しているそばから研究室の技術スタッフがやってきて、センサーをミンゲールの頭皮にくっつけはじめた。センサーがしっかりと密着しているかどうかを確かめながら所定の位置に取りつけていくのに、本来ならものの一五分もかからない。しかし、ミンゲールのそりあげた頭部を見ると、髪の生えている人よりも皮膚が分厚く、硬くなっていることがわかった。結局、分厚い皮膚からも有効なデータを読み取れるように、電極と頭皮をよりしっかり固定する必要があったため、通常よりも長い時間がかかってしまった。

このような遅れが生じると、大半の被験者はいらだちを露わにしないまでも、しびれを切らすものだ。しかしミンゲールは少しもそうしたそぶりを見せなかったし、おかげで神経質になっていた技術スタッフも冷静になることができた。彼であれば、何が起きても大丈夫だと思えたからだ。それは作業に立ち合っていた他の人間にしても同じだった。

そのとき、私たちはミンゲールという人物が持つ気安さに気づきはじめた。人生で何が起ころうとも鷹揚に構えていられるような佇まいが手に取るように感じられたのだ。ミンゲールは果てしない忍耐力と穏やかなやさしさを漂わせていた。その印象はそのときからずっと変わらない。

永遠とも感じられる時間をかけてセンサーをしっかりと頭皮に取り付けると、ようやく実験を開始する準備が整った。ミンゲールは、ヨギとしては予行実験に参加したマチウ以来の被験者だ。チームのメンバーはコントロール室に詰めかけ、運命の瞬間が訪れるのを熱心に見守っている。「慈しみ」のような形の定まらないものを正確に分析するときほど、実験の手順を厳格なものにしなければならない。そうすることで初めて、脳内で不協和音を奏でる電気の嵐から、その精神状態を示す特定のパターンを探し当てることができる。このときの手順は、慈愛の瞑想を一分間おこない、次に三〇秒間ただリラックスするという流れを繰り返すことだった。なんらかの変化が感知されたとして、それが単なる偶然の産物ではないことを確定するために、ミンゲールは同じ手順を続けざまに四回おこなわなければならないことになっていた。

リッチーは最初から、このやり方がうまくいくかどうか大いに懸念していた。ただ心を落ち着かせるだけでも時間がかかるものだということを、リッチーを含めたチームの瞑想経験者はみな知っていた。たいていは数分以上を要するものだ。たとえミンゲールのような人間であっても、すぐさま瞑想状態に入れるとは思えなかったし、ほとんど時間をかけずに内なる平静に至れるなどとは考えられなかった。

そんな疑念はさておき、この手順を決めるにあたって、研究チームはマチウの助言に従っている。なんといってもマチウは科学と瞑想のふたつの文化に通じた人物だ。この程度の心の体操であれば、ミンゲールほどの達人にとっては造作もないことだとマチウは請け合った。とはいえ、この手法で瞑想の達人を本格的に検査するのはミンゲールが最初であり、リッチーや技術スタッフとしてはまだ自信が持てないところがあった。率直に言えば不安だったのである。

リッチーにとってありがたかったのは、ウィスコンシン大学の仏教学者ジョン・ダンの存在だ。ジョンは人文学者でありながら科学に関心を抱いており、チベット語にも堪能という稀有な人物で、ボランティアで通訳をしてくれることになった。(9) 厳密なタイムスケジュールに従って、ジョンはミンゲールに慈愛の瞑想を始めるように合図を送り、そのきっかり六〇秒後には、それから三〇秒のあいだ心を休めるようにとの合図を送る。これをあと三回繰り返すのだ。

ミンゲールが瞑想を始めるや、脳の信号を表示するコンピュータのモニターが、突如として爆発的な電気活動を映しだした。誰もが、ミンゲールが身体を動かしたからだろうと推測した。このようなトラブルは脳波を使った研究にはつきもので、被験者が身体を動かすと、頭頂葉の電気活動を示す脳波パターンとして認識されてしまうのだ。たとえば足を組み替えたり、頭を傾けたり、なんらかの動作によってセンサーを作動させてしまうと、それが増幅されて、見たところ脳波のような振れ幅の大きい波形となって表示されることになる。これは正確な分析の妨げになるので、除外しなければならない。

奇妙なのは、この爆発的な電気活動が、ミンゲールが慈愛の瞑想をおこなっているあいだ途切れることなく続いているように見えたことだ。誰の目にも、ミンゲールが少しでも動いたようには見えなかった。休息の時間に入っても、波形の振れ幅は小さくなったものの、すっかり消えてしまうことはなかった。このときも、ミンゲールの身体が動いたようには見えなかった。

コントロール室にいる四人の研究者が状況に目を奪われている前で、次の瞑想が始まることが告げられる。ジョン・ダンが瞑想の指示をチベット語に通訳しているあいだ、研究チームは息を詰めて、脳波を映すモニターと、ミンゲールを撮影しているカメラの映像に目線を行き来させていた。

すぐさま、電気信号の劇的な爆発がふたたび現れる。休息から瞑想に戻るときの身体の位置に変化はなく、今回もミンゲールは完全にじっとしたままだった。それでもモニターは、また同じ脳波の高まりを映し出していた。この波形は慈しみの心を抱くようにとの指示が出されるたびに繰り返し現われ、チームのメンバーは張り詰めた沈黙の中で視線を交わし合った。興奮のあまり椅子から飛び上がらんばかりだった。

そのとき研究チームは悟った。自分たちはいま何か深遠なものを、これまで研究室で観察されたことがないものを目撃しているのだ、と。これがどういう場所へ着地するのか予想できる者はいなかった。けれども、神経科学の歴史の潮目が変わる決定的な瞬間に自分が立ち合っていることを誰もが自覚していた。

この実験のニュースはいまだに科学界を席巻している。これを書いている時点で、実験の成果を報告した論文は、世界中の科学論文で一一〇〇回以上も引用されている。(10) 科学はようやく、瞑想に注目するようになったのだ。

失われたチャンス

ミンゲール・リンポチェが驚くべきデータを提供したというニュースが科学の世界を駆けめぐっていた頃、ミンゲールは当時ハーバード大学にいた高名な認知科学者の研究室に招かれた。ミンゲールはそこで二つの実験にかけられた。一方では、複雑な視覚的イメージを想起することが求められた。もう一方では、彼が超感覚的な知覚を発動させるコツのようなものを持っているかどうかが検証されることになった。その認知科学者は、貴重な被験者の偉業を記録できるものと期待に胸をふくらませていた。

ミンゲールの通訳は不愉快でしかたなかった。というのも、その実験が何時間もかかるやっかいなものだったというだけでなく、ミンゲールが実際に専門とする瞑想とはまるで関係なかったからだ。チベットではミンゲールのような導師に接する際は相応の儀礼が求められるが、その実験は、通訳からしてみれば敬意を欠いた行為でしかなかった（それでもミンゲールは始終持ち前の陽気さを失うことはなかった）。

その研究室でミンゲールがどんな結果を残したかといえば、正味のところ、どちらの実験でもお粗末なものだった。通常、その研究で被験者となっていたのは学部の二年生だったが、彼らとなんら変わるところがなかったのである。

というのも、ミンゲールは瞑想の修行を始めた初期以来、長らく視覚化の訓練は一切してこなかったのだ。時とともに彼の瞑想は進化した。ミンゲールが現在採用している手法はオープン・プレゼンス（日常生活においては、思いやりという形で現れる）というもので、この瞑想では何か特定の視覚的イメージを思い浮かべることではなく、むしろあらゆる種類の思念を手放すことが奨励される。ミンゲールの修行とは、あるイメージやそれに付属する感情を意図的に思い起こすことの逆を行くものなのだ。ミンゲールが各種のメンタルトレーニングに何千という時間を費やしてきたことを思えばいささか意外な気もするが、彼の視覚の回路は、これといって鍛えられてこなかったのである。

「超感覚的知覚（訳注：五感や論理的な類推などの手段を用いずに、外界に関する情報を得る能力）」について言えば、そのような超常的な力を持っているとミンゲール自身が口にしたことは一度もない。それどころか、彼の流派にある書物は、そのような能力に魅了されることは回り道であって、その先はどこにも通じていないとはっきりと述べている。

以上のことは、秘密でもなんでもなかった。誰も彼に訊ねなかったというだけの話だ。ミンゲールは、意識、精神、瞑想といったテーマを扱う今日の研究が陥っているパラドックスと真正面からぶつかる羽目になった。瞑想を研究する当の人間が、瞑想について何もわかっていないということは、しばしば起こるのである。

通常、認知神経科学においては、「被験者」（研究に参加するボランティアを指す、人を人とも思わない無愛想な科学用語）は研究者によって策定された実験手順をたどることになる。研究者は被験者の誰とも協議することなく手順の策定を進めるが、そうする理由は、部分的には被験者が実験の目的を知ってはならないからだ（バイアスがかかるのを避けるため）。一方で、科学者が独自の実験基準を持っているからという理由も大きい。それはたとえば自分の仮説であったり、同じ分野の別研究であったりするだろう。科学者というものは、自分の被験者がそういう事柄に通じているとは思ってもいないのだ。

このような古臭い態度によって、ミンゲールの瞑想の才能を、その実態に合わせて検証するという機会は完全に失われた。涅槃の測定をやり損ねた私たちの初期の失敗と同じことだ。どちらのケースでも、一人称と三人称に乖離が見られ、それによって瞑想者が持つ本当の強みと、その測定方法について誤った判断が下されることになった。言ってみれば、ジャック・ニクラウスのような伝説的なゴルファーに対して、バスケットボールのフリースローをやらせてその腕前を測るようなことをしたわけである。

瞑想の天才

ミンゲールの実験に話を戻すことにしよう。次に驚くべきことが起きたのは、ミンゲールが別の一連のテストを受けたときだった。このときは、脳活動を三次元映像として捉えることができるｆＭＲＩを使用した。ＥＥＧは脳の電気活動を記録することができるが、ｆＭＲＩはこれを補う視角をもたらすものだ。ＥＥＧが時間情報に関して正確である一方で、ｆＭＲＩは神経の位置情報について正確なのである。

ＥＥＧでは脳の深いところで何が起きているかはわからないし、脳の変化がどの部位で起きているかということになるとお手上げだ。こうした空間の特定こそｆＭＲＩが得意とするところで、脳活動が起きている領域を分刻みでマッピングすることができる。その反面、一秒、二秒といった短い時間の変化を捕捉することについては、ｆＭＲＩはＥＥＧよりもはるかに分が悪い。

ｆＭＲＩに入ると、ミンゲールはそこで合図に従って慈愛の瞑想を始めた。コントロール室でその様子を見ていたリッチーと研究チームは、またもや心臓が止まる思いをする。というのも、ミンゲールの共感をつかさどる脳回路の活動レベルが、直前の休息の時間と比べて七〇〇～八〇〇パーセントにも跳ね上がったからだ（通常は、この種類の瞑想ではほんの少ししか活性化しない回路である）。

こうも極端な変化を見せられると科学者も困惑する。ミンゲールの脳で観察された反応の激しさは、「普通」の人々を対象におこなった研究ではお目にかかったことがないようなものだった。似た現象を探すとすれば、てんかんの発作が最も近いだろうが、それにしてもほんの数秒のことであり、この状態がまるまる一分間続くなどということは考えられない。加えて、発作中は当然ながら脳の自由がきかない。その反対に、ミンゲールは脳活動を意図的に制御してみせているわけだ。

ミンゲールは瞑想の神童であった。研究チームは彼の生涯瞑想時間（この時点で六万二〇〇〇時間）を計算していく過程でそのことを知る。ミンゲールは瞑想の達人の一家に育った。彼の兄弟であるツォキニ・リンポチェ、チョキ・ニーマ・リンポチェ、ツィキ・チョクリン・リンポチェも、生まれながらにして瞑想の達人であったと思われる。

兄弟の父親であるトゥルク・ウルギェン・リンポチェは、中国の侵略で国を追われたあとも、かつてのチベットで瞑想技法を習得した「生ける伝説」のひとりとして、チベット人コミュニティで広く尊敬を集めた人物だった。これを書いている時点で四二歳のミンゲールは、人生で通算一〇年目になる瞑想修行に入っているところだが、父のトゥルク・ウルギェン・リンポチェは生涯で二〇年もの歳月を修行にあてたと言われているし、ミンゲールの祖父（つまりトゥルク・ウルギェンの父親）にいたっては、三〇年以上を修行に費やしたと言われている[11]。

子供の頃、ミンゲールは暇つぶしに好んで洞窟で瞑想をするヨギのまねをしていた。若干一三歳にして三年間の瞑想修行に入ったが、そうした難行に挑むには普通より一〇かそれ以上も若かった。この修行によってミンゲールの技量は周知のものとなり、次の三年間の修行を終えたところで、瞑想導師として認められることになる。この修行が始まったのは、最初の修行が終わった直後のことだった。

放浪者の帰還

二〇一六年、ミンゲール・リンポチェはリッチーの研究室に戻ってきた。前に研究に参加してから八年が経過していた。ＭＲＩが今度は彼の脳をどのように描き出すだろうと私たちはわくわくしていた。

さかのぼること数年、ミンゲールはまたしても三年間の修行に入ることを宣言した。三度目の修行だ。誰もが度肝を抜かれたことに、このとき彼は、慣習どおりに食事や身の回りの世話をする付き人をともなって辺鄙な場所にある草庵にこもる代わりに、ある夜、ブッダガヤの寺院から突然姿を消した。僧衣とわずかな現金、それに身分証明書だけを持って。

この修行のあいだ、ミンゲールは放浪の托鉢僧として暮らした。冬はインドの平原で苦行者として過ごし、温暖な季節には伝説的なチベットの導師たちが蟄居したというヒマラヤの洞窟で生活していたという。このような放浪修行は古い時代には珍しいことでもなかったが、中国の侵略がミンゲールたちチベット人の民族離散を引き起こし、彼らが近代世界に放り出されてからは、きわめて稀なことになっていた。

放浪の歳月、唯一の例外を除いて、ミンゲールは一切の言葉を口にしなかった。その例外とは、修行のために洞窟にいたところを台湾人の尼僧に見とがめられたときである。ミンゲールは彼女に手紙を託した（そして自分が去ってからそれを投函するようにと伝えた）。手紙には、心配にはおよばない、自分は元気にしているとあり、教え子たちに修行に励むよう熱心に諭していた。長い付き合いの僧侶がミンゲールとの接触に成功したときに撮った写真を見ると、彼は小さく刈り込んだ口ひげと長く伸びた髪のあいだで晴れやかな表情を浮かべており、その様子は歓喜に満ちあふれている。

二〇一五年一一月、ほぼ四年半におよんだ沙汰なしの放浪を終えて、ミンゲールは突如、ブッダガヤの寺院へ姿を見せた。その報せを聞いたリッチーは、一二月の訪印中に彼と会う約束をとりつけた。

それから数カ月後のこと、ミンゲールはアメリカ講演旅行の折にマディソンに立ち寄り、リッチーの家に滞在することになった。到着してものの数分で、彼は再び検査機に入ることに同意する。苛酷な放浪生活から帰還して数カ月しかたっていないのに、彼は最新鋭の設備が整った研究室でも、心からくつろいでいるように見えた。

ミンゲールが続き部屋になったＭＲＩ室に入っていくと、研究室の技術スタッフが彼を歓迎して「以前、あなたがこのスキャナに入ったときの技術屋が私です」と言った。ミンゲールは弾けるような笑顔を返した。機器の準備が整うのを待ちながら、彼はリッチーのチームの一員である、ハイデラバードからやってきたインド人科学者と軽口を叩きあっていた。

さて、準備万端いつでもＯＫと告げられると、ミンゲールはサンダルを脱いで踏み台を二段登り、ＭＲＩのテーブルに横になった。技術スタッフが頭を受け台にストラップでしっかりと固定する。これでほんの一、二ミリ動くこともできなくなった。脳の鮮明なイメージを得るには、そのほうが都合がいいのだ。何年にもわたってヒマラヤの急峻をトレッキングしていたために、がっしりと太くなったふくらはぎが僧衣からのぞいている。やがてテーブルがＭＲＩの奥深くへ呑み込まれていくと、それも見えなくなった。

テクノロジーは前の実験から進歩していた。モニターに映し出される映像はより鮮明になり、脳のひだやしわがはっきりと見える。とはいえ、ここで得られたデータを過去に集められたものと比較し、この間の変化をたどって、さらにミンゲールと同年齢の人間の脳に見られる通常の変化と比べるには何カ月もかかるだろう。

放浪修行から帰還して以来、ミンゲールのもとには脳をスキャンさせてほしいというリクエストが世界中の研究室から山のように届いていたが、永遠の被験者となることを恐れた彼は、そのほとんどを断っていた。彼がリッチーのチームによる再スキャンに同意したのは、ここであれば以前のデータがあるので、自分の脳が特異な変化を起こしていれば、すぐに分析できると知っていたからだ。

リッチーの研究室が最初にミンゲールの脳をスキャンしたのは二〇〇二年。次は二〇一〇年で、最新は今回の二〇一六年。こうして三回にわたってスキャンすることで、研究チームは灰白質（神経細胞が集まっている場所）の密度の経年劣化について分析できるようになった。人は誰しも年齢を重ねると灰白質の密度が減っていくものだ。9章「心、身体、ゲノム」でも触れたように、同年齢の人々の脳の情報を集めた巨大なデータベースと比較すれば、ある脳の状態を評価することが可能になる。

高解像度MRIの登場によって、解剖学的ランドマーク（訳注：医療画像を解析する際の手がかりとなる人体の特徴的な局所構造）を脳年齢の推定に利用できることは、いまや科学者の常識となっている。ある年齢の人々の脳年齢をグラフにすれば、正規分布型（いわゆるつりがね曲線）になるだろう。たいていの人の脳年齢は、実年齢の付近に位置する。ところが、ある人々の脳は実年齢から予想されるよりも早く老化することがある。そうなると、認知症のように通常であれば高齢になってから起きる脳障害が、早期に起きるリスクが高まってしまう。反対に、実年齢よりゆっくり年をとる脳もある。

これを書いている現在、ミンゲールの最新スキャンについてはまだ解析中だが、リッチーのチームは十分な数の解剖学的ランドマークを用いることによって、そこにはっきりとしたパターンが読み取れることをすでに確認している。ミンゲールの脳を同年齢の水準と比べてみると、百分位数中九九番目だった。これは、ミンゲールと同年齢（スキャン時点で四一歳）で同性の人間を一〇〇人集めた場合、彼の脳がグループの中で一番若いことを意味する。放浪修行のあと、研究室がミンゲールのその間の脳の変化を、同一期間における対照グループと比較してみたところ、ミンゲールの脳は明らかに、よりゆっくりと年をとっていることがわかった。

実年齢は四一歳なのに、その脳は三三歳の水準に最も近かったのだ。

この注目すべき事実は、変性特質（脳の構造の変化がもたらす新たな性質）の土台である神経可塑性の可能性が、さらに広範囲におよんでいることを印象づけるものだ。

ミンゲールの放浪中に加算された瞑想時間を割り出すのは難しい。彼ほど熟達した瞑想家ともなれば、「瞑想」はもはや意識（脳の特性）の一形態でしかない。つまり、独立した行為ではなくなるのだ。文字どおり、ミンゲールは昼と夜の別なくずっと瞑想していると言っていい。実際のところ、ミンゲールの流派が他の流派と一線を画しているのは、瞑想をクッションに座って実践するか、日常の中で営むかという慣習的な違いではなく、そのとき何をしていても瞑想状態に入れるかどうかという点にある。

ミンゲールは最初に研究室を訪れたときから、意図的で持続的な精神の訓練を積んでいくことで脳の回路が再設計されることをほのめかす魅力的なデータを提供してくれた。とはいえ、ミンゲールひとりから得られた発見だけなら、他にどうとでも説明できるひとつのエピソードでしかない。たとえば、彼の非凡な家系にはなんらかの不思議な遺伝的性向があり、それが彼らを瞑想へと向かわせ、名人にまで押し上げているのだろう、とか。だとしても、それは彼らがそうだというだけの話だ。

より説得力を持つのは、ミンゲールのような経験豊富な瞑想の達人をもっとたくさん研究したときに得られる結果である。ミンゲールの見せたすばらしい脳のパフォーマンスは、もっと大きな物語のひとつのエピソードにすぎない。リッチーの研究室は、世界クラスの瞑想の達人から得られた大量のデータを精査し、分析しつづけており、そこから生まれた一連の発見は、脳科学は言うにおよばず、瞑想の歴史においても空前の規模に成長し、いまなお増えつづけている。

この章のまとめ

瞑想の研究に着手した頃、リッチーのラボは、最も高い経験値を誇るヨギたちの協力を取りつけることができなかった。しかし、ベテランのヨギにして生物学の博士号も持つマチウ・リカールが、リッチーの研究に参加すれば広く世の人々の役に立つだろうと仲間に請け合ったため、合計で二一人のヨギが研究への参加に同意することになった。マチウはリッチーの研究室と革新的な共同作業をおこない、実験手順を策定するのに貢献した。

次に研究室にやってきたのはミンゲール・リンポチェ、これまでの被験者のなかでも、最長の生涯瞑想時間（その当時で六万二〇〇〇時間）を誇るヨギである。彼が慈愛の瞑想を始めると、EEGでは巨大な波形が観測された。一方、fMRIの画像からは、ミンゲールが休息状態から瞑想に入ったとたん、共感をつかさどる回路の活動量が七〜八倍にも拡大したことが明らかになった。のちにミンゲールは四年半の放浪修行を実行するが、その間、彼の脳年齢は老化のスピードを緩め、四一歳の彼の脳は三三歳の水準に近いことが確認されたのだった。

12 隠された財宝

ミンゲールのマディソン訪問は唖然とするような結果をもたらしたが、彼ひとりが特別だったわけではない。リッチーの研究室では、これまでに二一人のヨギが正式にテストされている。彼らはいずれも卓越した瞑想の技術を持っており、生涯に積み上げた瞑想時間は最低でも一万二〇〇〇時間、ミンゲールに至っては六万二〇〇〇時間におよぶ（この数字は初めの二回の修行中に達成したもので、彼はその後さらに四年間の放浪修行を積んでいる）。

ラボにやってきたヨギたちはそれぞれ、三年間の瞑想修行を最低一回は完遂していた。この三年間（より正確に言えば三年三カ月と三日）は、流派の作法にのっとった瞑想を一日に八時間、毎日実践する。つまり、控えめに見積もっても一回の修行で約九五〇〇時間の瞑想を実践したことになる。

実験の手順は誰でも同じだ。三種類の瞑想をそれぞれ一分間、四セットおこなうのである。こうして、膨大なデータが積み上げられていった。研究チームは何カ月ものあいだ、熟練の瞑想者たちがごく短時間の瞑想で見せる劇的な変化を分析しつづけた。

ミンゲールと同様、彼らもまた意のままに瞑想状態に入っていった。それは傍目にも明らかで、なおかつそれぞれに特徴的な脳活動のパターンが見られた。ミンゲールがそうであったように、達人たちの精神的機動力の高さには目を見張るものがあった。瞬時に、呆気ないほどすんなりと、任意の精神状態（思いやりの気持ち、心に去来するあらゆる物事を受け入れる静かでゆったりとした心持ち、鋭く研ぎ澄まされた不屈の集中など）を呼び起こすことができるのだ。

普通の人は到達するのが難しい意識状態に、彼らは一瞬のうちに出入りする。その出入りは、そのまま計測可能な脳の活動として記録されていった。このような精神鍛錬の妙技が、これほどまとまった形で科学の前に披露されたことはかつてなかった。

科学者の驚き

フランシスコ・ヴァレラの最期を思い出してほしい。死のひと月前、寝たきりのフランシスコはマディソンでのダライ・ラマとの会合に参加することを断念した。そこで代理で遣わされたのが、彼と親しい間柄にあった学生、アントワーヌ・ルッツだ。アントワーヌはフランシスコの指導下で博士号を取得したばかりだった。

リッチーとアントワーヌが初めて顔を合わせたのは会合の前日だったが、ふたりは最初から科学者としての波長が合うと感じていた。アントワーヌは工学畑の人間で、リッチーは心理学と神経科学を持ち場としている。専門の違うふたりが、互いを補うように手を組んだのだ。

アントワーヌはそれから一〇年間をリッチーの研究室のスタッフとして過ごすことになる。彼がラボに持ち込んだのは、ヨギの脳波やｆＭＲＩを分析する際の、とことん厳密な姿勢だった。師のフランシスコと同じく、アントワーヌ自身も熱心な瞑想の実践者であり、人の内面に向ける洞察力と科学的精神を兼ね備えた彼は、リッチーのラボに欠かせない仲間となった。

いまやフランスのリヨン神経科学研究センターの教授となったアントワーヌは、変わらず瞑想の神経科学の研究に邁進している。アントワーヌはヨギを被験者とした実験に初期から参加してきたし、共著者としてリッチーの一連の論文に名を連ねてもきたが、お楽しみはこれからといったところだ。今後、どしどし独自の成果が報告されることになるだろう。

ヨギの脳の変容に関する一次データを、高度な解析プログラムを用いて用意するには、献身的な仕事ぶりが要求される。休息中と瞑想中の脳活動の違いを解き明かすだけでも、膨大な計算をしなければならない。アントワーヌとリッチーが、データの洪水の中に隠されたあるパターンに行き着くまでには、相当な時間がかかってしまった。瞑想状態で脳活動を変化させていくヨギたちの技術に興奮するあまり、当初は重要な証拠を見逃していたのである。それに気づいたのは、興奮がいくらか冷めて何カ月もたってから、分析チームがデータの再検証をおこなったときだった。

解析チームは実験中の状態効果に注目して、ヨギの平時（ベースライン）の脳活動と、一分瞑想中の脳活動の違いを計算していった。その数字を見直していたリッチーとアントワーヌは、ベースライン状態（実験開始前にくつろいでいたときに測ったもの）で、ヨギの脳波と、彼らと同じ瞑想を試したボランティアの脳波に差異がないことを確認しようとした。そこでリッチーはベースラインの測定値だけを見せてもらいたいと頼んだ。

リッチーとアントワーヌは腰を下ろしてコンピュータが高速ではじき出していくデータを吟味していった。そしてふたりはある数字で目を止め、それから互いに顔を見合わせた。ふたりには自分たちが何を見ているのか正確にわかっていたし、交わす言葉はひとことで十分だった。「すごい！」

どのヨギもガンマ波が高い数値を示していた。オープン・プレゼンスや慈愛の瞑想に取り組んでいるさなかだけではなく、実験の冒頭、まだなんの瞑想にも取り組んでいない段階からしてそうだったのだ。この驚くべきパターンは、「高振幅」と呼ばれる、最も強く、最も密度の高いガンマ波だ。その波形が、瞑想を始める前の平常状態からずっと続いていたのである。

ミンゲールはオープン・プレゼンスと慈愛の瞑想のさなかに、驚異的な脳波の高まりを見せたが、それがまさにガンマ波だった。そしていま、リッチーのチームは同様の尋常ではない脳波パターンをすべてのヨギに見出した。しかもそれは彼らにとって、日々の脳活動に標準装備されていたものだったのだ。リッチーとアントワーヌは思いがけず聖杯を拾い上げたといってもいい。脳に持続的な変化が起きたことを記録するかのように、脳に刻み込まれたサインである。

脳波は主に四種類あり、周波数で分類される（単位はヘルツ）。最も遅い波はデルタ波で、振動数は一～四サイクル毎秒。主に熟睡時に見られるものだ。次に遅いのはシータ波。うとうとしているときに現れる。そしてアルファ波。頭を休めているときに生じる波で、リラックスしていることを示す。これより速いのがベータ波で、考え事をしたり、警戒したり、集中したりするときにも見られる。

ガンマ波は最も速い脳波で、脳の異なる働きをする領域が一挙に活動するときに観察される。たとえば、パズルの別々のピースが「ぴたっ」とはまるような瞬間だ。この「ぴたっ」とくる感覚を知りたいなら、次の問題を試してみるといい。以下の三つの単語に共通してつく一語はなんだろう？「sauce」「pine」「crab」（答えは「apple」）

答えを思いついたとたん、脳の信号が瞬時に特徴的なガンマ波の爆発を誘発する。あるいは、熟したジューシーな桃にかぶりつくところを想像してみても、ガンマ波は短く現れるだろう。これは、脳が後頭葉、側頭葉、体性感覚皮質、島皮質、嗅覚皮質といった別々の領域に蓄えられた記憶を同時に引き出し、視覚、嗅覚、味覚、触覚、聴覚の体験をひとつの体験へと編み上げているからだ。この一瞬のうちに、それぞれの領域から発せられるガンマ波は完璧に同調して振動する。ただし、創造的なひらめきなどによってガンマ波が生じたとしても、通常は五分の一秒も続かない。ましてヨギたちのように丸一分続くなどということはない。

誰の脳であれ、短時間なら特徴的なガンマ波が観察されることもあるだろう。通常、脳が覚醒している状態であれば、周波数の異なるさまざまな脳波が絡み合うように上下する様子が見られるものだ。これらの脳波は複雑な精神活動（たとえば情報処理など）を反映したもので、異なる周波数はそれぞれに異なる機能と対応している。脳の領域によって生じる脳波は異なる。アルファ波は大脳皮質のある領域に見られ、ガンマ波はそれとは別の領域に見られるといった具合だ。

ヨギたちの脳で観察されたガンマ波は、一般の人々のそれよりも際立って特徴的だ。通常、私たちのガンマ波は、たとえばミンゲールのようなヨギのガンマ波と比べてはるかに弱い。その差は膨大なもので、平常状態にあるヨギたちのガンマ波は、対照グループよりも平均して二五倍も強烈な高振幅を見せた。

意識がどんな状態にあればこのようなことになるのか、私たちには推測することしかできない。ミンゲールのようなヨギたちは、瞑想しているときだけでなく、普段から豊かで開かれた気づきが自身を満たすという経験を重ねているように見える。ヨギたちはこの状態を「広大無辺に立つ」境地だと表現する。まるで、彼らのすべての感覚が、豊かで充実した経験のパノラマに向かって大きく開かれているようだ。

一四世紀チベットの文献は、それをこう描写している。

……むき出しで透明な気づき。
さらりとして、鮮烈。くつろいだ、気ままな知恵に満たされた状態。
縛られるもののない、澄み切った状態。いかなる主観も介在しない。
広々と何もなく瞭然。大きく開かれ、どこまでも自由。その足に枷はない……(1)

リッチーとアントワーヌが発見したガンマ波は、珍しいどころの話ではなかった。前代未聞の大発見だ。これまで脳研究の世界で、一瞬ならいざ知らず、何分間も持続するガンマ波を目にしたグループなどなかった――それも、これほど強く、脳の広範な領域と同調するガンマ波を。

驚異的なのは、この脳を席巻する持続的なガンマ波のパターンは、被験者であるベテラン瞑想家が眠っているあいだも続いていたということである。これは、リッチーのチームがおこなった別の研究からわかったことだ。この研究の被験者は、生涯の瞑想時間が平均約一万時間にのぼる熟練のヴィパッサナー瞑想者たちだった。熟睡時にも持続するガンマ波は、このとき初めて観察された。それは昼も夜も変わらず留まりつづける、もはや不変の意識の性質を表しているように思われる(2)。

通常、ガンマ波とはごく短時間、脳の一部でのみ観察されるものだということを考えれば、ヨギたちのガンマ波はきわめて特異だと言える。彼ら熟練の瞑想家は、圧倒的に高いレベルのガンマ波を脳全体で振動させていた。かといって、彼らがなんらかの精神活動に取り組んでいたわけではない。

リッチーとアントワーヌは、長年におよぶ瞑想修行が深く刻み込んだ変容のしるしが脳内にこだまする様子を初めて目の当たりにしていた。宝はここに、データの中にずっと隠されていたのだ──まぎれもない、変性特質という宝が。

変性特質がもたらすもの

アントワーヌは多くの研究で先導的な役割を果たしている。その中のある研究で、彼は瞑想未経験のボランティアにヨギたちと同じ瞑想法を実践させた。このときわかったのは、ボランティアの場合、くつろいでいるときと、ヨギをまねてなんとか瞑想に取り組んでいるときとで、脳にまったく違いが見られないことだった(3)。ヨギたちの場合、休んでいるときと瞑想しているときで大きな違いが見られるのとは対照的である。ヨギたちが瞑想に膨大な時間を捧げていることからもわかるように、ある精神の技が習得可能であったとしても、それをわがものとするには繰り返し修練を積むしかない。それはどんな技法でも同じことだ。だから、初心者と達人とのあいだに大きな隔たりが見られたとしても、驚くにはあたらない。

ところが、驚きは別のところにあった。ヨギたちは特定の瞑想状態に、ほんの一、二秒ですっと入り込んでいける非凡な能力を持っているが、その能力そのものが変性特質の存在を証明していたのである。こうしたはなれわざを前にすれば、著者ふたりを含む大半の瞑想経験者など初心者に毛が生えたようなもので、その力量の差は圧倒的だ。私たちが瞑想しようと思えば、心を落ち着かせて、集中を阻む雑念を振り払い、ぐっと軌道に乗るまでに多くの時間を必要とする。

瞑想をしていると、時に「うまくいっている」と感じることがあるだろう。あるいは逆に、ちらちらと腕時計を見ながら、このセッションはあとどれぐらい続くだろうかと確認したりすることもあるかもしれない。

しかし、ヨギは違う。

彼らの際立ったスキルは、専門的には「特質の相互作用状態」として知られる。新たな特質を獲得した脳は、瞑想のさなかに特殊な能力を発現するようになるのだ。その発現スピードはきわめて速く、強度は圧倒的で、持続力も高い。

瞑想科学の世界で「変性状態」とは、瞑想の最中にのみ生じる変化を意味する。一方、「変性特質」が意味するのは、瞑想を実践することで脳および生物としてのあり方が変化し、その変化が、いまや瞑想を始めるまえにも見られるようになるということだ。

したがって、「変性特質がもたらす状態効果」とは、新たに獲得した不変の特性を脳の引き出しに持っている人間、すなわち熟練の瞑想家やヨギたちにのみ見られるものなのである。リッチーのチームがヨギたちのテストをおこなっているさなかにも、こうした効果は何度も確認された。

たとえば、オープン・プレゼンスと慈愛の瞑想を実践しているあいだ、ヨギたちのガンマ波のレベルが驚くほど上昇したことを思い出してもらいたい。対照グループよりもはるかに高いレベルのガンマ波だ。さらに、高いレベルのガンマ波は、ヨギたちの平常状態においても観察された。これこそ、変性特質による状態効果が生じている証しだ。

さらに言えば、彼らはオープン・プレゼンスの状態でくつろぐこともできる。このとき「状態」と「特質」の境界はもはやあいまいだ。修行の過程で、ヨギたちはオープン・プレゼンスを日常の中に溶け込ませるよう、はっきりと諭される。そうして、「状態」を「特質」へとつくり替えていくのだ。(4)

行動に備える

被験者は一人ひとりスキャナに横たわる。頭は大型のヘッドホンでしっかりと固定される。このときの検査対象は、瞑想初心者のグループと、チベット人および西洋人のヨギたち（生涯瞑想時間は平均で三万四〇〇〇時間。なかには女性のヨギもいた）のグループだ。彼らは、それぞれ慈愛の瞑想を実践しているところを脳のスキャンにかけられた。

研究に参加したマチウ・リカールは、ここで用いられた瞑想法を次のように説明している。まず深く気にかけている人物を思い浮かべ、その人物に対して共感の念を呼び覚ます。それからそ

の共感の気持ちを、特定の誰かに限定することなく、生きとし生けるあらゆるものに向ける。(5)

慈愛の瞑想のあいだ、被験者はそれぞれ無作為に選ばれた一連の音声を聞かされる。たとえば赤ん坊の笑い声のような幸福を感じさせる音、カフェの背景音のようなあたりさわりのない音、あるいは誰かが漏らす苦痛の声（6章で紹介した研究にも出てきた叫び声など）。共感と脳の関係を調べた過去の研究でもそうだったが、どの被験者についても、くつろいでいるときより慈愛の瞑想の最中に苦痛の声を聞いたほうが、苦痛に同調する神経回路が強く活性化した。

このような、他人の感覚を共有するという脳の反応は、初心者よりもヨギたちに強く現れた。さらに、他人の精神状態を感知したり、他人の視点に寄り添ったりといった回路まで強く反応したのは、ヨギたちが慈愛の瞑想に熟達していたからこそだろう。瞑想によって活性化した脳の複数の領域のなかでは、とりわけ扁桃体の反応が顕著だった。扁桃体は周囲の異変を察知する器官であり、扁桃体があるからこそ、私たちは他人の苦しみに気を配り、重く受け止めようという気持ちになれる。

実際に行動を起こすまでの最後のステップをクリアしてみせたのも、初心者ではなくヨギだった。私たちが行動に出ようとするとき、つまり他人に救いの手を差し伸べるために決定的な一歩を踏み出すときに、身体を正しく導くのは運動中枢の役割だ。ヨギたちの場合、本人はスキャナの中に横たわっているというのに、その運動中枢は跳ね上がるように活性化していた。とりわけ、運動前野の反応の強さが目を引く。それは他人の苦痛に対して感情的に寄り添うだけでなく、実際に救いの手を差し伸べようという行動への意欲があることを意味している。

慈愛の瞑想を実践中のヨギの脳活動からは、脳の変性の最終形態が浮かび上がってくるだろう。一度も瞑想をしたことのない完全な初心者が慈愛の瞑想をおこなったとしても、同じパターンを見ることはできない。つまり、修練が必要ということである。用量反応と言ってもいい。このパターンは、初心者ではうっすらとしか確認できないが、人生を通じて多くの時間を瞑想に費やしてきた人間の場合、よりはっきりと現れる。そして、ヨギにおいて完全な姿を見せるのだ。

興味深いのは、慈愛の瞑想のさなかに他人が苦痛に悶える声を耳にしたとき、ヨギの後帯状皮質（PCC）が他の人々と比べて微弱な反応しか見せなかったことだ。PCCは自己中心的な考えをつかさどる領域である。(6) 苦しみの声を聞いたことで、ヨギたちは自分よりも他人に意識を集中する態勢に入ったのだろう。

同時に、ヨギの脳ではPCCと前頭前野の強い結びつきが確認された。このパターンが示しているのは、「私に何が起こるのか？」といった自分への気遣いが「下方制御」されたということだ。こうした自己中心的な感覚は、共感的な行動を妨げかねないからだ。(7)

ヨギたちの何人かがのちに説明してくれたのは、彼らがおこなってきた修行では、行動に移るための備えを身につけることが繰り返し説かれるということである。だから、他人が苦しんでいる場面に遭遇したときは、躊躇なく救いの手を差し出すようになっているのだ。この備えは、他者の苦しみに責任をもって関わろうとする彼らの意欲とともに、苦しむ人々とはなるべく関わらないようにしよう、手を引くことにしようという、一般の人々の傾向と対極にあるものだ。

その具体的な姿は、チベットの瞑想の達人(であると同時に、マチウが恩師として最初に挙げる人物)、ディルゴ・キェンツェ・リンポチェがヨギたちに与えた助言に見出すことができるだろう。いわく、「あらゆる状況、あらゆる感情、そしてあらゆる人々を受け入れる、完全に開かれた心を身につけなさい。留保なく、無条件に、すべてを余すところなく経験するのです(8)」。

痛みに向き合う

一八世紀チベットのある文献には、瞑想者に対するこんな警句が見られる。「向かってくるあらゆる障害を自分のものとせよ」。その警句はこう続く。「病のときは病を自分のものとし……寒さのときは寒さを自分のものとせよ。このように訓練を積むことで、あらゆる状況が瞑想として立ち上がってくる(9)」

ミンゲール・リンポチェもまた同様の助言をしている。すべての感覚を、痛みさえも「友」として、それを瞑想の土台に据えるようにと。瞑想の本質は気づきであって、注意をひとところにつなぎ留める感覚は、どのようなものであってもその支えとなり得る。とりわけ痛みは意識を集中するのにもってこいの存在だ。痛みを徐々に、排除すべき対象から受け入れるべき対象へとシフトさせていくこと。痛みを友として扱うことで、私たちと痛みの関係は、ミンゲールの表現を借りれば「やさしく、温かく」なる。

このアドバイスを心に留めつつ、リッチーの研究チームがヨギたちに激しい痛みを感じさせるべく温冷刺激装置を使った実験のことを振り返ってみよう。一人ひとりのヨギ（ミンゲールを含む）に対して、年齢と性別を揃えたボランティアの瞑想初心者が比較対照に選ばれた。実験当日までの一週間を使って、ボランティアたちは「オープン・プレゼンス」の状態を発生させる方法を学ぶ。オープン・プレゼンスとは、心に浮かぶあらゆる事柄を浮かんでは消えるにまかせる、注意に対するひとつの姿勢のことだ。浮かんできたことについてあれこれ考えることも、感情的な反応を示すことも差し控える。そのとき、私たちの感覚は完全に開かれている。心に浮かんだ事柄をただ意識するだけで、それらにとらわれて一喜一憂することはない。

まずは被験者全員について、それぞれが我慢できる最高の温度が計測される。被験者は、熱発生装置が一〇秒間発熱することと、それに先立つ一〇秒間、金属プレートがかすかに温まることを事前に伝えられる。本格的に発熱する前の注意期間というわけだ。この間、被験者の脳は始終スキャンされている。

さて、プレートが熱を帯びだす。痛みがやってくる合図だ。このとき対照グループの脳を見ると、痛みを感じる領域である「ペインマトリックス」が、まるでもう激しい火傷が生じているかのように全面的に活性化していた。専門的には「予期不安」と呼ばれるが、この架空の痛みへの反応は非常に強いもので、逆に焼けるような感覚が本格的に生じだしても、ペインマトリックスの反応はほんの少し強まった程度だった。そして熱が引いた直後の一〇秒間、ペインマトリックスはほとんど変わらずに活性化したままだった。ただちに回復には向かわなかったのだ。

予期－反応－回復というこの一連の流れは、感情の調節に対するひとつの視点を提供してくれる。たとえば近い将来に受けなければならない治療について心配しすぎると、不安そのものが予期的な苦痛を引き起こす。どんなに痛いだろうと想像するだけで痛くなってってしまうのだ。そして本番の治療が終わったあとも、その経験を引きずってなかなか落ち着かないということがある。その意味で、痛みへの反応は実際に痛みが発生する時点のだいぶ前から始まり、だいぶあとまで続く可能性があるということだ。これはまさに対照グループの初心者たちに見られたパターンである。

一方ヨギたちについては、まったく異なる反応が見られた。ヨギたちも対照グループと同じようにオープン・プレゼンスの状態にあった。無論、初心者よりもはるかに広大なオープン・プレゼンスであったことは疑いない。さて、そんなヨギたちを調べてみると、プレートが熱を帯びはじめた時点ではペインマトリックスにほとんど変化は見られなかった。最大の痛みがやってくるのが一〇秒も先のことであれば、始まりの合図で変化が見られなくてもむしろ当然かもしれない。彼らの脳は、開始の合図については特定の反応を示すことなく、ただそれを感知するに留めているようだった。

しかし、熱がまさに最高潮に達したときにヨギたちの脳に現われた反応は驚くほど大きく、それはとりわけ「ざらざらした刺激」を受け取る感覚野に見られた。ひりつきや圧力、高熱など、熱くなったプレートが手首の肌に直接与えた感覚に反応したのだ。ペインマトリックスの情動をつかさどる領域もわずかに活性化したが、感覚回路の活性化ほど目立ったものではなかった。

私たちは痛みを予期して不安を覚えるものだが、ここで示されたのは、痛みの感覚そのものが研ぎ澄まされるほど、そうした心理的な要素は力を失うということだ。熱が止まるや、ヨギたちのペインマトリックスの反応は、すべての領域で合図前の水準にまで急速に低下した。そのスピードは対照グループよりもはるかに早かった。この高度な技量を身につけた瞑想家たちが痛みから回復する様子を見ていると、まるでたいしたことなど何も起こらなかったかのようだ。

痛みの発生を予期しているときにはほとんど反応を見せず、痛みが発生したとたん反応が急上昇し、痛みが終わると速やかに回復する。この逆V字パターンは、高い順応性の証しだ。こうした順応性を持ち合わせていると、身体に異変が生じたとき、私たちはいわば感覚そのものとなる。事前であれ事後であれ、感情的な反応がつけ入る隙はない。そんなものはもはや用をなさないのだから。これは感情調節の最も高度な形と言えるだろう。

虫歯を詰めに歯医者に行こうとしていた六歳の頃の恐怖を覚えているだろうか？　その歳の子供にとっては悪夢だろう。しかし歳を取れば変わるものである。子供時代であればトラウマになったかもしれない事件も、二六歳にもなれば退屈な出来事でしかない。多忙なスケジュールの合間に組み込まれた、ただの歯医者の予約だ。大人となった私たちは子供時代とは別人なのだ――

虫歯の治療に対する考え方も、態度も、ずっと成熟している。

同じことが、痛みの研究に参加したヨギたちにも言えるだろう。痛みを感じているさなかの彼らの特異な状態は、長年の瞑想修行の成果を反映したものだった。つまり彼らの脳は、修行によって新たな特質を獲得したのだ。実験中、ヨギたちがオープン・プレゼンスを実践するよう指示されていたことを考えれば、これもまた変性特質がもたらした状態効果のひとつだと考えられる。

力まない

瞑想を始めて数週間もたてば、初心者であっても以前より簡単に瞑想できるようになっていることに気づくものだ。どんな技術であれ、腕を磨くとはそういうことだろう。瞑想初心者のボランティアが、毎日欠かさず一〇週間にわたって瞑想を実践してみた結果を見てみるといい。彼らが取り組んだのは、呼吸に意識を集中する瞑想だったり、慈しみの心を育てる瞑想だったり、あるいはただ思考の流れに耳を澄ます瞑想だったりとさまざまだが、いずれにせよ彼らから上がってきた報告は、瞑想が日ごとに易しく、そして楽しいものになっていったというものだった。[10]

すでに8章で見たように、ジャドソン・ブルワーはベテランの瞑想家（生涯実践時間は平均で一万時間）について、彼らが瞑想中に難なく気づきを得られたと報告するときには、後帯状皮質（PCC）の活動が低下していることを確認している。PCCはデフォルトモード・ネットワークの一角を占め、「自家受精」的に頭を働かせるときにアクティブになる脳の領域だが[11]、だとすれば、思考から自分自身を排除することで、瞑想の実践はスムーズに進むと言えるのではないか。実際、ベテラン瞑想者が「心を乱すものがなかった」「力みがなかった」「充実していた」といった言葉を口にしたときは、PCCの活動量は低い水準で留まっていた。一方、彼らが「心が乱された」「力んでいた」「満たされなかった」と口にするときは、PCCの活動量が上昇することが見て取れたのだ[12]。

初心者グループも、力まずに瞑想ができるようになったことを報告しているが、それはマインドフルな状態のさなかに限定されたものだった。つまり状態効果と呼ぶべきものであって、その状態を離れた形では持続できなかったということだ。初心者にとって、「簡単になる」ということの意味はあくまでも相対的なものである。最初は大きな努力を払わなければならない。とくに、ことあるごとにさまよいだそうとする心に対して抵抗しなければならない。それから何日も何週間も経て、少しずつ上達していく。しかし、こうして払うべき努力が相対的に小さくなっていったとしても、ヨギたちがラボで見せた驚異のパフォーマンスのように、あらゆる精神状態に苦もなく入っていけるという境地には程遠い。

力んでいるかそうでないかの分かれ目は、これと定めた対象に心をつなぎ留めておくことができるかどうか、心がふらふらとさまよい出てなんらかの思考にはまってしまうという、よくある流れに抗うことができるかどうか、しかもそれを「なかなか骨が折れるな」などと思わずにできるかどうかにある。こうした余裕は訓練とともに充実していくようだ。

リッチーの研究チームが熟練の瞑想家と対照グループを比較するときに最初に用いた尺度は、小さな照明に意識を集中しているときの前頭前野の活動レベルだった。前頭前野には注意の集中に関わる回路がある。しかし、ベテラン瞑想家たちは対照グループに比べて前頭前野がいくぶん活性化していたものの、意外なことに、その違いはさほど強い印象を与えるものではなかった。

とある午後のこと、リッチーと研究チームの面々は細長い会議テーブルを囲んで、このいくらか落胆させられるデータを前に思案していた。このとき話題になっていたのは、瞑想のベテランといっても、熟練の度合いには大きな開きがあることをどう考えたものかという問題だった。事実、このベテラングループには、実践時間が一万から五万時間までの人間が集まっており、その開きは非常に大きかった。リッチーが考えたのは、ベテランの中でも実践時間が最も長い人間と最も短い人間を比べてみたら何がわかるだろう、ということだ。すでにリッチーは、より高度な経験を積んだ瞑想家を対象とした実験で、「力みのない」状態では、前頭前野が活性化するどころか、活動が抑えられることもあるということを発見していた。

いざ研究チームが、生涯瞑想時間が最長のグループと最短のグループを比較してみたところ、今度こそ驚くような事実が判明した。前頭前野の活動量が増加したのは、すべて最短グループに属する瞑想者だったのだ。最長グループについては、前頭前野の活性化はほとんど見られなかったのである。

前頭前野の活性化が、瞑想の実践のごく初期にしか生じないという事実は興味深い。つまり、注意を集中すべき対象（この場合は小さな照明）に焦点を絞るのに努力が必要な時期にしか起こらないのだ。ひとたび照明に照準が合うようになれば、前頭前野の活動量は急低下する。この一連の流れこそ、脳が「力まずに集中している」サインなのかもしれない。

集中の度合いを測るもうひとつの方法は、瞑想家が感情をともなった音（笑い声、叫び声、泣き声）にどれほど注意を奪われるかを見るというものだった。瞑想家が照明に集中しているあいだ、音を背景に流すのである。音に反応して扁桃体が活性化するほどに、集中は強く揺さぶられることになる。最大級の生涯実践時間を積んだ瞑想家（平均四万四〇〇〇時間。一日一二時間の瞑想を一〇年間実践するのに相当）では、扁桃体が音に反応を示すことはほとんどなかった。しかしそれよりも実践時間の短い瞑想家（それでも一万九〇〇〇時間という大した数字ではある）の場合は、扁桃体に強い反応が見られた。このふたつのグループで、扁桃体の反応レベルはどれほど違ったか。強さにして、なんと四〇〇パーセントである！

これは、きわめて高度な「注意の選択性」を示している。このレベルになると、脳は労せずして余計な音をブロックすることができるし、普通ならその音に引き起こされる感情的な反応も、意図的に閉め出すことができるのだ。

さらに、これはまた最高レベルの瞑想家でも、脳の性質は変化しつづけることを意味している。五万時間の実践を積めば上がり、というような話ではない。用量反応関係はさらに先まで継続されるようだ。

最も経験豊富なヨギたちの脳が、ある時点から「力まない」境地に入っていたことを発見できたのは、ひとえにリッチーの研究チームが生涯瞑想時間を計算する作業を怠らなかったからだ。このシンプルな物差しがなければ、ここで紹介した貴重な発見は「初心者vs.専門家」という、おなじみのざっくりした比較の中に埋没してしまっていただろう。

心臓と心

一九九二年のこと、リッチーの研究グループは、ダライ・ラマの居住地近くに暮らす卓越した瞑想家たちの脳を調査できることを期待して、大胆にも大量の機材をインドへ持ち込んだ。ダライ・ラマの住居の隣にはナムギャル寺院仏教研究所があり、チベット仏教の学僧にとって重要な教育施設となっている。読者もご記憶かと思うが、リッチーと仲間の研究者たちは、その山住まいのヨギたちから科学的データと呼べるようなものを少しも集めることはできなかった。

しかし、ダライ・ラマから、同僚たちとともに自分たちの研究について寺院で僧侶たちに話してほしいと頼まれたとき、そういうことであれば、無理をして運んできた機材も何かの役に立ってくれるかもしれないとリッチーは考えた。ただ味気ない学問の話をするよりはと、脳の電気信号がどのように記録されるのかを僧侶たちの前で実演することにしたのである。

そうしてリッチーと仲間たちは脳波測定装置を満載したスーツケースをいくつも持って、二〇〇人の僧侶が礼儀正しく座布団に腰を下ろしている会場に到着した。ここで、被験者の頭に電極を取り付けるのにやや手間取った。それでもリッチーと仲間の科学者たちは、できるだけてきぱきと作業を進め、すべての電極を所定の場所に固定した。

その夕べの実演で実験台となったのは、神経科学者のフランシスコ・ヴァレラだった。リッチーがフランシスコの頭皮に電極を取り付けているあいだ、フランシスコの姿はリッチーに隠れて聴衆からは見えなかった。ところがリッチーが作業を終えてフランシスコの前から離れると、普段は物静かな僧侶たちから、どっと笑い声が上がった。

僧侶たちが笑っているのは、フランシスコの見てくれが少々滑稽だからだろうとリッチーは思った。なにせ頭皮の電極からワイヤーが盛大に伸びてスパゲティのような様相を呈しているのだから。しかし僧侶たちの笑いのツボはそこではなかった。

彼らが笑ったのは、リッチーたちが共感の研究に興味を持っていることを、事前に彼らに説明してあったからだ。ところがリッチーたちがしていることといえば、頭に電極を取り付けることだった。なぜ心、つまり心臓じゃないんだ！　というわけである。

リッチーの研究チームが僧侶たちの言い分を呑み込むのには、およそ一五年の歳月を要した。ヨギたちがリッチーの研究室に来るようになり、彼らのデータを目にしたことで、リッチーたちは共感というものが、脳と身体の緊密な結びつき、とりわけ脳と心臓の結びつきによって実現することを理解したのだ。

この結びつきの証拠は、ヨギの脳活動と心拍数の関係を分析することで得られた。これはなかば偶然の産物で、苦境に喘いでいる人の声を聞いたとき、ヨギと瞑想初心者とではヨギのほうが心拍数がずっと多くなるという思わぬ結果が出たため、(13)追跡調査がおこなわれることになったのである。その結果、ヨギの心拍数は島皮質《とう》の活動と結びついていることがわかった。島皮質とは、身体に関する情報が行き交うポータル的な役目を果たす領域にほかならない。

ある意味でナムギャルの僧侶たちは正しかったのだ。リッチーの研究チームは、ヨガのトレーニングを積むことで、脳と心臓がますます精妙に結びついていくことを示すデータを手に入れた。とりわけ慈愛の瞑想のさなかにその作用が強まることもわかった。

これもまた、変性特質がもたらした状態効果の一例である。つまり、ヨギたちが慈愛の瞑想を実践しているときにのみ生じる状態なのだ（他の種類の瞑想をおこなっているときや休息中には生じないし、対照グループにも生じない）。

簡単に言えば、ヨギたちは自らの内側に慈しみを抱え込むことによって、他の人々の感情に鋭く反応するのである。相手が取り乱しているときは、とりわけ反応が鋭くなる。さらに、自身の身体に対する感度、とりわけ他者の苦痛に共鳴する臓器である心臓への感度が高まる。

おそらくは瞑想の種類が重要なのだろう。このとき瞑想者たちが実践していたのは「参照点のない」タイプの慈愛の瞑想だった。マチウの言葉を借りれば、彼らは「愛と慈しみが心を満たし、とりとめのない考えにつけ入る隙を与えない状態をつくりだしている」ということになる。彼らは誰か特定の人物に意識をフォーカスしているのではなく、むしろ慈しみの湧き出し口を次々と切り拓いているのだ。このことが、脳と心臓を結びつける回路を稼働させるのに、重要な役割を果たしているのかもしれない。

他者の存在を忘れないこと。怠りなく温かい注意を向けること――慈しみの基本とは、たとえばそういうことだ。他者に対して注意深くあることによっても共感は深まる。さっと浮かんでは消える表情や、その他の細かいサインを見逃すことがなければ、目の前の人物がいままさに感じていることに寄り添うことができる。しかし、注意が「まばたき」をしてしまえば、そうしたサインをとらえそこなってしまうだろう。7章でも見たように、ベテランの瞑想家というものは、普通の人間と比べて注意のまばたきがはるかに少ないものだ。

厳格なメンタルトレーニングによって向上する精神機能は数多いが、注意のまばたきが少なくなるのもその一例だ。かつて科学者は、注意のまばたきを脳の設計に組み込まれた基本的な機能だと考え、不変のものだと見なしていた。こうした話題が科学者グループの外で取り上げられることは稀で、いまだに注意のまばたきは不変のものだという考えは既定の事実とされている。その威信に刃向かえば、認知科学の理論体系を揺るがすことになるだろう。しかし、新しい発見の光の中で古い理論を捨てることこそ、科学そのものを前進させるエンジンなのである。

もうひとつ論点を紹介しておこう。自意識と執着を手放してきたヨギたちには、側坐核に収縮が見られるのではないかと私たちは予想している。これは、西洋人のベテラン瞑想者にも見られた現象だ。しかしこれまでのところ、この点についてリッチーのもとにはヨギたちからなんのデータも集まっていない。誰もが知るように、執着からの離脱こそが彼らの目標であることを思えば、不可解な話ではある。

いまとなってはデフォルトモードが脳の自己システムできわめて大きな働きをしていることがわかっているが、その存在と計測法が発見されたのはごく最近のことだ。ヨギたちがひとりまたひとりとリッチーの研究室を訪れるようになっても、研究チームはデフォルトモードを測定してみようとは露ほども思わなかった。この一連の研究の最後になって、チームはやっとデフォルトモードの解析に必要な静止状態の画像を手に入れることができたが、そこから確固たるデータを得るにはヨギたちの数が少なすぎたのである。

科学の進歩はときに、誰も見たこともないデータを掘り起こす革新的な手段によってもたらされるものだ。私たちはいまそれを手にしている。しかしそれは、私たちがヨギたちについて発見することは、瞑想という体験をいかに注意深く分析するかではなく、その時々でどんな手段を利用できるのかという偶然性により強く左右されるということでもある。

一見すれば画期的な発見の数々も、実はこうした弱みを持っている。つまり、こうした革新的な手段によってもたらされるデータというものは、集中的かつ継続的な瞑想がもたらす変性特質の一断面を、ちらりと映し出しているものにすぎないということだ。私たちとしては、ヨギたちのすばらしい人としてのありようを、偶然の産物にしたくはない。

ヨギの変性特質に対する科学者の視点は、六人の盲人と象のたとえ話を思わせるところがある。たとえばガンマ波についての発見。それ自体は実に刺激的な発見だったが、それだけでは象の鼻だけを触って全体を語るようなものだ。同じことはヨギたちの他のスキルについても言える。注意のまばたきをスキップすること、力まずに瞑想状態に入れること、超スピードで痛みから回復すること、苦境にある人にさっと手を差し出せること。すべてはその背後にある、より大きな現実の断片を一瞥したものでしかない。私たちはその現実を十分に理解してはいないのだ。

しかし最も重要なことは、一世紀以上も前にウィリアム・ジェームズが指摘したように、私たちが普段、目覚めているときの意識は、現実が用意する選択肢のひとつにすぎないと理解することかもしれない。そして変性特質はいまひとつの現実なのだ、と。

ここで、ヨギたちの世界的な重要性についてひとこと述べておきたい。彼らのような人々は非常に稀であって、アジア文化圏では「生きた宝」と呼ばれることもある。彼らと出会うことはすばらしく豊かな、時に啓発的な経験だが、それは世に喧伝されている彼らの威信のためでもなければ、名声のためでもない。ひとえに彼らが発散している内面性ゆえのことだ。私たちとしては、ヨギたちが避難先としている国家と文化が、彼らの身柄はもちろん、その専門技能とコミュニティを守る必要性を認識してほしいと思うし、変性特質を尊重する文化を保存してほしいとも願っている。もしこの内面の技法が失われてしまうようなことがあれば、それは全世界にとって悲劇である。

この章のまとめ

ヨギの脳ではガンマ波が驚くべき勢いで発生していることや、またガンマ波の振動が脳の広範な領域でシンクロしていることは、彼らが言う「気づきの広大な沃野」がその眼前に見渡す限り広がっていることを示唆するものだ。ヨギたちが未来を予期して足を取られたり、くよくよと過去を思い悩んだりすることなくいまこの瞬間に気づきを向けていることは、痛みに対して極端な逆V字反応を示すことからもわかる。痛みを予期するような反応を示すことはほとんどなく、回復はすばらしく早い。彼らはまた、力まない集中というものが存在することを脳の活動で示してくれた。神経回路のひとまたたきで、これと決めた対象に注意を定めることができるし、そこに注意を留めておくのに努力は必要ない。また、慈しみを心のうちに育んでいるとき、ヨギたちの脳は身体、とくに心臓と強く連携するようになる。これは情動的共鳴を反映したものである。

13 変性特質

「寄り来たることなく、留まらず、去ることもなく」。一二世紀チベットの詩人にしてヨギ、哲人として知られるジェツン・ミラレパジェツン・ミラレパはこんな謎かけのような言葉を残している(1)。

マチウ・リカールはミラレパのパズルをこんなふうに読み解いている。瞑想の実践を始めた頃、私たちは自分の変化に気がつくことはほとんどまったくない。実践を続けていくうちに、自分がいくらか変わってきていることに気がつくが、変化は訪れてはまた去っていく。最後になって、実践がしっかりと身につくと、変化はもはや動かしがたいものとして姿を現し、そこに留まりつづける。これこそが変性特質である、と。

全体として見れば、瞑想についてのデータは、瞑想者が進化、変容していくベクトルを大まかに跡づけるものだ。初心者がベテラン瞑想者を経てヨギへと至る道筋を示すものだと言ってもいい。進歩の道筋は上昇軌道を描くが、それは通算瞑想時間に加えて、専門家の指導のもとに合宿（リトリート）による修行をおこなった時間を反映したものとなる。

初心者を対象とした研究は、一〇〇時間以下の瞑想の実践で典型的に見られる効果を調べようとするもので、実践時間がたった七時間でも対象になる。ベテラングループは主としてヴィパッサナー瞑想の実践者になるが、その通算瞑想時間は平均九〇〇〇時間だ（一〇〇〇時間から一万時間前後が対象範囲となる）。

そして、リッチーの研究室で被験者となったヨギたちだが、彼らはひとり残らずチベット流の三年間の修行を少なくとも一度は経験しており、生涯瞑想時間は最長でミンゲールの六万二〇〇〇時間である。平均すると二万七〇〇〇時間となり、ベテラン瞑想者のじつに三倍以上だ。

ベテランのヴィパッサナー瞑想者には、わずかではあるが通算時間が二万時間を超える者もいたし、なかには三万時間に達する者もひとりかふたりはいたが、三年間の修行を経験した者はひとりもいなかった。そういう意味で、三年間の修行がベテランとヨギを分ける事実上の指標となっている。稀に通算瞑想時間が重なり合うことがあっても、大多数の瞑想者はこの三つのカテゴリーの収まるべきところに収まるのである。

そんなわけで、通算瞑想時間だけでは厳密にレベル分けすることができないため、私たちは、瞑想者が獲得した効果を用量反応に応じて三つに分類することにした。初心者、アマチュア、プロという、どんな種類の専門職（バレリーナからチェスプレイヤーまで）にも見られるレベル別に、大まかにマッピングしていったのだ。

西洋人瞑想者の大多数は最初のレベルに分類される。短時間の瞑想者で、日にたいてい数分から三〇分程度の瞑想を実践する人々である。この中の一部が、実践を重ねてベテラン瞑想者の域に入っていく。そして、さらにその中のほんのひと握りの人間だけがヨギたちの熟練の域へと到達することになる。

まずは、瞑想の実践を始めたばかりの人々に現われた影響から見ていくことにしよう。ストレスからの回復に関して言えば、最初の数カ月で報告される効果は、客観的というよりも主観的なものであって、それゆえにぶれが大きい。一方、脳のストレス回路を束ねる扁桃体を見てみると、マインドフルネス・ストレス低減法（ＭＢＳＲ）を八週間以上にわたって計三〇時間ほど実践したあとで、ストレス反応の低下が見られた。

慈愛の瞑想の場合、初期からさらに大きな効果が得られることがわかっている。二週間にわたって通算七時間しか実践していなくても、共感とポジティブな感情を育む複数の神経回路が連携を強めるのだ。その効果は、他人が見てもわかるほどにはっきりしたものである。こうした効果は、状態が特性へと変化を遂げようとする最初のサインだが、日々の瞑想を怠れば、すぐに消えてしまう。いずれにせよ、瞑想の効果が外側からも確認できるという事実は、私たちが生まれながらにして基本的な善を志向していることを反映しているのかもしれない。

初心者はまた、注意についてもごく初期の段階で進歩を見せる。たとえばマインドフルネスをわずか八分間実践しただけで、思考がさまよいだすことが少なくなる。もちろんこれは短期の効果ではあるが、これをさらに二週間続ければ、思考は一段と落ち着きを見せ、集中力と作業記憶の能率は向上する。大学院進学適性試験の得点をぐんと高めるぐらいの効果はあるのだ。いくつかのデータは、たった二カ月しか瞑想を実践しなくても、自己をつかさどるデフォルトモードの領域の活動が低下することを示唆している。また、肉体的な健康という観点からも朗報がある。たった三〇時間の瞑想によって、細胞の老化を示す分子マーカーに若干の改善が見られたのだ。

もちろん、ここで示した効果が継続的なトレーニングなしでも持続するなどと考えるのは調子がよすぎるというものだ。それでも、こうした効果は初心者を驚かすほどには強いインパクトを持っている。瞑想を始めたばかりだとしても、すぐになんらかの形で報酬を持ち帰ることができるというわけだ。

ベテラン瞑想者

何年間にもわたって瞑想を実践すれば、さらに多くの恩恵を手にすることができるようになる。ベテラン瞑想者はそれだけ多くを手に入れているということだが、その域に達するにはだいたい一〇〇〇時間から一万時間の実践が必要になってくる。それは、毎日欠かさず瞑想し、一週間程度の合宿に毎年参加して講師の指導を受け、しかもそれを何年にもわたって継続することでやっと達成できる数字だ。ここまで来ると、次々と新しい効果が現れると同時に、初期に現れた効果もぐっと深まっていく。

この領域に入ると、ストレス反応が低下していることが、神経およびホルモンの活動から観察できるようになる。加えて、感情を制御するのに大きな働きをする回路の連携がいっそう強められる。一方、コルチゾールという、ストレスに反応して副腎で分泌されるホルモンは減少する。

慈愛の瞑想を長期間実践すれば、他者の苦しみに反応する神経回路の感度が高まって他者への関心が強まり、助けの手を差し伸べようという気持ちが具体的な行動へと姿を変えることも多くなる。注意力もまた、瞑想を長く実践することによって、さまざまな面で強化される。選択的注意が向上し、注意のまばたきが減少し、注意を維持することがいっそう容易になり、警告に対する構えの鋭敏さが増す。ベテラン瞑想者ともなれば、注意散漫をぐっと押さえ込むこともできるし、デフォルトモードをコントロールして自己への執着を低く抑えることもできる。このことは、関連する回路同士の連携が弱まっていることからも見て取ることができる。つまり、自己没入への衝動が弱まっているのだ。これらの変化は、しばしば瞑想状態のさなかに現れ、多くの場合、やがて新たな性質として定着するようになる。

呼吸数の低下といったごく基本的な生物学的プロセスの変化は、何千時間と実践を積んだ末にようやく生じるものだ。こうした効果を力強く引き出すのは、日々の瞑想というよりも、むしろ集中的な修行である。

これはまだ決定的な証拠があるとは言えないところだが、長期の瞑想がもたらす神経可塑性は、構造的にも機能的にも脳を変化させるように見える。扁桃体と前頭前野の調整回路が連携を強めるのはその一例と言えるだろう。さらに「渇き」、すなわち執着と結びつく側坐核の神経回路も、長期の瞑想によって縮小するように見える。

私たちは一般論として、生涯瞑想時間が増えるほどに変化が急になっていくと考えているが、その一方で神経システムが異なれば、変化の度合いも異なるのではないかとも考えている。たとえば、慈しみの心に関して種々の効果が現われたとしても、ストレスをコントロールできるようになるのはさらにその先のことだ。私たちとしては、さまざまな脳回路で瞑想の用量反応がどのようにして働くのか、未来の研究が細部を埋めてくれるものと期待している。

変化した脳がもたらす状態効果は、瞑想の有効性をさらに高めてくれるものだが、ベテラン瞑想者なら誰しもこの効果をある程度は体験していることを示す、興味深いサインがある。たとえばガンマ波がそうで、これは睡眠中も持続すると考えられている。そしてベテランが丸一日、集中して瞑想をおこなうと、遺伝子レベルで免疫反応が改善することがわかっている。これは医療専門家の度肝を抜く発見だった。

世界クラスの瞑想者（生涯瞑想時間は約一万二〇〇〇～六万二〇〇〇時間。数年にわたる本格的な修行を含む）ともなると、真に特筆すべき効果が生じる。このレベルの実践では、瞑想状態を不変の性質へと転換させることが中心的な課題になってくると言うこともできるだろう。チベットではこの転換のことを、瞑想状態に「なじむ」と表現する。変性状態が常態化して変性特質へと姿を変えるにしたがって、瞑想状態は日々の活動へと溶け込んでいくのだ。

ここに至って、リッチーの研究チームはヨギの脳の機能と構造に、変性特質のしるしを見出すことになる。慈愛の瞑想のさなかに脳全体で見られたガンマ波の急上昇が、何もしていないベースライン状態でも（程度こそ弱いものの）観察されたのだ。言い換えれば、ヨギにとってこの状態はもはや性質になったということである。

この新たな性質を獲得した脳は、瞑想のさなかに特殊な状態を生じさせる。このことは、ヨギと初心者とでは瞑想中の状態が大きく異なる可能性を示唆している。初心者にヨギと同じ瞑想をさせて比べてみればその違いははっきりする。おそらくそのことを示す最も強力な証拠は、シンプルなマインドフルネスを実践している最中の身体的苦痛に対するヨギの反応に見て取ることができるだろう。例の鋭い逆V字型反応だ。痛みを予期しているときにはほとんど脳が活動せず、痛みのピークにおいては強烈な反応を示すが、それもごく短時間で収束し、その後は何もなかったかのように速やかに回復する。

大半の瞑想者は集中するのに精神的な努力を必要とするが、最大級の生涯瞑想時間を積んだヨギにとっては集中など造作もないことだ。ひとたびその注意が対象にロックされると、意識して注意を集中するときに稼働する神経回路はたちまち鎮まり、注意は一点に集中したまま持続する。

ヨギが慈愛の瞑想をおこなうと、心臓と脳の結びつきが普通では見られないほど強くなる。また、興味深いことに側坐核の収縮も認められた。このことから、執着、貪欲、自己中心性の縮小などを促す構造的な変化がヨギの脳から発見される可能性もあるだろう。他にどのような神経回路の変化が生じ得るのか。また、それらが意味するものは何か。その解読は将来の研究に期待しよう。

変化のあとで

このような注目すべきデータも、瞑想の力がヨギのレベルに至って完全に開花することをわずかに垣間見せるだけのものだ。そもそも、これらのデータの一部は偶然発見されたようなものである。リッチーが、ヨギのベースライン状態のデータを一般の人々と比較しようとして、思いがけない発見に行き当たったときのように。

一方で、ヨギの力を証明する次のような逸話もある。リッチーのチームがあるヨギに、修行中のコルチゾール（ストレスホルモン）の分泌を調べてみたいということで、綿棒で唾液を採るように頼んだことがあった。しかし、コルチゾールの濃度が低すぎて、通常の尺度で測ることができず、チームは分析範囲を修正しなければならなかった。

仏教のいくつかの宗派では、このレベルのヨギに見られる安定ぶりを、その人物の精神とおこないの奥深くに染み込んだ「基本的な善良さ」の発露と見なしている。たとえば、あるラマ僧は、チベットであらゆる瞑想の系統から尊敬を受けていた自分の師を評してこう言った。「彼ほどの人物ともなると、その意識はふたつの層でできているのです」。何をなすにしても、その行動は瞑想によって強固に築き上げられた土台の上でなされる、というのである。

リッチーやジャドソン・ブルワーのラボを含むいくつかの研究室では、経験豊かな瞑想者の脳波は時として、ただ休んでいるときでも、マインドフルネスや慈愛の瞑想をおこなっているときとよく似た波形を見せることに気がついていた。これは初心者には見られない現象だ。[2] このように、達人のベースライン状態を初心者のそれと比較すれば、変性特質の姿を捉えることができる。あくまでもスナップショットのように、一瞬を切り取ったものにすぎないが。

きっといつの日か、超長期の研究によって変性特質が姿を現す様子をビデオ映像のように見ることができるようになるだろう。とはいえ、いまのところはブルワーのグループが推測するように、瞑想の経験を積むと休息状態（脳のデフォルトモード）に変化が起きて、瞑想状態に似たものが出現するようだとしか言うことができない。

あるいは、すでに本書の前段で述べたように、「瞑想の『あと』は次の『あいだ』の『まえ』である」と表現することもできるだろう。

持続的な変化を求めて

カトリックの聖人、フランシスコ・サレジオ（一五六七～一六二二年）は次のようにアドバイスしている。「心がさまよいだしたり、集中が妨げられたりするのなら、もう一度、ごくゆっくりと心を集中すべき対象に差し戻そうとすることです……その間、それ以外のことは何もできなかったとしても……あるいは始終それに失敗したとしても、その時間はけっして無駄ではないのです」[3]

瞑想者はほとんど誰でも、実践する瞑想法を問わず、一連の共通したステップを踏んでいる。まずは意識を集中するところから始める。ところがしばらくすると心がさまよいだす。それに気がつけば、次は最後のステップだ。心をふたたび集中させるのである。

エモリー大学のウェンディ・ハセンカンプ（ＳＲＩの卒業生で、現在は〈心と生命研究所〉のディレクター）の研究は、ベテラン瞑想者の脳では、これらのステップに関係する複数の領域が緊密に連携し合っていることを明らかにした[4]。重要なのは、瞑想者と対照グループにおける違いは、瞑想中だけに見られるものではなく、通常の「休息」状態でも観察されるということだ。これは脳の性質が変化した可能性をほのめかすものである。

生涯瞑想時間という尺度は、瞑想の長さと脳の変化の関係を見ることができるという点で使い勝手のいいものだ。しかし、そこに自己選択やその他の因子が介在していないことを明確にするためには、もうワンステップが必要となる。つまり、長期的な観察だ。通常、瞑想の実践を長期間重ねるほど、その影響は強く出るようになる（そのような変化を見せないアクティブな対照グループを、同じ期間にわたってフォローすることも必要だ）。

ここに二件の長期的な研究がある。瞑想がもたらす共感と慈しみについて調べたタニア・シンガーの研究と、サマタ瞑想について調べたクリフ・サロンの研究だ。このふたつの研究は、瞑想が変性特質を生み出す力を持つことについて、いまのところ最も説得力のあるデータを提供するものとなっている。また、驚くような新発見もあった。

まずは、タニアの研究が発見したことを取り上げてみよう。タニアは一部の研究者たちがかねて抱いてきた疑問に言及している。毎日ボディースキャンをおこなっている瞑想者たち（たとえばゴエンカのメソッドを実践する人々）が、心拍数を数えるテスト（精神と身体の同期性を示す「内受容感覚」を測る標準的なテスト）で一向に上達を見せないのはなぜなのか、という疑問だ。

これに対し、タニアは自身が進める「リソース・プロジェクト」でひとつの回答を見出した。心拍のような身体の信号に意識を向ける能力は、三カ月間、毎日「プレゼンス」（マインドフルな状態でボディースキャンをおこなう）を実践しても上達しなかった。ところが、六カ月を超えたところで上達が見られるようになり、九カ月を超すと、上達の幅はますます大きくなったのだ。ある種の効果は熟すまでに時間がかかるということなのだろう。心理学者が「スリーパー効果」と呼んでいるものだ。

ヒマラヤの洞窟で何年間も修行に励んだヨギの逸話を考えてみよう。ある日、偶然洞窟に立ち寄った旅人が、ヨギを見て何をしているのかと訊ねた。「忍耐を養おうと瞑想しているのだ」とヨギは答えた。

「そういうことなら」と旅人は返した。「くたばれ！」

それに対してヨギは激怒して言い返す。「おまえこそくたばれ！」

この話は、バザーのヨギの逸話と同様に、何世紀ものあいだ真剣に瞑想を実践する者にとって教訓として機能してきた。瞑想の成果を判定するのは人生そのものであって、瞑想にひとり没頭した時間ではない。忍耐が特質となっていれば、人生で何があっても動じることはないのだ。

ダライ・ラマはこの逸話について、次のように解説している。「チベットではよくこんなことが言われています。いかにも聖人然とした外面の瞑想者というのがいます。お天道様はまぶしく、お腹はいっぱい。万事順調だ。こんなときにはその外面も持ちこたえるでしょう。けれども、本物の困難、本物の危機に直面したとき、彼らもまた凡夫と変わるところがないのです」(5)

人生における「本物の災厄」こそ、変性特質を測る格好の耐久テストになるということだ。修行中のヨギが見せた、おそろしく低いコルチゾール濃度は、その人物がいかにリラックスしているかを示す尺度となるが、逆に、ひどく慌ただしい一日のコルチゾール濃度こそ、その状態が永続的なものかどうか、つまり変性特質であるかどうかを示すものとなるだろう。

瞑想に熟達する

なんらかの技術、たとえばコンピュータのプログラミングやゴルフに習熟しようと思えば、だいたい一万時間はかかると言われる。これは正しいのだろうか？

間違いである。

それどころか、ものによっては（たとえば暗記できるような分野であれば）、二〇〇〇時間もあれば習得できることを科学は明らかにしている。一方で、一万時間以上の実践時間を誇る瞑想の達人であっても、さらに時間を積み増ししていけば、その技量をますます向上させていくことができるのをリッチーの研究室は突きとめている。

これはアンダーソン・エリクソンにとっては驚くようなことではないだろう。この認知科学者が手がけた「熟達者」についての研究は、本人からすれば迷惑な話だろうが、どんなことでも一万時間をかければ習得できるという、不正確ではあるが世に広く知られている考えを生み出した。(6) 本当のところエリクソンの研究が明らかにしたのは、ただ時間をかければいいということではなく、その時間をいかにうまく使うかということだった。

エリクソンの言う「注意深く組み立てられた」練習の内容には、専門家のコーチからフィードバックを受けることが含まれている。そうすることで、自分の進歩に焦点を合わせて練習の質を高めることができるからだ。ゴルファーならば、どうすればスイングを改善できるかという点についてコーチからピンポイントなアドバイスをもらう。同様に、研修中の外科医であれば、より経験の豊富な外科医からどうすれば医術を向上させることができるかアドバイスしてもらう。そしてゴルファーなり外科医なりがその点に関して上達を見せて習得の域まで達すれば、コーチは今度は次の課題に向けてさらなるフィードバックを出すことができる。

スポーツ、舞台芸術、チェス、音楽、その他どんな職業であっても、プロのパフォーマーたちがキャリアを通じてコーチを雇いつづける理由はここにある。どれほど熟達していようが、さらに上達する余地はあるのだ。競い合いが主となる分野であれば、わずかな上達が勝負を分けることもあるだろう。そうでなくても、自己ベストはひと刻みずつ上昇していくものである。

同じことが瞑想にも当てはまる。リッチーとダンのケースを取り上げてみよう。ふたりとも何十年にもわたって習慣的に瞑想を実践しており、その間、一週間か二週間の合宿に参加した年も多い。四〇年以上のあいだ、毎朝の儀式として、座って瞑想をおこなってもいる（朝六時のフライトがあるといった場合はそのかぎりではないが）。ふたりとも生涯瞑想時間は一万時間近くに達しているはずだし、自分たちをベテラン瞑想者と認定しても差し支えはないだろう。しかしながら、まぎれもなくポジティブな変性特質が生じたかといえば、ふたりともそのような進化があったというふうには感じていない。それはなぜか？

ひとつには、データも示しているように、日に一度の瞑想というのは、何日もかけて集中的におこなう修行とは大いに異なるということである。ここで、ベテラン瞑想者（平均九〇〇〇時間）のストレス反応を調べた研究で、思いがけず手に入った発見を見てみよう(7)（5章「乱されない心」参照）。瞑想者の前頭葉と扁桃体の結びつきが強くなればなるほど、ストレスへの反応は小さくなる。驚きなのは、前頭葉－扁桃体の結びつきは、瞑想者が集中的な修行をおこなった時間と密接に連動していたものの、自宅での瞑想時間とは連動していなかったということだ。

同じ文脈で、もうひとつの驚くべき発見が、瞑想者の呼吸数を調べた研究からもたらされている。集中的な修行に費やした時間は、日々の瞑想よりもはるかに強く、呼吸数の減少に関係しているというのだ(8)。

合宿による集中的な瞑想が普段の瞑想と大きく違うのは、そこには指導を請うことができる相手、つまり瞑想コーチのような存在がいることだ。合宿なら当然のことだが、実践の密度も違う。通常は、フォーマルな瞑想を一日八時間（それよりずっと多いこともある）実践することになるし、それを何日間も立て続けにおこなうことも珍しくない。多くの（ほとんどの）合宿では、部分的には無言のうちに瞑想がおこなわれるが、そのことも間違いなく瞑想の密度を高めるのにひと役買っている。こうしたことがすべて重なって、学習曲線を大幅に上昇させるまたとない機会になっているのだ。

もうひとつアマチュアと専門家の違いを言えば、それは練習のやり方に関係がある。アマチュアは、ゴルフであれチェスであれ、おそらくはマインドフルネスであっても、まずは基本的な動きを学ぶところから始める。そして練習を重ねることで上達していくわけだが、それもしばしば五〇時間を超えると頭打ちになってしまう。技術レベルはそのあとはずっと横ばいで、それ以上練習を重ねても大きな進歩は見られない。

一方、専門家の練習は違う。目ざといコーチのもとで集中的に練習するからだ。コーチはさらに上達するために次はどうすればいいかを示してくれる。こうして学習曲線は着実に上昇を続ける。

このことは教師の必要性を示している。ある技能に熟達するには、どうすれば上達できるかをコーチしてくれる上級者の存在が欠かせないのだ。私たちはふたりとも、何年にもわたって瞑想講師の指導を求めてはきたが、そうした機会は散発的なものに留まっている。『ヴィスッディ・マッガ』も、導き手として自分より経験を積んだ人物を見つけるようにと助言している。この古代の書物は教師にふさわしい人物を列挙しているが、それを上から見ていくと、まずはアラハント（阿羅漢。パーリ語で「完全に出来上がった瞑想者」を指す。オリンピック選手レベルの瞑想者だ）から指導を受けるのが理想的だとしている。あいにくそんな人物が見当たらない場合は、自分より経験豊かな人物を見つければよし。もし自分でスートラ（聖典からの一節）を読んだことがないなら、少なくとも読んだことがある人物に教えを請うようにと諭している。今日の世界に置き換えれば、瞑想の指導を仰ぐなら、せめて瞑想アプリのひとつぐらいはやりきった人物にすべきだ、といったところだろうか——何もないよりはまし、ということだ。

ブレイン・マッチング

「あなたのプログラムは医療全体に応用できるものです」。一九八三年、ダンはほぼ面識のなかったジョン・カバットジンにこう書き送っている。当時、ジョンはまだ自分の医療センターで、患者を紹介してもらうためにドクターを口説くのに奔走していた。

ダンはMBSRのプログラムにどれほど効果が期待できるか、なんらかの調査をしてみることをジョンに進言していた。今日、MBSRはさかんに研究されているが、おそらくこれもそのきっかけをつくったひと粒の小さな種だったろう。その頃、ダンとリッチーはハーバードの論文指導教官とともに、不安は主に心で感じるのか、それとも身体で感じるのかという問題を研究していたが、その手段としてある方法を思いついた。ダンはMBSRのプログラムが認知（心）と身体の双方に訓練を提供するものであることを指摘したうえで、「どういったタイプの人に、どちらの要素が大きく作用するのか」を研究してみるよう、ジョンに提案したのだった。

ジョンはそこからさらに先へと研究を進めたが、その成果のひとつは、心配事や不安（つまり認知的不安）に直面した人間は、MBSRのヨガをやることに大きな安堵を見出すということだった。[9] この発見は、あらゆる種類の瞑想（そしてそこから派生したユーザーフレンドリーな普及版）にひとつの問いを突きつけるものとなる。つまり、「どういった種類の瞑想が、どういった種類の人々に最も効果的なのか？」という問いだ。

自分の教え子にどのような瞑想法を指導するかというのは古代から悩みどころだった。たとえば『ヴィスッディ・マッガ』には、瞑想講師はその教え子を注意深く観察し、どのタイプ（同書では「貪欲」なタイプや「嫌な」タイプなどが例として挙げられている）に当てはまるかを見きわめるようにとのアドバイスが記されている。そうすれば、教え子に適した瞑想の環境と方法を提示しやすくなるからだ。とはいえ、ここで示されているマッチングの例は、現代の感覚からするといささか中世的にすぎるだろう。たとえば、貪欲タイプ（美しいものに目ざとい連中など）には、粗末な食事と居心地の悪い下宿をあてがい、瞑想の際には見たくもないような身体の部位に意識を向けるように促す。一方で、嫌なタイプ（他人の間違いに目ざとい連中）には、最良の食事と快適なベッドのある部屋をあてがい、そこでぐっすりと睡眠をとらせ、自愛や平穏といったほのぼのとしたテーマで瞑想をさせる。

これはリッチーとコートランド・ダールが提案していることでもあるが、もっと科学的な意味で最上のマッチングを探そうと思うなら、その人物が現在示している認知や感情の傾向を把握したうえで、それを手がかりに当たりをつけていくことが初めの一歩となる。[10] たとえば、ああだこうだと考えがちな人間、自分のことを心配しがちな人間に対しては、手始めとして、思考を観察するマインドフルネスのトレーニングを実践させるのが有効かもしれない。ああだこうだ考えたところで、そんなものは「しょせん考え」にすぎないと認識すれば、思考の中身にいちいち絡め取られることもなくなる（あるいはジョンが発見したように、ヨガを試すのもいいだろう）。発汗反応はネガティブな思考によって「感情のハイジャック」が起きているサインだが、こうした情報もヒントになる。強力に研ぎ澄まされた注意力を持ってはいるが、共感力には欠けるというような人物であれば、慈愛の瞑想から始めてみるのもいい。

いつの日か、脳スキャンに基づいて、瞑想者と瞑想法のマッチングができる時代がやってくるかもしれない。実際、患者と治療法のマッチングは「精密医療（プレシジョン・メディシン）」として大学医療センターではすでにおこなわれている。患者個人の特定の遺伝子構造に合わせて、治療法が選択されているのである。

類型論（タイポロジー）

ニーム・カロリ・ババは、ダンが最初にインドを訪れたときに面会した驚異的なヨギだが、彼はしばしばヒンドゥーの寺院や、ハヌマーン（猿の神）を祀ったアーシュラム（道場）に滞在していた。その地域では信愛のヨガであるバクティがさかんで、ニーム・カロリの支持者たちもこれに励んでいた。

ニーム・カロリは自分がどういった修練を積んできたかについて自ら語ることはなかったが、噂はちらほらとあった。話によると、ニーム・カロリは長らくジャングルのヨギとして暮らしてきたという。何年ものあいだ、地下の洞窟で修行を積んできたという者もいる。彼の瞑想は、インドの叙事詩『ラーマーヤナ』の主人公ラーマへの祈祷を捧げるものだったから、ときどき「ラーマ、ラーマ、ラーマ……」と小声で唱えたり、指を折りながらマントラを唱えていたりする姿が目撃されることもあった。

一九三〇年代には、ムスリムの帰依者を連れてメッカに旅したともいわれているし、西洋人に会えばキリストを讃えたともいう。そしてニーム・カロリは一九五七年にチベットからインドへ逃れてきたラマ・ノルラを親しい友として、二年のあいだ自分の庇護の下に置いていた。この一九五七年という年は、インドにチベット難民が住み着くようになるずっと前のことだ（ちなみにラマ・ノルラはミンゲール・リンポチェが修行をおこなった系統に連なる瞑想法の導師である）。

特定の瞑想の系統に従って修行している者があれば、系統を問わず、ニーム・カロリはそれを励ました。彼にすれば、大事なのは自分なりのやり方で訓練を積むことであって、「最良の」方法を見つけようとすることなどではなかった。

ニーム・カロリはどの瞑想法が一番いいかと訊ねられると、きまって「サビーク！」と答えた。ヒンディーで「全部同じ」という意味である。人によって好みも違えば、求めているものも違う。とにかくひとつ選んで飛び込みなさい、というわけだ。

このような見方に従えば、瞑想の方法というのは多かれ少なかれ、同じように日々の経験の向こう側へと続く戸口の役割を果たしている。実際的なレベルで見れば、どのような瞑想の形態をとるにしても、その核に精神の鍛錬があることに変わりはない。たとえば、心に去来する無数の雑念を手放すこと、注意ないしは気づきの対象をひとつに定めてそれに集中すること、などだ。

しかし、さまざまな瞑想法のつくりがよく見えてくるにしたがって、種々の方法は新たに分割、統合されることになる。たとえば、ある人が静かにマントラを唱えて他はすべて無視するという瞑想をしているとしよう。その人は、脳裏をよぎる思念をつぶさに観察する瞑想をしている人とは異なる精神作業をしている。

それらをもっと微細に見てみれば、それぞれの方法はさまざまな点で唯一無二のものとなる。バクティ・ヨガとヴァジラヤーナを比べた場合、そこには共通する点もあるだろうが、共通しない点も多い。バクティ・ヨガを学んでいる者は、神に祈祷歌（バジャン）を捧げるが、ヴァジラヤーナの実践者がしているのは、黙って神の姿を思い浮かべることだ。たとえば慈母である緑多羅菩薩を思い浮かべ、そのイメージに見合った感情を呼び覚まそうとするのがヴァジラヤーナの流儀である。

ここでひとつ注意を促しておきたいのは、これまで瞑想研究の題材として頻繁に取り上げてきた実践の三段階（初心者、ベテラン、ヨギ）は、それぞれに実践している瞑想の種類も異なるということだ。大まかに言えば、初心者はマインドフルネス、ベテランはヴィパッサナー瞑想（これに加えて禅もある)、そしてヨギはゾクチェンとマハムドラーというチベットの瞑想法を実践している。これは偶然だが、著者ふたりの瞑想歴もこの大まかな軌道に沿ったもので、自分たちの経験からしてもこの三つの方法には無視できない違いがあるのだ。

たとえばマインドフルネスにおいては、瞑想者は心に出入りする思念や感情を片っ端から観察することが求められる。ヴィパッサナーはそこから進んで、心の動きを俯瞰するメタ意識へと移行する。意識の内容を変えるということではない。そしてゾクチェンとマハムドラーだが、最初の段階では以上のふたつを含んでいる(それ以外の瞑想法の要素も含まれる)。しかし、最終的には「非二元的」なスタンスへと至り、より繊細なレベルの「メタ意識」に落ち着くことになる。ここで、こうした移行のベクトルに関して、ひとつの科学的な問いが持ち上がってくる。マインドフルネスから種々の洞察を得て、それをヴィパッサナーに持ち込むことはできるのか(伝統的には滑らかに移行する)。はたまた、次はヴィパッサナーから洞察を引き出し、それをチベット流の瞑想に活かすことはできるのだろうか。

分類によって科学はこの手の問いを体系的に扱うことができるが、ダンもまた瞑想の分類を試みている[11]。ダンはインドを巡る過程で目が回るほど多種多様な瞑想状態と瞑想法に出合ったが、『ヴィスッディ・マッガ』を熟読したことで、これらを分類する視点を得ることができたのだ。ダンの分類法は、一点集中型の瞑想と、マインドフルネスのように意識を遊ばせる瞑想を分けるというものだった。これはヴィパッサナーにおいても主要な分岐点となるものだ(そしてチベット流の瞑想においても。しかし、その意味合いは大きく異なっている。ますます複雑になってくるのだ)。

リッチーは同僚のコートランド・ダールおよびアントワーヌ・ルッツとともに、より包括的で、より現代的な分類法を提案しているが、これは認知科学と臨床心理学の知見に基づいて、瞑想の「クラスタ」を分類したものだ[12]。ここには三つのカテゴリーがある。

- **注意**……注意力のトレーニングに焦点を当てた瞑想。意識の集中を目指すもの(呼吸への集中、マインドフルな経験観察、マントラなど)も、メタ意識の獲得を目指すもの(オープン・プレゼンスなど)もここに含まれる。
- **構築**……徳となる資質を養う瞑想。たとえば、慈愛の瞑想はこのグループの代表格。
- **脱構築**……洞察瞑想に見られるように、自己観察によって経験の本質をつかもうとする瞑想。ここには「非二元的な」アプローチも含まれる。このアプローチは瞑想状態を様態(モード)へと移行させるものであり、そこではもはや通常の認知的な枠組みは用をなさない。

こうして広く包括的な分類を採用してみると、これまでの瞑想研究がいかに焦点を狭く絞り込んで瞑想法の一部しか見ていなかったか、それに比していかに多くの技法を無視してきたかが痛切にわかろうというものだ。ＭＢＳＲや、その他のマインドフルネスをベースにした手法についてはおびただしい数の研究があるし、慈愛の瞑想と超越瞑想の研究も充実している。禅の研究もひと握りほどはある。

しかし、これでは収まりきらない数々の瞑想が、脳回路の独自の領域に狙いを定め、特定の資質を独自に組み合わせて育て上げようとしていても、驚くには当たらないだろう。私たちとしては、瞑想科学が成長して、研究者が木を見て森を見ずということにはならず、さらに幅広く瞑想の研究がおこなわれることを期待している。これまでの成果は心強いものではあるが、私たちがその片鱗すら見たこともない瞑想法も、まだまだあるはずなのだから。

網が大きくなればなるほど、瞑想の実践がどのように脳と心を形づくっていくかということへの理解は深まっていくだろう。スーフィズムの一派でおこなわれるワーリング瞑想（訳注：旋回舞踏による瞑想）の効果はなんなのか？　ヒンドゥーのバクティ系統の祈祷歌の効果は？　あるいはチベットの仏教徒の一部とヒンドゥーのヨギのいくつかの流派で実践されている分析的瞑想は？　といった問いに答える形で。

しかしながら、瞑想の細部がどのようなものであっても、あらゆる細部はたったひとつの目的に奉仕するものだ。すなわち変性特質である。

変性特質のチェックリスト

全部で四〇人ほどになるだろうか、リポーター、フォトグラファー、そしてテレビのカメラマンが地下の小さな部屋にひしめき合っている。ロンドン、ウェストミンスター寺院の本堂を潜ったその一角で、これから記者会見が開かれようとしていた。会見の主人公はテンプルトン賞を受賞することになっているダライ・ラマ。毎年「人生の精神的な側面を肯定することに特別な貢献」を果たした人物に一〇〇万ドルを超える賞金が贈られるのだ。

リッチーとダンはその会見に同席してリポーターたちにダライ・ラマの背景について解説する役を担っていた。ダライ・ラマが生涯を通じて科学的知識を追い求めてきたことについて、また科学と宗教は真実の追究と人間性への奉仕というゴールを共有しているというダライ・ラマの洞察について、私たちは語った。

記者会見で最後に出された質問に対して、ダライ・ラマは賞金をただちに寄付すると発表した。お金は必要としていないからだと彼は説明した。自分は一介の僧侶にすぎないし、インド政府のゲストという立場にあるから、必要なものは提供されていると。

こうしてダライ・ラマは、賞金を手にした瞬間に、一〇〇万ドル以上をセーブ・ザ・チルドレンに寄付したのだった。世界の貧しい子供たちに助けの手を差し伸べる地球規模の仕事と、中国から逃れたチベットの難民への援助に対する感謝の気持ちとして。賞金の残りは、〈心と生命研究所〉と、チベットの僧侶たちが科学教育を受けられるようにチベット語の講座の開講に尽力したエモリー大学に寄付されることになった。

ダライ・ラマが同じことをするのを、私たちはこれまでも幾度となく見てきた。彼の気前のよさは自発的なものに見えるし、少しの後悔もなければ、自分にも少しぐらいは残しておこうという気持ちさえこれっぽちもないように見える。このような恬淡とした気前のよさは、古来、瞑想の進歩の度合いを測る美徳とされてきた「波羅蜜《はらみつ》」（サンスクリットの「パーラミター」は「完全であること」ないしは「極致」を意味するが、それゆえに「彼岸へ行ってしまった」という意味にも解釈される）に見出される資質のひとつだ。

波羅蜜の内容を決定づけた著作は、シャーンティデーヴァの『入菩薩行論』である。シャーンティデーヴァは、インドのナーランダ大僧院（世界最古の大学に数えられる）に学んだ八世紀の仏僧だった。ダライ・ラマは頻繁にこの書物を講話で取り上げているが、その読解については彼の師であったクヌ・ラマ（ダンがブッダガヤで出会った僧侶、あのつつましいクヌ・ラマのことだ）に負っていると、ひとこと添えるのが習わしとなっている。

さて、リッチーの研究室にやってきたヨギたちが、その伝統に則って体現していた波羅蜜の特質のひとつが、「布施（気前のよさ）」だ。ダライ・ラマが賞金をさっと手放したように、それは物質的な布施という形をとることもあれば、ただ自分の存在を差し出す、つまり献身という形で示されることもあった。それから「持戒」。これは、自分に対しても他人に対しても悪をなすことなく、自己を律するための戒律に従うこと、つまり倫理的な振る舞いをすることである。「忍辱」は、忍耐と沈着を示す特質だ。これはまた平穏ということでもある。かつて、ダライ・ラマはMITの聴衆に向かってこう語りかけた。「真の平安とは、一日二四時間、いっさいの恐れと、いっさいの不安から心が自由であることです」

勤勉さを意味する「精進」、雑念にとらわれないことを意味する「禅定」も、ヨギたちの内に見出された。そして「般若」。深い瞑想によってもたらされる知恵、洞察のことだ。

最良の特質を持続的なものとしてわが身に刻みつけるという考え方は、スピリチュアルな伝統に広く見られるものである。3章でも見たように、ギリシャ・ローマの哲学者たちもこれとよく似た美徳の存在を予見していたし、スーフィーには「よき性質とは、それ自体が財産だ」ということわざもある。[13]

ここでラビ・レイブの逸話を取り上げるのもいいだろう。ラビ・レイブは一八世紀に活躍したハシディズムの教師、ラビ・ドヴベルの教え子である。その頃、ハシディズム（ユダヤ教超正統派）に従う生徒たちの勉強といえば、もっぱら膨大な量の宗教書をひもとくことか、聖典トーラーの一節についての講義を聞くことだった。しかし、レイブの目指すところは違った。

自分が宗教上の師であるドヴベルのところに通うのは、文献を読んだり、説教を聞いたりするためではなかったとレイブは語っている。むしろ、「彼がどうやって靴紐を結ぶのかを見に」通っていたというのだ。[14]

言い換えれば、レイブが求めていたのは、師が体現している特質を目撃すること、そして吸収することだったのである。

変性特質を獲得するための古い手引書と、科学的データのあいだに繋がりが見られることには心そそられるものがある。たとえば一八世紀チベットのとある文献は、精神修行が進んだことを示すサインとして、誰であれ他者に向けられる慈しみと深い思いやりの心、充足感、そして「弱い欲望」を挙げている。(15)

こうした特質は、これまでの章で見てきた脳の変化を示す指標とも合致するように思える。共感的関心や親の愛をつかさどる回路の活性化、扁桃体の落ち着き、執着を生み出す回路の活動量低下などだ。

リッチーの研究室にやってきたヨギたちは、全員チベット流の瞑想を実践してきた人々だが、この流儀が差し出す物の見方がときに頭を混乱させることもまた事実だ。私たちは誰でもブッダと同じ性質を持っている、しかるに私たちがブッダでないのは、ただそのことに気がついていないからだ、と彼らは言う。この見方に従うなら、瞑想という行為の核心は、何かしらの精神的スキルを新たに習得することではなく、本来自分に備わっている特質を認識することだということになる。したがって、ヨギたちに見出された神経科学上の、あるいは生物学上の驚くべき発見も、ヨギたちが新たな特質を習得したことを示すものではなく、もともと備わっていた特質に気がついたことを示すものでしかない、ということにもなってしまう。

変性特質は人間の性質にあとからつけ加えられたオマケなのだろうか、それともずっとそこにあって発見されるのを待っている、見逃されていた側面でしかないのだろうか？　瞑想科学はまだ発展途上であり、この論争のどちらか一方に肩入れすることは難しい。しかしながら、科学的な発見が確実に積み上がっていく中でわかってきたこともある。たとえば、幼児が利他的でやさしいキャラクターを演じている操り人形と、利己的で攻撃的なキャラクターの操り人形を見せられて、どちらかを欲しいほうを選びなさいと言われた場合、ほとんどの幼児がフレンドリーな人形を選ぶという調査結果がある。[16]この自然な傾向は、幼児時代を通じて変わることがない。

この調査結果は、基本的な善のような美徳は人間にそもそも備わっているものであるという見方と相性がいいし、慈しみや思いやりを育む瞑想法は、すでに存在している人間の核をなす特質を認識し、その強化に関与するものだという可能性を導くものとなる。この意味で、瞑想者は新しい技術を習得しているのではなく、基礎的な能力を伸ばしているのだと言えるかもしれない。ちょうど、言語を習得するように。

各種の瞑想法によって育まれるとされる、さまざまな特質のすべてがこの観点から見られるべきなのか、あるいは部分的には技術の習得として考えられるべきなのかは、将来の研究を待たなければならない。私たちとしてはただ、少なくともある側面において、瞑想の実践は新しい技術の習得というよりも、もとからある性質を認識することに近いだろうと考えている。

足りないものは何か？

歴史的に見れば、瞑想は健康を増進させたり、リラックス状態をもたらしたり、仕事の能率を上げたりするためのものではなかった。こうした効能が喧伝されることで、瞑想が今日のように広がることになったが、何世紀ものあいだ、このような恩恵は知る人ぞ知る偶発的な副作用でしかなかった。瞑想の目的はいまも昔も変性特質の獲得なのである。

変性特質の最も強力なしるしを示したのは、リッチーの研究室にやってきたヨギたちのグループだった。このことは、瞑想の実践がどのように人に作用するかという話題について、避けて通ることはできない問題を提起することになる。ヨギたちはひとり残らず、ある精神的な伝統に則って実践を重ねていた。いわば「深い道」にコミットしているのだ。けれども現代人である私たちのほとんどは、お手軽で（かつ短い）実際的な方法を好む。それはすなわち、瞑想の役に立つ部分だけを拝借して、残りの部分はうっちゃっておくということだ。

多くのものを積み残すのと引き換えに、世界でも指折りの豊かな瞑想法がユーザーフレンドリーな形態へとアレンジされてきた。そして瞑想がそもそもの文脈を離れてさまざまに応用されるにしたがって、積み残されたものは無視され、忘れられることになった。

瞑想の実践にとって、重要なのは必ずしも瞑想そのものだけではない。深い道において、自己の気づきを拡大し、意識の隅々にまで洞察を行き渡らせること、そして究極的には自らの存在のありようを永遠に変えてしまうこと――瞑想は、その手段の一部を担っているにすぎない。深い道が目指すところははるか遠く、生涯にわたる献身を要求するものだ。

リッチーの研究室にやってきたヨギたちは、みなチベットの伝統に則った瞑想を実践してきたが、その理念は瞑想によってどこにいる人間であっても最終的にあらゆる種類の苦しみから自由になれる、というものだ。そして、瞑想者は心のトレーニングによって、その途方もない目標へと邁進していく。ヨギたちのマインドセットには、人間の感情の世界にさらに多くの平穏をもたらそうという信念も含まれれば、瞑想の実践が永続する変化（すなわち変性特質）を生み出すという確信も含まれている。

「深い道」をたどっている西洋人のなかにも、そのような確信を抱いている者はいるし、一方で同じ方法で訓練を積みながら、ライフワークとしてではなく、リフレッシュの一環として（つまり心のバケーションの一種として）瞑想に励んでいる人々もいる（そうは言っても、進歩するに従って動機が変わることはあり得る。そして動機が変われば、目指すべき場所も変わるし、瞑想を続ける理由も変わるだろう）。

瞑想を実践するのは人生の使命であるという感覚は、しばしば向こう岸に置き去りにされる要素のひとつではあるが、いまなお非常に重要だ。それどころか、ヨギのレベルで観察される変性特質を養うという観点からすると、不可欠な要素のひとつと言ってもいいだろう。その他の要素も挙げておこう。

・**倫理的な態度**……瞑想において内なる変化を促進させる一連の道徳的指針。習得された能力が個人的な利益のために利用されることがないよう、このような内なるコンパスを持つことは多くの流儀において推奨されている。
・**利他的な意図**……自分自身だけではなく、あらゆる人々のために尽くしたいという動機があってこそ、実践者は自分を強く奮い立たせることができる。
・**確たる信念**……どの方法を採るにしても、その方法には価値があり、求めるべき変化へと続く道が用意されていると信じられなければならない。ある種の文献は盲目的な信頼に警鐘を鳴らしているが、その意味するところは、教師を見つけるなら、今日で言う「デューデリジェンス（適正評価）」をしなければならない、ということだ。
・**個人指導**……聡明な教師を持つこと。教師は瞑想についてあなたを導き、次のステップに進むのに必要なアドバイスをくれるだろう。最高レベルの熟達に至るのにそのようなフィードバックが必要なことは、認知科学的にも明らかである。
・**献身**……あらゆる人々、あらゆる規範、瞑想することを可能にしてくれるその他のあらゆる事柄に深い感謝を捧げること。聖人や教師に対する感謝でもいいし、教師の内にある変性特質や美徳に対する感謝でもよい。
・**コミュニティ**……自分でも瞑想に熱心に取り組んでいる友人たちがいれば助けになるだろう。

現代の多くの瞑想者はなんと孤立していることか。

- **文化のサポート**……伝統的なアジア文化では、注意、忍耐、慈悲その他の美徳をわがものとするために、人生を賭けて自らを変化させようとする人々を長らく称揚してきた。仕事を持ち家族を持つ者は、「深い道」に人生を捧げる人々に対して、金銭を与えるなり、食事を与えるなり、彼らが生きやすいようにさまざまな手段で支えるのだ。しかし、現代社会ではなかなかこうはいかない。
- **変性特質への期待**……瞑想の実践は、単なる自己修養ではなく通常の心的状態からの解放に繋がるものだという思いこそが、瞑想の習慣を形づくり、瞑想の道とその道を行く人々への畏敬の念をつちかう。

ここで挙げた「置き去りにされた」事柄のうち、どれに変性特質を獲得するための効力があるのかを知る方法は、いまのところ私たちの手元にはない。変性特質の調査は、まさに研究室で始まったばかりなのである。

目覚め

王子の身分を捨てて出家したゴータマ・シッダールタはブッダガヤで内面の旅を終えたところ

で、流浪のヨギの一団に出くわした。ヨギたちはゴータマがなんらかの目覚ましい変容を経験したことを見て取って訊ねた。「あなたは神か?」

それに対してゴータマは答えた。「いや、そうではない。私は目覚めたのだ」

サンスクリットで「目覚めている」に当たる語は「ボーディ(菩提)」だが、そこからゴータマは、今日私たちの知るようにブッダと呼ばれるようになった——すなわち、目覚めた者と。ここで言う目覚めにどのようなものがともなっていたのかは知るよしもないが、最も経験豊富なヨギたちから私たちが集めたデータが、いくらかその手がかりとなってくれるかもしれない。たとえばあの高レベルのガンマ波。これが脳内に出ているときは、広大無辺な場所に立つ感覚、開かれた感覚、日々の経験を豊かにする感覚が生じるようだ。ガンマ波は熟睡しているときも消えることはないが、それは目覚めという特質が四六時中持続するものだということを示すものだろう(17)。

私たちの通常の意識を眠りのようなものとして位置づけ、一方で内面の変化を「目覚め」として語る文化は、古く広い歴史を持つ。さまざまな思想の流派がこの点について議論を戦わせているなか、私たちがそこに分け入っていく用意もなければ資格もない。そもそもこの手の形而上学的な議論に、科学で決着がつくと主張するつもりもない。

数学と詩が異なるアプローチで現実に迫るように、科学と宗教もまったく異なる権威を代表しているにすぎない。つまり、両者の権威がおよぶ範囲、審理の対象となる領域、物事を知る方法はすべて異なるということだ。宗教は価値、信念、超越性を相手にし、科学は事実、仮説、合理性を相手にする。[18] だから私たちとしては、ブッダの精神状態についてさまざまな宗教が下してきた判断の真偽を、ここでいちいち言い立てるつもりもない。

私たちの狙いはもっと実用的なところにある。深い道をたどることで生じる変化のプロセスから、私たちは広く世界のためになるどんな恩恵を引き出すことができるのか？　最大多数に利益をもたらすために、この深い道のしくみを利用することはできるのだろうか？

この章のまとめ

瞑想を始めて数時間、数日、数週間でいくつかの効果が現れる。まず、初心者の脳について言えば、ストレスに対する扁桃体の反応が低下する。ほんの二週間も実践すれば、注意にも改善が見られる。意識の焦点はより絞られ、雑念が減り、作業記憶の能率が向上する。大学院入学試験の点数を急上昇させるほどには、具体的な見返りがあるだろう。最も早期に効果が現れるのは慈愛の瞑想で、たとえば共感をつかさどるさまざまな回路の連携が強化される。三〇時間も実践すれば、炎症マーカーの値も若干低下するだろう。こうした効果は驚くほど短時間の瞑想を実践しただけで現れるものだが、一方で不安定でもあり、効果を維持するには毎日の実践が求められる。

ベテラン瞑想者になるにはだいたい一〇〇〇時間かそれ以上の実践が必要である。ベテラン瞑想者では、先に述べた効果は初心者のそれよりもずっと確固とした形で現れ、さらにいくつか別種の効果も加わる。ストレスへの反応と炎症が減少したことが、脳とホルモンの状態から確認できるし、雑念を制御する前頭前野の回路が強化されたことも、ストレスホルモンであるコルチゾールの濃度が低いレベルで抑えられている（つまり、ストレス一般に対する反応が弱まっている）こともわかる。このレベルの瞑想者が慈愛の瞑想を実践すると、神経回路が大きく調整されて、苦しんでいる人間に関心が向き、助けの手を差し伸べたいという気持ちが高まることになる。

注意力にもたらされる効果は広範囲におよぶ。選択的注意が強化され、注意のまばたきが減少し、注意の維持がぐっと容易になり、何が起きようと反応が機敏になって雑念が減る。自分自身へ向かう意識が衰え、それにともなって執着をつかさどる回路の動きが低下する。その他の生物学的な変化としては、呼吸数の減少（代謝率の鈍化も含む）も挙げられるだろう。丸一日集中して瞑想をおこなえば、免疫システムの強化が観察されるし、睡眠中にも瞑想状態のサインが見られるようになる。これらの変化は、いずれも変性特質の出現をほのめかすものだろう。

最後にヨギ、すなわち「オリンピック選手」級の瞑想者について。彼らの生涯瞑想時間は平均して二万七〇〇〇時間におよぶ。彼らにははっきりとした変性特質のしるしが見られる。たとえば脳の広範な領域で、一斉にガンマ波の高波が観測された。他の人間ではかつて確認されたことのない脳波だ。これはまた、実践時間を最大級に積み上げてきたヨギたちでは休息中にも見られる現象である。オープン・プレゼンスと慈愛の瞑想を実践しているときにガンマ波は最高潮を記録するが、レベルは落ちるにせよ、頭を休めているときもガンマ波は出つづけている。さらに、ヨギの脳は同年齢の人間の脳と比べて老化が遅いということも観察されている。ヨギの熟達ぶりを示すサインとしては、瞑想状態とベースライン状態を瞬時に切り替えられることや、瞑想に入るのに労力を必要としないといった点を挙げることもできるだろう（これらはとりわけ、最も経験を積んだヨギに顕著だった）。痛みに対する反応でもヨギたちは際立っている。予期不安はほとんど見られず、実際に痛みが襲ってきたときは一瞬だけ激烈な反応を示し、そこからの回復は急速だ。慈愛の瞑想中に見られる脳と心臓の連携も、常人では見られないものだ。最も大事なことは、ヨギの平時の脳状態は、他の人間が瞑想中に見せる脳状態と似ているということだろう。すなわち、状態がいまや特質へと変化したということにほかならない。

14 健やかな心

スーザン・デビッドソン博士（リッチーの妻）は、ハイリスクな妊娠・出産の専門家であり、リッチーと同じく長年にわたる瞑想の実践者だ。何年か前、スーザンは数人の同僚と協力し合い、マディソンにある彼女が勤める病院で、医師のための瞑想勉強会を開くことにした。勉強会は毎週金曜の朝に開かれ、スーザンは毎回、病院のスタッフに告知のメールを送っていた。以来、スーザンはしばしば病院の廊下で同僚たちに呼び止められるようになる。彼らは口を揃えて「こういう機会ができて本当によかった」というようなことを言うのだった。

しかし、そのあと決まってこう付け加えるのだ。「自分は行けない」と。

断っておくと、彼らには参加できない理由がちゃんとあった。当時は病院に電子カルテが導入されたばかり。その対応に追われて、医師たちはいつにも増して大忙しだったのだ。いまのように便利なカルテのテンプレートなどなかった時代である。さらに、当時はまだ「ホスピタリスト」という専門職もなかった。入院患者のケアを包括的におこなう病棟専属の医師やスタッフのことで、彼らがいれば、その他の医師たちは外来と病棟を行き来しなくてすむ。このような状況にあって、瞑想勉強会は、追い詰められた医師たちがほんの少しでも自分を立て直すためのよい機会になるはずだった。

しかし実際には、毎回の参加者はせいぜい六~七人といったところで、スーザンと仲間たちは徐々にやる気を失っていった。今後も勉強会が牽引力を持つことはないだろうと悟ったスーザンたちは、やがて勉強会をやめてしまった。

この「時間がない」という感覚は、瞑想をやってみたいのに実際にはやったことがない人々が口にする言い訳のナンバーワンだろう。

そのことに気づいたリッチーと彼のチームは、「ヘルシーマインド(Healthy Minds)」と題したデジタルプラットフォームを立ち上げた。瞑想を活用して心身を健やかに保つ方法を、「時間がない」人々にも実践できるような形にして発信するのだ。本格的な瞑想を実践する余裕がなくても、「ヘルシーマインド」で紹介している手法なら、通勤や家の掃除といった、どのみちやらなくてはならない作業と合体させて瞑想を実践することができる。注意力をフルに要求する作業でない限り、作業をしながらトレーニングの指示を聞くことは可能だろう。そもそも、瞑想がもたらす最大の恩恵のひとつは、日常をつつがなく過ごせるようになることである。ならば、日常生活の中で瞑想のトレーニングをおこなうことは理にかなっているはずだ。

もちろん「ヘルシーマインド」も、増えつづける一方の「瞑想アプリ」のひとつにすぎない。しかし、大半のアプリが瞑想の効果を示す科学的なデータをセールスポイントとして謳っているだけなのに対し、「ヘルシーマインド」が決定的に一歩先を行っている点がある。リッチーのラボでは、「ヘルシーマインド」で紹介している日常の瞑想トレーニングにどのくらいの効果があるのか、科学的な検証をおこなうつもりなのだ。

たとえば、こんな疑問を抱いたことはないだろうか。通勤途中におこなう二〇分間の瞑想と、自宅の静かな場所で座っておこなう二〇分間の瞑想では、効果にどのような差があるのだろうか？　こんな素朴な疑問にさえ、私たちはまだ答えることができない。あるいは、二〇分間の瞑想を通しでおこなうのと、一〇分間の瞑想を二回おこなうのと、五分間の瞑想を四回おこなうのとでは、どれが一番いいのだろう？　これらは今後、リッチーと彼のチームが答えていきたいと思っている具体的な質問の一部である。

デジタルプラットフォームを提供し、その効果を科学的に検証するというこの一対のプロジェクトは、科学が発見する種々の瞑想の効果により多くの人がアクセスできるよう、道の幅をこれまで以上に広げていくという次なるステップの原型になるものだと私たちは考えている。マインドフルネス・ストレス低減法（ＭＢＳＲ）や超越瞑想（ＴＭ）のように、誰にでも実践しやすい形にアレンジされた瞑想もすでに広まっている。これらは、ルーツとなったアジアの瞑想を理解していなくても、あるいは聞いたことすらなくても実践が可能なものだ。

多くの企業が、このような瞑想によるアプローチを、自社の福利厚生と収益の双方に恩恵をもたらすものだと考えており、社員研修や人材育成プログラムの一環として瞑想を取り入れている。一部には、社員が静かに集中するための瞑想ルームを設けている企業もあるほどだ（もちろん、このような取り組みには協力的な社風が欠かせない。以前ダンが訪れた某企業では、社員たちは休みなしの長時間勤務に崖っぷちまで追い詰められていた。彼らが断言するには「うちの会社で瞑想ルームにしょっちゅう通っていれば、その社員はきっとクビになるだろう」というのである）。

マイアミ大学のアミシ・ジャーの研究チームは、戦闘部隊からアメリカン・フットボールの選手、消防士や教師まで、高いストレスにさらされているグループを対象にマインドフルネスのトレーニングをおこなっている。ニューヨーク市郊外にあるギャリソン・インスティテュートでも、トラウマを抱えながらアフリカや中東で活動する人々が、エボラ出血熱と闘ったり、追い詰められた難民を救助したりといった「第二のトラウマ」に対処できるよう、マインドフルネスをベースにしたプログラムを提供している。ドラッグを密輸した罪で一四年間服役していたフリート・マウルは、服役中に「プリズン（刑務所）・マインドフルネス・インスティテュート」を創設し、いまやアメリカ国内の約八〇カ所の刑務所で、収監者たちにマインドフルネスを教えている。

私たちにとって瞑想科学とは、人間の心や身体や脳はさまざまな手法によって「健康」に向けて調整していくことが可能だという知識の母体となるものだ。ここでいう「健康」とは、最も広い意味での健康のことである。WHOの定義によると、健康とは「身体的・精神的・社会的に完全に良好な状態を指し、単に病気ではないことや、虚弱ではないという意味ではない」。瞑想やそこから派生したメンタルトレーニングは、WHOが定義する健康を実現するための積極的なアプローチをいくつも提供するものであり、その効能はこれまでは手の届かなかった領域にまでおよぶだろう。

瞑想科学の発見は、確固たるデータに裏打ちされた、イノベーティブな健康法を数多く生み出すだろうが、その本質は瞑想とまったく同じものである。瞑想アプリによって、人々が抱える個人的な、あるいは社会的な問題を解決できるようになる日は近いだろう。一方で、この先にもたらされる発見がどんな新しい可能性をもたらすのか、興味は尽きない。

瞑想を大元の教えから切り離して広めるのは、それが科学に立脚している限り、きっとよいことであるはずだ。その恩恵を必要としているかもしれない大勢の人々の手に、より届きやすくなるのだから。結局のところ、瞑想の特典を瞑想家だけで独占すべき理由などないではないか？

脳の可塑性を誘導する

「植物が育つには、何が必要かしら？」。ローラ・ピンガーが子供たちに尋ねる。ローラは、リッチーがディレクターを務める〈健やかな心センター〉のカリキュラム開発者で、未就学児のための「カインドネス（やさしさ）・カリキュラム」を手がけた。

その朝は、一五人の子供たちがやさしさを育むことを学んでいた。何人もの子供がローラの問いかけに応えて、答えを言おうと熱心に手をふる。

「おひさま」。ひとりが言った。

「水」。もうひとりが言う。

三人目の子供は注意障害を抱えていたが、カインドネス・カリキュラムを受けるようになってから大きく症状が改善していた。その子はまっすぐに手を挙げると、大きな声でこう言った。

「愛だよ」

物事が手に取るように理解できる瞬間というものがあるが、この瞬間がまさにそうだった。やさしさとは愛の一形態である。この授業は、そのことを子供たちに伝えるよい機会になった。

カインドネス・カリキュラムでは、受講者である幼児たちの年齢にふさわしい、ごく基本的なマインドフルネスのエクササイズをおこなう。四歳児たちは仰向けに横たわった状態で、鈴の音を聞き、自分たちの呼吸に意識を集中する。お腹の上に載せられた小石が、呼吸に合わせて上下するのを感じるのだ。

その後、彼らは身体の感覚にマインドフルな注意を向けていく。内面に意識を向けながら、他の子供たちと交流することを学ぶためだ。とりわけ、相手が怒ったり不機嫌になったりしているときに。これは、怒っているクラスメートの身体の内側で何が起きているのかを想像するよい機会だ。このようにして、彼らは共感に向けて一歩を踏み出していく。

このプログラムを受ける子供たちは、お互いに助け合い、感謝の気持ちを示し合うように教えられる。ある子供が別の子供の親切に対して感謝の気持ちを抱いたら、それを教師に伝えることで相手の親切に報いることができる。親切なおこないをした子供は、教師から「やさしさの庭」のポスターに貼るシールを一枚もらうことができるのだ。

プログラムの効果をテストするために、リッチーのチームは子供たちを集めて、自分が集めたシール（幼児にとっては貴重な通貨だ）を、次の四人の相手のうち誰かひとりにプレゼントするように言った。クラスで一番好きな子、クラスで一番苦手な子、知らない子（初めて会う相手）、そして具合が悪そうな子の四人だ。

カインドネス・カリキュラムを受けていた子供たちは、大半のシールを一番好きな子にあげようとする標準的な未就学児と比べて、一番苦手な子や具合の悪そうな子にシールを贈るケースが多く見られた。(1) もうひとつの発見は、彼らが幼稚園に上がったとき、他の多くの子供たちのように自己中心的な振る舞いをしなかったということだ。

子供たちの心にやさしさを育むことは、疑いようもなくよいことのように思える――しかしながら、この非常に重要なスキルの育成は、現状では義務教育の一手にゆだねられている。無論、家庭で子供たちにやさしさを教えようとしている親は多いだろう。しかし、そうではない親も大勢いる。カインドネス・カリキュラムのようなプログラムを学校に導入することは、あらゆる子供が心の筋肉を鍛えるレッスンを受けられることを保証するものだ。[2]

やさしさ、思いやり、慈しみ。これらはすべて、私たちの教育システムが大分部において無視している領域で発達していく。注意力、自己調整力、共感力、人と交流するスキルなども同様だ。読み書きをはじめ、昔ながらの学問的なスキルを伸ばすことには注力するのに、なぜ、充足した人生をおくるために不可欠なこれらのスキルを子供たちに学ばせようとしないのだろう?

発達心理学者によると、注意力、共感力、やさしさ、落ち着き、人と繋がるスキルなどには成熟のレベルがあるという。成熟のレベルは行動に表れ(手に負えない幼稚園児と、お行儀のいい小学校四年生を比べてみるといい)、その背景には脳神経回路の成長がある。脳の可塑性は、カインドネス・カリキュラムのようなトレーニングを通じて、脳の回路を最適な方向に導くことができるという可能性を説明するものだ。

現状では、私たちの子供がいかにしてこれらの決定的に重要なスキルを伸ばしていくかは、主に運に左右されている。しかし、もっと賢いやり方で子供たちを支援することはできるはずだ。たとえば、あらゆる瞑想法の根っこには注意を強化する訓練が含まれている。これらのテクニックを、子供たちが注意力を伸ばすためのエクササイズに応用すれば、数え切れないメリットが得られるだろう。結局、注意力なしでは何を学ぶこともできないのだから。

子供の注意力を伸ばすということに関して、ほとんど議論がなされていない現状には驚くばかりである。子供時代の何年かが、脳回路を成長させる格好の機会であることを考えればなおのことだ。この時期に適切な補助を提供すれば、よりいっそう子供たちの脳を成長させることができるだろう。こと注意力の強化に関していえば、かなり強力な科学的裏づけもあり、この目標はすでに私たちの手の届く範囲にあるといえる。

そして何より、私たちの社会はいま、注意欠陥に広く蝕まれている。今日の子供たちはいつでもデジタル機器を手にした状態で成長し、注意を奪う要素に絶えずさらされている（過去の世代が経験したこともないほど、大量の情報の洪水を浴びてもいる）。彼らの注意力の低下は、早急に解決すべき健康問題にほかならない。

ダンは、忍耐力、社会性、自尊心といった社会的情動スキルを伸ばすためのプログラム「ＳＥＬ（Social and Emotional Learning）」の立ち上げに携わったひとりだ。今日では、世界中の何千もの教育機関でＳＥＬが実施されている。注意力や共感力を高めるのは、その次のステップだとダンは考えている(3)。断っておくと、マインドフルネスを学校に導入しようという確固たるムーブメントはすでに起きている。とりわけ、貧困家庭の子供や、なんらかの問題を抱えた子供が対象になることが多い(4)。とはいえ、これらはいずれも試験的、あるいは独立した試みだ。私たちが思い描いているのは、いつの日か、注意力と思いやりを育むメンタルプログラムが標準的な教育の一環として、すべての子供たちの手に届くことである。

学校に通う年齢の子供たちが、どれほどの時間をビデオゲームに費やしているかを考えれば、こうした心のレッスンを彼らに届ける別のルートも見えてくる。ゲームというものは、現代社会に暮らす私たち全員が直面している注意欠陥を助長するものとして槍玉に挙げられることが多い。しかし、その威力がよい方向に発揮されたときのことを考えてみようではないか。健やかな心の状態、もしくは性質さえ、ゲームによって育むことができるかもしれないのだ。リッチーの研究チームは、教育的なタイトルを専門とするゲームデザイナーとコラボレートして、一〇代前半向けのゲームを開発した。(5)

「テネシティ(不屈)」という名のそのゲームは、かつてリッチーのチームが実施した、呼吸を数える研究がベースになっている。(6) ひと呼吸ごとにiPadの画面をタップするように指示されたとき、大半の人はこの作業をきわめて正確にこなすことができる。しかし、九回目ごとに指を二本使ってタップするように指示されると、このふたつめのタスクではミスが発生することがある。プレイヤーの気がそれたときだ。

リッチーと研究員は、この事実を核として「テネシティ」のゲームシステムをつくりあげていった。プレイヤーはひと呼吸ごとに一本指でiPadの画面をタップし、五回目ごとに二本指でタップする。一本指のタップに関してはほとんどミスをする子供はいないので、五回目ごとに正確に二本指でタップされているかどうかを判定するのは簡単だ。二本指のタップを連続で成功させるほどゲームの得点は高くなる。また、二本指のタップを成功させるごとにiPadの画面はさまざまな装飾でいっぱいになっていく。たとえばあるバージョンでは、砂漠の風景の中に華麗な花々が咲き誇る。

このゲームを毎日二〇～三〇分、二週間にわたってプレイすると、前頭前野にある脳の中枢部と注意を集中する回路の繋がりが強化されることをリッチーの研究チームは発見した。(7) 別のテストでは、このゲームのプレイヤーは他人の表情を読み取ったり、注意を奪うものから目をそむけたりするスキルに長けていることがわかった。これらはいずれも、高い共感力のサインである。

こうした成長が、なんの訓練もなしに維持できると言われて信じる人はいないだろうが、反対に、訓練と言われてゲームを思い浮かべる人もいないだろう。それでもなお、「テネシティ」によって脳や行動に好ましい変化が現れたという事実は、ゲームでもマインドフルな注意や共感力を育むことができるということを証明しているのである。

心のジム

リッチーが、アメリカ国立衛生研究所であの有名なスピーチをおこなったとき、内部向けの告知文には、次のような興味をそそる文句が躍っていた。「もし、身体を鍛えるように心も鍛えることができたら?」

フィットネス業界は、健康になりたいという私たちの願いを養分にして大いに栄えている。身体を鍛えることに反対する人はほとんどいないだろう(実際に鍛えるかどうかはさておき)。また、歯を磨いたり風呂に入ったりといった衛生習慣は、もはや私たちの習性と化している。ならば、なぜメンタルトレーニングもそうならないのか？

経験の繰り返しによって脳が形成されていく「神経の可塑性」は、私たちの意識のおよばないところで進行しており、通常、私たちはそうした力の存在に無自覚だ。私たちは何時間も、デジタル機器の画面に表示される情報を取り込んで過ごしたり、その他の無数の「マインドフルでない」気晴らしに没頭したりする。その間も、私たちの脳ではニューロンが律儀にそれらの活動に関連する回路を活性化したり、抑制したりしている。このような行き当たりばったりの「心のダイエット」を続けていると、「心の筋肉」にも行き当たりばったりな影響が現れる。

私たちは自分の心をケアするために、もっと自分で責任を持っていい。瞑想科学はそのことを教えてくれる。より意図的に自分の心を鍛え上げることによって、私たちはすぐにでもその恩恵を受けることができる。慈愛の瞑想に関する研究が、そのことを裏づけている。

神経科学者のトレーシー・ショーズは、ニューロン新生（脳内で新たな神経細胞が生まれること）を促進させると彼女が考えている「ＭＡＰ（Mental and Physical）トレーニング」を開発した。[8] プログラムの参加者は、注意を集中する瞑想を三〇分間おこなったのち、中強度のエアロビクスを三〇分間おこなう。このセットを週に二回、八週間続けるのだ。このプログラムで確認された効果には、脳の中枢機能の向上も含まれており、脳がよい方向につくり変えられるという仮説を補強している。

集中的なワークアウトをおこなえば筋肉が発達して耐久力がつくが、運動をやめれば息切れと贅肉だらけの日々に逆戻りするということを私たちは知っている。これと同じことが、心のワークアウトである瞑想（とその派生形）と、それによってもたらされた脳の変化についても言える。

エクササイズで筋肉を鍛えるように脳も鍛えることができるのなら、フィットネスのプログラムに相当するものが脳のためにあってもいいはずだ。いわば心のジムである。心のジムは、現実空間ではなくスマートフォンのアプリとして存在する。だから、どこにいても心のトレーニングを実践することはできる。

デジタル形式で情報を発信することは、とてつもなく広範囲な人々に瞑想の恩恵を伝えることができるというメリットがある。瞑想アプリもすでに広く利用されている。ただし、それらの手法は科学的な検証を直接受けたものではない。その代わりに、こうしたアプリではなんらかの瞑想についてどこかで実施された研究（必ずしもすぐれた研究であるとは限らない）の成果を引用してお茶を濁すのが常だが、アプリそのものの有効性について透明であるとは言いがたい。メンタルが強化されることを謳っていたあるアプリは、政府がその内容に疑念を呈したときに、しかるべき効果を実証できなかったために、巨額の罰金を支払うことになった。

一方で、これまでに判明してきた事実を見るに、よく設計されたアプリであれば厳密に検証されることがあってもよい結果を残せるだろうと私たちは考えている。実際に、インターネットによる指導で慈愛の瞑想を被験者に教えた実験では（この実験については6章「愛を育む」で紹介した）、被験者はよりリラックスして、よりくつろいだ気持ちになれたのだ。[9]

ソーニャ・ディミジャンの研究チームは、インターネットを通じて軽度のうつの症状がある人々（深刻なうつを発症するリスクが平均よりも高い人々）に手を差し伸べている。ソーニャのチームは、マインドフルネス認知療法に由来する「マインドフル・ムード・バランス」というインターネットベースのプログラムを開発した。この八週間のプログラムには、受講者のうつの症状や不安感（絶えず気に病んだり、深く考え込んだりなど）を緩和する効果があった(10)。

もっとも、こうした成功事例は、すべてのオンライン瞑想講座に効果があることを意味するものではない。あるプログラムは、別のプログラムより効果があるのだろうか？ だとすればその理由は？ これらの疑問に答えられるのは、いまのところ経験しかない。

私たちが知る限り、科学的に根拠があると主張している膨大な数の瞑想アプリ群のひとつとして、メジャーな科学雑誌に載るような論文で効果を直接検証されたことはない。いつの日か、これらのアプリが謳っている効果が本物なのか、きちんと検証されることが業界の常識になることを願ってやまない。

とはいえ、マインドトレーニングがもたらすであろう効果については、瞑想研究によって十分な予測が立っている。近い将来、身体と同じように心をケアし、心のためのエクササイズをおこなうことが日常の習慣になる日がやってくるだろう。

神経をハッキングする

それは、ニューイングランドの凍りついた雪が溶けはじめた三月の朝のことだった。その日、アマースト大学のキャンパス内にある、ビクトリア様式の建物のリビングルームには、さまざまな学科の人間が集まり、ちょっとしたノアの箱舟のような様相を呈していた。宗教学者、経験心理学者、神経科学者、哲学者が各二名といった顔ぶれである。

彼らは、〈心と生命研究所〉の後援を受けて集まったグループで、日々の欲望から生まれる心の動きを隅々まで追っていくことを目的に掲げていた。欲望の道筋とは往々にして、ドラッグであれ、ポルノであれ、買い物であれ、何かへの強烈な依存に通じている。

宗教学者らは、問題の根源は、欲望にとらわれるその瞬間にあるのだと指摘した。つまり、快楽の源（それがどんな形のものであれ）に向かって私たちが衝動的に身を乗り出す瞬間のことだ。私たちが欲望に支配されているとき、とりわけその欲望が切実な依存へと傾いていくとき、心には不安が芽生え、耳にまとわりつく誘惑的なささやきを増幅させる。そのささやきはこう言っている——私たちが欲望する特定のモノこそが、私たちの不調を癒やしてくれるのだと。

欲望にとらわれた瞬間はあまりにもさりげなく訪れるので、他に注意を奪うものだらけの日常では、私たちはとらわれたことにほとんど気づかない。ある研究によると、私たちが肥満の原因である間食に最も頻繁に手を出すのは、私たちが何かに注意を奪われているときだという。依存とは、ほんの些細な刺激によって誘発されるものだ。ハイになった日に着ていたシャツを見るだけで、その日の記憶がドッと押し寄せ、次の注射がほしくなるといったように。

この状態は、私たちがこうした脅迫的な動機にとらわれていないときの、完全にリラックスした状態の真逆にある――そう指摘したのは、哲学者のジェイク・デイビスだ。「とらわれない心」によって、私たちはあらゆる刺激に対して無反応でいられ、ありのままの自分に満足していられる。

マインドフルネスによって、私たちは心の内側で起きていることに絡め取られるのではなく、それらをつぶさに観察することができるようになった。欲望にとらわれそうになった瞬間も、はっきり認識することができる。「欲望を受け流すには、まずその存在に気づく必要があります」とデイビスは言う。マインドフルな状態にあれば、私たちは欲望への衝動が生じていることに気づいたうえで、それを次々に湧いてくる他の思考と同様に受け流すことができる。

私たちが欲望にとらわれるとき、脳の活動は後帯状皮質（ＰＣＣ）を中心に展開していると指摘するのは、ウースターにあるマサチューセッツ大学医学部のマインドフルネスセンターで研究ディレクターに就任したばかりのジャドソン・ブルワーだ。同センターはＭＢＳＲ発祥の地である。ＰＣＣが関わる精神活動には、気を散らせたり、あちこちに心をさまよわせたり、自分について考えたり、いけないと思っていることをやりたくなったり、罪悪感をおぼえたりといったことが含まれる。そして、何かを切望することも。

8章「自分という存在の軽さ」でも紹介したように、ブルワーの研究チームは、マインドフルネスを実践中の人々の脳画像を調べ、マインドフルネスによってPCCが沈静化することを発見した。よりすんなりとマインドフルネス状態に入れるようになるほど、PCCはますます落ち着いていった。[11] ブルワーのラボからは、マインドフルネスが禁煙に役立つという報告もなされている。[12] これらの発見をベースに、ブルワーは依存から脱するための二種類のアプリを開発した。ひとつは過食、ひとつは喫煙対策だ。

ブルワーは、脳に関する発見を具体的なメソッドに落とし込む際に、「ニューロフィードバック」と呼ばれる技術を用いた。脳の活動をモニターし、特定の領域の動きが活発になったり、低下したりすれば、即座に合図で知らせるというものだ。この技術に頼れば、自分の心がどのような状態のときにPCCを落ち着かせておくことができるのか、試行錯誤することが可能になる。

通常、私たちは脳で何が起きているのかを知ることはできない。少なくとも脳スキャナで知ることができるようなレベルでは無理だ。だからこそ、神経科学の発見は大きな注目を浴びる。しかし、ニューロフィードバックは脳／心を覆っているバリアに小さな穴を開け、脳の活動をのぞき込むための窓をつくる。その情報を、私たちは脳の活動にフィードバックできるというわけだ。このアイデアは、意図的に精神活動をコントロールすることによって、脳の状態を自ら変えることができるという可能性を垣間見せてくれる。次世代の瞑想アプリでは、ブルワーのアイデアを原型として、重要な生理・神経活動にニューロフィードバックで直接働きかけるというアプローチが増えていくだろう。

ニューロフィードバックの次なるターゲットになりそうなのがガンマ波だ。熟練したヨギの脳を特徴づける脳波のパターンである。フィードバックによってガンマ波を誘発することで、ヨギに特有の広く万物に開かれた心（オープンネス）の一端を手にすることは可能かもしれない。とはいえ、ニューロフィードバックが、ヨギたちが獲得した変性特質への近道になるとは私たちは考えていない。ガンマ波であれなんであれ、ヨギの心の状態を測る尺度のひとつにすぎず、それ自体ではせいぜい、ヨギが享受している豊かな充足感の一部を気ままに削り取った薄っぺらいかけらでしかない。ガンマ波やその他もろもろのフィードバックは、普段とは違った心の状態を私たちにもたらすだろうが、いかなる意味においても、長年にわたる瞑想修行がもたらす成果と同等のものにはなりようがないのだ。

さて、瞑想によってもたらされるかもしれない効果はまだある。ここで、瞑想するマウスをご紹介しよう。

瞑想するマウス？　この冗談のような可能性を探ったのは、オレゴン大学の神経科学者たちだ。無論、マウスが実際に瞑想をしたわけではない。研究者らは特注のストロボライトを利用して、マウスの脳内に特定の脳波を誘発した。この手法を「光駆動」という。明るいストロボの光を照射されることで、脳波がある周波数帯域に固定されるのだ。このとき、マウスの脳では不安の減少を示すサインが観察されており、リラックス状態にあったことを示している[13]。また、別の研究チームが光駆動によってマウスの脳にガンマ波を誘発したところ、高齢のマウスではアルツハイマー病の原因のひとつと考えられる「老人斑」が減少したことがわかった(14)。

それではガンマ波(ヨギによく見られる脳波)のフィードバックによって、アルツハイマー病を改善したり、進行を遅らせたりすることは可能なのだろうか? 薬事研究の年報を見れば、マウスには効力を発揮した治療法が人間には効かなかったという報告であふれている(15)。したがって、ガンマ波のフィードバックを人間のアルツハイマーの予防に活用するというアイデアは、ただの夢で終わるかもしれない(あるいは終わらないかもしれない)。

ニューロフィードバックによって、かつては到達するのが難しかった心の状態へ、より大勢の人がたどり着けるようになるというコンセプトそのものは有望に思われる。とはいえ、ここで警告をひとつ。ニューロフィードバック用のガジェットがもたらすのは、一時的な状態の変化であって、その効果は持続するものではない。何年にもわたる厳しい瞑想修行と、ごく短時間のアプリの利用とでは、成果にとてつもない隔たりがあるのは言うまでもない。

それでもなお、私たちには、瞑想科学がもたらしたこの知見を生かした次世代のアプリケーションが人々の役に立っているという未来が見える。ただ、それらがどのような形をとっているのかは、私たちにもまったくわからないのだ。

私たちの旅路

変性特質の存在を裏づける科学的データは、何十年もかけて少しずつ集まっていった。私たちがその存在をかぎつけて、探索の旅に出たのは大学院生時代のことだ。今日、ようやくにして説得力を持つに足る量の証拠が積み上がってきたが、私たち自身は大半の人が引退を考える年齢に突入している。

この間、私たちは乏しいデータを手がかりに、主に科学者としての直感に従って動くしかなかった。「証拠の不在は不在の証拠にあらず」ということわざが私たちの慰めだった。私たちの確信を支えていたのは、自分たちが瞑想合宿で経験したこと、変性特質を獲得したように見える希有な人々との出会い、人間性のポジティブな変容を解き明かした古代の文献といったものだった。

無論、学問的な視点では、これらをすべて集めても「証拠の不在」でしかない。中立的な実験データがないからだ。私たちがこの旅に出た当時は、変性特質を検証するための手法などほとんど存在しなかった。行き詰まっていた一九七〇年代、私たちにできたことといえば、変性特質というアイデアにうっすらと関係しそうなテーマの研究をおこなうことだけだった。ひとつには、この研究にふさわしい被験者と接触する機会がなかったということもある。山奥に隠棲している修行経験の豊富なヨギの代わりに、私たちはハーバード大学の二年生で我慢するしかなかった。

さらに大きかったのは、当時はまだ、神経科学という分野がおずおずと最初の一歩を踏み出したばかりだったということだ。脳を調べるための検査方法は、現在の水準からすればきわめて原始的なものでしかなかった。回りくどく、精度も低いやり方で脳の活動を測るのが当時の「最先端」だったのだ。

私たちがハーバードに入る約一〇年前に、哲学者のトマス・クーンが『科学革命の構造』（みすず書房、一九七一年）を発表している。歴史の中で、科学は時として唐突な進化を見せる。まったく新しいアイデアや革新的なパラダイムの登場が、人々の思考に変化を迫るのだ。このクーンの言葉を胸に抱き、私たちは人間の可能性を西洋の心理学が想像もしなかった領域へ広げるという新たなパラダイムを追い求めた。当時、科学界でも盛んに議論されていたクーンのアイデアは、指導教官の反対にあっていた私たちを大いに励ますものだった。

科学は冒険者を必要としている。リッチーがゴエンカ師のもとで座蒲に座って「不動の時間」を過ごしていたとき、そしてダンがインドでヨギやラマ僧と交流し、五世紀に書かれた瞑想者のための手引書『ヴィスッディ・マッガ』に読みふけっていたとき、私たちは確かに冒険者だった。

変性特質の存在に対する確信から、私たちはこの直感を支えてくれそうな研究に鼻が利くようになった。自らの経験というレンズを通してさまざまな発見をふるいにかけ、私たち以外にはほとんど誰も気づかない関係性をそこに見出そうとしたのである。

科学というものは、文化に根ざした推論の網の中で展開していく限り、私たちの物の見方を制限してしまう。これは行動科学についてとりわけ当てはまることだ。現代心理学は、東洋の心理学系統が人のありようまで変えてしまう手段を提示していることを知らなかった。東洋のレンズを手にして初めて、私たちにも新たな可能性が見えてきたのだ。

いまや、山のように積み上がった実験研究の成果が私たちの初期の直感が正しかったことを裏づけている。心のトレーニングを実践しつづければ、脳は構造的にも、機能的にも変化する。何千年も前から瞑想者への教えに説かれてきた変性特質の原理が証明されたのだ。さらにすばらしいのは、私たちの誰もがこの領域へと入っていけるということである。そこでは用量反応のルールが適用されており、私たちは努力に応じて成果を得られるようだ。

変性特質に科学的な説明をもたらすために誕生した瞑想神経科学という新たな分野は、ここにきて成熟期を迎えたのである。

コーダ（結び）

「もし、心を鍛えることによって、自分たちの健康や幸せだけでなく、コミュニティや、広く世界の健康や幸せをも促進させることができるとしたら？」

このドラマティックな問いかけも、国立衛生研究所でリッチーが講演をおこなったときに、内部向けの告知文に掲載されたものだ。

もし、そうできるとしたら？

私たちは、心のフィットネスという習慣が広く受け入れられた世界で、社会が根底からよい方向に変わっていく未来を思い描いている。また、心と脳をケアすることで末永く健やかでいられるという大きな可能性が、本書で紹介した科学的な成果を通じて読者に伝わったことを願っている。日々の少しのメンタルトレーニングの積み重ねによって、自らの手で幸福を生み出すことすら可能なのだということを、ご理解いただけたのなら幸いだ。

こうした華々しい成果の一端は、寛大さ、やさしさ、集中力の向上や、「私たち」と「彼ら」を隔てようとする頑固な偏見の消失といった形で現れる。さまざまな瞑想法によって共感力が向上し、新たな視点が身につくことを考えれば、瞑想の実践には、人と人がお互いを、あるいは人とこの地球がお互いを支え合うという感覚を、より強める効果があると考えてもいいだろう。

瞑想によって向上する資質（とりわけやさしさと慈しみ）が壮大な規模で育まれれば、私たちのコミュニティ、国家、社会全体が大きく改善されることは間違いない。このすばらしい変性特質は、一人ひとりの繁栄に加えて、人という種族全体が未来に生き延びる確率を高める方向へと、この世界を変えていく可能性を秘めている。

私たちは、ダライ・ラマが八〇歳になったときに語ってみせたビジョンに感銘を受けた。彼は私たち全員に、三つのことをするようにと語りかけた。心の安定を得ること、心の舵を慈しみに向けること、世界をよりよくするために尽力すること。最初のふたつは瞑想によって、三つめは立派な行動によって、それぞれ実現することが可能だ。具体的にどのような行動を起こすかは、私たち一人ひとりの判断と、それぞれが持つ能力や可能性にゆだねられている。私たちはめいめいが、善の勢力の手先となって活動できることを忘れてはならない(16)。

以上の「カリキュラム」は、社会全体が直面している逼迫した諸問題への処方箋になるものだと私たちは見ている。人々の欲望や利己主義を抑え、排他的な偏見を解消し、環境破壊を押しとどめる一方で、やさしさや公平さ、落ち着きといった性質を伸ばしていくのだ。人間の潜在的な善の性質に狙いを定めて育成していくことによって、これまでは解決できなかった社会問題の負のサイクルを打ち砕くことができるかもしれない。そして、貧困問題、集団間の憎しみ合い、私たちが暮らす地球の健康状態に対する無関心などに歯止めをかけるのだ(17)。

もちろん、変性特質がどのように生じるかという点については、まだまだ多くの疑問が残っているし、まだまだ多くの研究がなされなくてはならない。しかし、変性特質の実在を示す科学的なデータは、いまや良識ある研究者ならばその可能性を否定できないほどに積み上がっている。にもかかわらず、そのことに気づいている科学者はあまりに少ない。その恩恵が私たちの未来を変える可能性については言うにおよばずだ。

私たちが思い描いているような未来を実現するには、必要な科学的データがまだまだ足りていない。世界はかつてなく脆く、危機をはらんだ存在と化している。こうしたときに必要なのは、毎日のように起こる悲惨な出来事にフォーカスすることで助長される、不機嫌でシニカルなマインドセットを変えることだ。世界では、よいことのほうがたくさん起きているのだから。言い方を変えれば、人類はこれまで以上に、変性特質がもたらす善の性質を必要としている。世界には、鷹揚で我慢強く、やさしさと慈しみにあふれた善意の人々がもっと大勢必要だ。こうした資質は、外から称賛するだけでなく、自ら身につけることができるものである。

ダンとリッチーのふたりは、大勢の仲間たちとともに、変性特質を追って数十年間も旅してきた。さまざまな土地や研究室、そして自分たちの心の中で。ではなぜ、いまこのタイミングで本書を出すのか？

答えはシンプルだ。脳、心、私たちのあり方が向上するほど、それは私たちの世界をよい方向に変えていく力となるからだ。失敗したユートピア論が列をなす長い歴史の中で、いまや人間社会を進化させるための取り組みは、ようやく科学に行き着いた。

私たちは本書を通じて、人間存在の深部からポジティブな資質を掘り起こすことは可能であることを示す証拠を提示してきた。誰もが、この内なる旅に出ることができる。深い道を歩むには多大な労力を払わねばならず、私たちの多くにとっては難しいことだろう。しかし、広いほうの道を進んでも、平穏さや慈しみといった心の状態は学べるものだし、それを子供たちに教えたり、自分たちの内側に育んだりすることも可能だ。

その方角を目指して一歩でも足を踏み出すことが、私たちの人生、そしてこの世界への、このうえない贈り物となるのである。

謝辞

本書という形で結実した私たちの旅は、瞑想の道のはるか彼方を目指し、精神の高みに至った人々からのインスピレーションなしには、そもそも始まらなかっただろう。
そのなかには、ニーム・カロリ・ババ、クヌ・ラマ、アーナンダ・マイー・マーをはじめとする、ダンがインドで出会った人々がいる。さらに、私たちの師であるS・N・ゴエンカ、ムニンドラ師、サヤドー・ウ・パンディタ、ニョシュル・ケン、アデウ・リンポチェ、トゥルク・ウルギェンとその息子たち（全員がリンポチェである）、すなわちチョキ・ニーマ、ツィキ・チョクリン、ツォキニ、そしてもちろんミンゲールの名を挙げなくてはならない。

それから、はるばるチベットからリッチーのラボにやってきて、研究に協力してくれた何人ものヨギたちと、フランスのドルドーニュにある瞑想センターから研究に参加してくれた瞑想家たちに感謝を。科学の世界と瞑想の橋渡し役となってくれたマチウ・リカールにも、私たちは深く恩義を感じている。彼の存在があればこそ、瞑想を科学的に研究することが可能になった。

瞑想の研究成果は日々増えつづけており、そこに関わった大勢の研究者の名前を一人ひとり挙げることは叶わないが、それぞれの貢献に私たちは深く感謝する次第だ。リッチーのラボの研究員、とりわけアントワーヌ・ルッツ、コートランド・ダール、ジョン・ダン、メリッサ・ローゼンクランツ、ヘリーン・スラッグター、ヘレン・ウェン、その他本書の制作にあたり力を尽くしてくれた大勢の人々に特別な感謝を。リッチーの〈健やかな心センター〉での作業は、とびきり有能な事務スタッフおよび運営陣の飽くなき献身なくしては不可能だった。とくにイーサ・ドルスキー、スーザン・ジェンセン、バーブ・マシスンに感謝したい。

この旅の途中で、数々の示唆に富む助言を与えてくれた友人や同僚たちにも感謝を。ジャック・コーンフィールド、ジョセフ・ゴールドスタイン、ダワ・ターチン・フィリップス、タニア・シンガー、アヴィデ・シャシャーニ、シャロン・サルツバーグ、ミラバイ・ブッシュは、そのほんの一部である。

最後に、最大級の謝意をダライ・ラマ猊下に捧げる。その存在そのものが私たちにとってのインスピレーション源であると同時に、瞑想を科学的に研究することでその価値をより広範な人々に届けることが可能だという猊下の的確な指摘こそが、私たちの背中を押したのだから。

参考資料

現在進行中の瞑想研究について

ウィスコンシン大学マディソン校〈健やかな心センター〉　https://centerhealthyminds.org/

心と生命研究所　https://www.mindandlife.org/

アメリカ国立補完統合衛生センター（ＮＣＣＩＨ）　https://nccih.nih.gov/

スタンフォード大学〈慈しみと思いやりの研究教育センター〉　http://ccare.stanford.edu/

マインドフルネス認知療法　http://mbct.com/

瞑想研究をおこなっている主な研究グループ

リッチー・デビッドソンの研究室　https://centerhealthyminds.org/science/studies

ジャドソン・ブルワーの研究室／マインドフルネス・ストレス低減法センター
https://www.umassmed.edu/cfm/

タニア・シンガーの瞑想研究プロジェクト　https://www.resource-project.org/en/home.html
アミシ・ジャーの研究室　http://www.amishi.com/lab/
クリフォード・サロンの研究室　http://saronlab.ucdavis.edu/
オックスフォード・マインドフルネスセンター　https://www.psych.ox.ac.uk/research/mindfulness
ＵＣＬＡのマインドフル・アウェアネス・リサーチセンター　http://marc.ucla.edu/

瞑想の社会的応用について

ダライ・ラマのビジョン　http://www.joinaforce4good.org/

centerhealthyminds.org/.
7. E. G. Patsenko et al., "Resting State (rs)-fMRI and Diffusion Tensor Imaging (DTI) Reveals Training Effects of a Meditation-Based Video Game on Left Fronto-Parietal Attentional Network in Adolescents," 2017.
8. B. L. Alderman et al., "Mental and Physical (MAP) Training: Combining Meditation and Aerobic Exercise Reduces Depression and Rumination while Enhancing Synchronized Brain Activity," *Translational Psychiatry* 2 (2016年に掲載決定) e726-9; doi:10.1038/tp.2015.225
9. 9.Juliet a Galante, "Loving-Kindness Meditation Effects on Well-Being and Altruism: A Mixed-Methods Online RCT," *Applied Psychology: Health and Well-Being* 8:3 (2016): 322-50; doi:10.1111/aphw.12074
10. Sona Dimidjian et al., "Web-Based Mindfulness-Based Cognitive Therapy for Reducing Residual Depressive Symptoms: An Open Trial and Quasi-Experimental Comparison to Propensity Score Matched Controls," *Behaviour Research and Therapy* 63 (2014): 83-89; doi:10.1016/j.brat.2014.09.004
11. Kathleen Garrison, "Effortless Awareness: Using Real Time Neurofeedback to Investigate Correlates of Posterior Cingulate Cortex Activity in Meditators' Self-Report," *Frontiers in Human Neuroscience* 7:440 (August 2013): 1-9.
12. Judson Brewer et al., "Mindfulness Training for Smoking Cessation: Results from a Randomized Controlled Trial," *Drug and Alcohol Dependence* 119 (2011b): 72-80.
13. A. P. Weible et al., "Rhythmic Brain Stimulation Reduces Anxiety-Related Behavior in a Mouse Model of Meditation Training," *Proceedings of the National Academy of Sciences*（2017年現在印刷中）. ストロボライトによる光駆動は、てんかんの患者には危険な影響を及ぼす可能性がある。光の刺激が発作を誘発することがあるからだ。
14. H. F. Iaccarino et al., "Gamma Frequency Entrainment Attenuates Amyloid Load and Modifies Microglia," *Nature* 540:7632 (2016): 230 - 35; doi:10.1038/nature20587
15. 哺乳類である以上、マウスも生物学上はヒトの系譜に連なっているはずだが、すべてが一致するわけではない。とりわけ脳に関してはとてつもなく大きな違いがある。
16. 以下を参照：Daniel Goleman, *A Force for Good: The Dalai Lama's Vision for Our World* (New York: Bantam, 2015); www.joinaforce4good.org
17. この構想を支持するデータは以下を参照：C. Lund et al., "Poverty and Mental Disorders: Breaking the Cycle in Low-Income and Middle-Income Countries," *Lancet* 378:9801 (2011): 1502-14; doi:10.1016/S0140-6736(11)60754-X

and Deconstructing the Self: Cognitive Mechanisms in Meditation Practice," *Trends in Cognitive Science* 20 (2015): 1-9; http//dx.doi.org/10.1016/j.tics.2015.07.001
13. 第4代正統カリフ、アリーの言葉。以下より引用：Thomas Cleary, *Living and Dying in Grace: Counsel of Hazrat Ali* (Boston: Shambhala, 1996).
14. 以下の書籍で紹介されている逸話を拝借：Martin Buber, *Tales of the Hasidim* (New York: Schocken Books, 1991), p.107.／マルティン・ブーバー『ハシディズム』みすず書房、1997年
15. カムトゥル・リンポチェ3世の書。出典は以下の訳書：The Third Khamtrul Rinpoche, trans. Gerardo Abboud, *The Royal Seal of Mahamudra* (Boston: Shambhala, 2014).
16. J. K. Hamlin et al., "Social Evaluation by Preverbal Infants," *Nature* 450:7169 (2007): 557- 59; doi:10.1038/nature06288
17. F. Ferrarelli et al., "Experienced Mindfulness Meditators Exhibit Higher Parietal-Occipital EEG Gamma Activity during NREM Sleep," *PLoS One* 8:8 (2013): e73417; doi:10.1371/journal.pone.0073417
18. 科学と宗教はそれぞれに権威を受け持っている領域も知識のあり方も違えば、その領域が互いに重なり合うことはないという見解は、以下の書籍などでも主張されてきたことだ。Stephen Jay Gould, *Rocks of Ages: Science and Religion in the Fullness of Lift* (New York: Ballantine, 1999).／スティーヴン・ジェイ・グールド『神と科学は共存できるか？』日経BP社、2007年

14――健やかな心

1. L. Flook et al., "Promoting Prosocial Behavior and Self-Regulatory Skills in Preschool Children through a Mindfulness-Based Kindness Curriculum," *Developmental Psychology* 51:1 (2015): 44-51; doi:http://dx.doi.org/10.1037/a0038256
2. R. Davidson et al., Contemplative Practices and Mental Training: Prospects for American Education," *Child Development Perspectives* 6:2 (2012): 146-53; doi:10.1111/j.1750-8606.2012.00240
3. Daniel Goleman and Peter Senge, *The Triple Focus: A New Approach to Education* (Northampton, MA: MoreThanSound Productions, 2014).
4. Daniel Rechstschaffen, *Mindful Education Workbook* (New York: W.W. Norton, 2016); Patricia Jennings, *Mindfulness for Teachers* (New York: W. W. Norton, 2015); R. Davidson et al., "Contemplative Practices and Mental Training: Prospects for American Education."
5. このプロジェクトはまだ始動したばかりだ。これを書いている現在、ゲームの効果を検証した初の論文が出版に向けて準備されているところである。
6. D. B. Levinson et al., "A Mind You Can Count On: Validating Breath Counting as a Behavioral Measure of Mindfulness," *Frontiers in Psychology* 5 (2014); http://journal.frontiersin.org/Journal/110196/abstract. Tenacity will likely be available in late 2017. For more info: http://

Beginner Meditators," *NeuroImage* 57:4 (2011):1524-33; doi:101016/j.neuroimage.2011.06.001.

3. Francis de Sales, quoted in Aldous Huxley, *The Perennial Philosophy* (New York: Harper &Row, 1947), p.285.
3. 下記より引用：Aldous Huxley, *The Perennial Philosophy* (New York: Harper & Row, 1947), p.285.／オルダス・ハクスレー『永遠の哲学』平河出版社、1988年
4. ウェンディ・ハセンカンプとチームはfMRIを用いて、それぞれのステップで脳のどの領域が関わっているかを同定した。Wendy Hasenkamp et al., "Mind Wandering and Attention during Focused Meditation: A Fine-Grained Temporal Analysis during Fluctuating Cognitive States," *NeuroImage* 59:1 (2012): 750- 60; Wendy Hasenkamp and L. W. Barsalou, "Effects of Meditation Experience on Functional Connectivity of Distributed Brain Networks," *Frontiers in Human Neuroscience* 6:38 (2012); doi:10.3389/fnhum.2012.00038
5. ダライ・ラマがこの話を語り、その意味するところを解説したのは、2011年にダラムサラで開催された第23回〈心と生命〉会議でのことだった。Daniel Goleman and John Dunne, eds., *Ecology, Ethics and Interdependence* (Boston: Wisdom Publications, 2017).
6. Anders Ericsson and Robert Pool, *Peak: Secrets from the New Science of Expertise* (New York: Houghton Mifflin Harcourt, 2016).／アンダース・エリクソン、ロバート・プール『超一流になるのは才能か努力か？』文藝春秋、2016年
7. T. R. A. Kral et al., "Meditation Training Is Associated with Altered Amygdala Reactivity to Emotional Stimuli," under review, 2017.
8. J. Wielgosz et al., "Long-Term Mindfulness Training Is Associated with Reliable Differences in Resting Respiration Rate," *Scientific Reports* 6 (2016): 27533; doi:10.1038/srep27533
9. Jon Kabat-Zinn et al., "The Relationship of Cognitive and Somatic Components of Anxiety to Patient Preference for Alternative Relaxation Techniques," *Mind/Body Medicine* 2 (1997): 101-9.
10. Richard Davidson and Cortland Dahl, "Varieties of Contemplative Practice," *JAMA Psychiatry* 74:2 (2017): 121; doi:10.1001/jamapsychiatry.2016.3469
11. 以下を参照：Daniel Goleman, *The Meditative Mind* (New York: Tarcher/Putnam, 1996; first published 1977 as The Varieties of the Meditative Experience).ここで示した分類法について、ダンは多くの点で限定されたものだと今では考えている。その理由のひとつは、この種の二元論的なタイプ分けをしてしまうと、ビジュアライゼーション（視覚化の瞑想。あるイメージとそこに付随する一連の感情や振る舞いを想起する）のような、いくつかの重要な瞑想法が排除されてしまうか、別のものと一緒にされてしまうからである。
12. Cortland J. Dahl, Antoine Lutz, and Richard J. Davidson, "Reconstructing

Academy of Sciences 101:46 (2004): 16369; http://www.pnas.org/content/101/46/16369.short.
4. Antoine Lutz et al., "Regulation of the Neural Circuitry of Emotion by Compassion Meditation: Effects of Meditative Expertise," *PLoS One* 3:3 (2008): e1897; doi:10.1371/journal.pone.0001897
5. 脳スキャン当日までの1週間、初心者たちはあらゆるものに対するポジティブな感情を呼び覚ます訓練を1日20分間おこなった。
6. Lutz et al., "Regulation of the Neural Circuitry of Emotion by Compassion Meditation: Effects of Meditative Expertise."
7. Judson Brewer et al., "Meditation Experience Is Associated with Differences in Default Mode Network Activity and Connectivity," *Proceedings of the National Academy of Sciences* 108:50 (2011): 1-6; doi:10.1073/pnas.1112029108
8. https://www.freebuddhistaudio.com/texts/meditation/Dilgo_Khyentse_Rinpoche/FBA13_Dilgo_Khyentse_Rinpoche_on_Maha_Ati.pdf.
9. The Third Khamtrul Rinpoche, trans. Gerardo Abboud, *The Royal Seal of Mahamudra* (Boston: Shambhala, 2014), p.128.
10. Anna-Lena Lumma et al., "Is Meditation Always Relaxing? Investigating Heart Rate, Heart Rate Variability, Experienced Effort and Likeability During Training of Three Types of Meditation," *International Journal of Psychophysiology* 97 (2015): 38- 45.
11. R. van Lutterveld et al., "Source-Space EEG Neurofeedback Links Subjective Experience with Brain Activity during Effortless Awareness Meditation," *NeuroImage* (2016); doi:10.1016/j.neuroimage.2016.02.047
12. K. A. Garrison et al., "Effortless Awareness: Using Real Time Neurofeedback to Investigate Correlates of Posterior Cingulate Cortex Activity in Meditators' Self-Report," *Frontiers in Human Neuroscience* 7 (August 2013): 1-9; doi:10.3389/fnhum.2013.00440.
13. Antoine Lutz et al., "BOLD Signal in Insula Is Differentially Related to Cardiac Function during Compassion Meditation in Experts vs. Novices," *NeuroImage* 47:3 (2009): 1038-46; http://doi.org/10.1016/j.neuroimage.2009.04.081

13——変性特質

1. Milarepa in Matthieu Ricard, *On the Path to Enlightenment* (Boston: Shambhala, 2013), p.122.
2. Judson Brewer et al., "Meditation Experience Is Associated with Differences in Default Mode Network Activity and Connectivity," *Proceedings of the National Academy of Sciences* 108:50 (2011): 1-6; doi:10.1073/pnas.1112029108. V. A. Taylor et al., "Impact of Mindfulness on the Neural Responses to Emotional Pictures in Experienced and

4. ディルゴ・キェンツェー・リンポチェ(1910-1991年)
5. Lawrence K. Altman, *Who Goes First?* (New York: Random House, 1987).
6. Francisco J. Varela and Jonathan Shear, "First-Person Methodologies: What, Why, How?" *Journal of Consciousness Studies* 6:2-3 (1999): 1-14.
7. H. A. Slagter et al., "Mental Training as a Tool in the Neuroscientific Study of Brain and Cognitive Plasticity," *Frontiers in Human Neuroscience* 5:17 (2011); doi:10.3389/fnhum.2011.00017
8. このカリキュラムはチベット・エモリー科学プロジェクトによって、ゲシェ・ロブサン・テンジン・ネギを共同ディレクターとして進められてきた。この新しいカリキュラムの誕生を祝う集いには、ダライ・ラマや科学者らや哲学者らとともにリッチーも参加している。さらに、南インドのカルナータカ州にある亡命チベット仏教徒の前哨基地であるデプン寺の瞑想者たちも参加していた。以下を参照：Mind and Life XXVI, "Mind, Brain, and Matter: A Critical Conversation between Buddhist Thought and Science," Mundgod, India, 2013.
9. 当時ジョン・ダンはウィスコンシン大学のアジア言語文化学科のアシスタントプロフェッサーだった。現在はディスティングイッシュトプロフェッサーとして瞑想人間学の講座を担当し、リッチーの研究プログラムで協働している。
10. Antoine Lutz et al., "Long-Term Meditators Self-Induce High-Amplitude Gamma Synchrony During Mental Practice," *Proceedings of the National Academy of Sciences* 101:46 (2004): 16369. http://www.pnas.org/content/101/46/16369.short
11. トゥルク・ウルギェンの父親については、生涯に30年以上も瞑想修行に打ち込んだと言われている。トゥルク・ウルギェンの曽祖父であるチョクリン・リンポチェも伝説の人物で、いまなお活発に命脈を保っている瞑想の流派を創始した精神的な巨人であった。Tulku Urgyen, trans. Erik Perna Kunzang, *Blazing Splendor* (Kathmandu: Blazing Splendor Publications, 2005).

12――隠された財宝

1. ゾクチェン・リンポチェ3世の言葉。以下より引用：Cortland Dahl, *Great Perfection, Volume Two: Separation and Breakthrough* (Ithaca, NY: Snow Lion Publications, 2008), p.181.
2. F. Ferrarelli et al., "Experienced Mindfulness Meditators Exhibit Higher Parietal- Occipital EEG Gamma Activity during NREM Sleep," PLoS One 8:8 (2013): e73417; doi:10.1371/journal.pone.0073417. このことはヨギたちの報告とも合致するし、私たちとしては、ヨギたちを調べれば同様の現象が確認できるのではないかとほぼ確信している（チベットのヨギの睡眠状態を調べる研究はこれまでのところまだおこなわれていないが、彼らが睡眠中の気づきを養うために瞑想を実践していることは間違いのないところだ）。
3. Antoine Lutz et al., "Long-Term Meditators Self-Induce High-Amplitude Gamma Synchrony During Mental Practice," *Proceedings of the National*

PTSDを抱えた130人の退役軍人が、各種のアクティブ・コントロール・グループに無作為に振り分けられ、4年間の経過観察を受ける。これによって、従来PTSD治療の「定番」とされていた各種の認知療法と、慈愛の瞑想の効果を比較することが可能になった。作業仮説：慈愛の瞑想も認知療法と同等の効果を発揮するだろうが、そのメカニズムは異なるだろう。

13. 別の事例報告は以下を参照：P. Gilbert and S. Procter, Compassionate Mind Training for People with High Shame and Self-Criticism: Overview and Pilot Study of a Group Therapy Approach," *Clinical Psychology & Psychotherapy* 13 (2006): 353-79.
14. Jay Michaelson, *Evolving Dharma: Meditation, Buddhism, and the Next Generation of Enlightenment* (Berkeley: Evolver Publications, 2013). スピリチュアルな体験を語るときによく使われる「暗い夜」という言葉は、元々の意味とは少々ニュアンスが変わってしまった。最初にこの言葉を用いたのは、17世紀スペインの神秘主義者である十字架の聖ヨハネである。そこでは「暗夜」という言葉は未知の領域をのぼりつめて神との恍惚的な融合を果たす、摩訶不思議な道行きを指していた。一方、今日の「暗い夜」は、自らの存在を脅かされるような恐怖や絶望にとらわれることを指す。
15. Daniel Goleman, "Meditation as Meta-Therapy: Hypotheses Toward a Proposed Fifth State of Consciousness," *Journal of Transpersonal Psychology* 3:1 (1971): 1-26.
16. Jack Kornfield, *The Wise Heart: A Guide to the Universal Teachings of Buddhist Psychology* (New York: Bantam, 2009).
17. Daniel Goleman and Mark Epstein, "Meditation and Well-Being: An Eastern Model of Psychological Health," ReVision 3:2 (1980): 73-84. Roger Walsh and Deane Shapiro, *Beyond Health and Normality* (New York: Van Nostrand Reinhold, 1983)に再掲。
18. *Thoughts without a Thinker: Psychotherapy from a Buddhist Perspective* (New York: Basic Books, 1995).／マーク・エプスタイン『ブッダのサイコセラピー　心理療法と"空"の出会い』春秋社、2009年。本書はエプスタインの初の著作である。2作目となる新著は *Advice Not Given: A Guide to Getting over Yourself* (New York: Penguin Press, 2018).

11――ヨギの脳

1. フランソワ・ジャコブは、細胞内の酵素はDNAの転写機構を通して発現することを発見した。1965年、ジャコブはこの発見によりノーベル賞を受賞した。
2. マチウは数年にわたって〈心と生命研究所〉の理事を務め、ダライ・ラマとの科学討議に関わるとともに、研究所に関係のある科学者たちと長く付き合ってきた。
3. Antoine Lutz et al., "Long-Term Meditators Self-Induce High-Amplitude Gamma Synchrony During Mental Practice," *Proceedings of the National Academy of Sciences* 101:46 (2004): 16369; http://www.pnas.org/content/101/46/16369.short

10──心理療法としての瞑想

1. Tara Bennett-Goleman, *Emotional Alchemy: How the Mind Can Heal the Heart* (New York: Harmony Books, 2001).
2. Zindel Segal, Mark Williams, John Teasdale, et al., Mindfulness-Based Cognitive Therapy for Depression (New York: Guilford Press, 2003); John Teasdale et al., "Prevention of Relapse/Recurrence in Major Depression by MindfulnessBased Cognitive Therapy," *Journal of Consulting and Clinical Psychology* 68:4 (2000): 615-23.
3. Madhav Goyal et al., "Meditation Programs for Psychological Stress and Well Being: A Systematic Review and Meta-Analysis," *JAMA Internal Medicine* (online), January 6, 2014; doi:10.1001/jamainternmed.2013.13018
4. J. Mark Williams et al., "Mindfulness-Based Cognitive Therapy for Preventing Relapse in Recurrent Depression: A Randomized Dismantling Trial," *Journal of Consulting and Clinical Psychology* 82:2 (2014): 275-86.
5. Alberto Chiesa, "Mindfulness-Based Cognitive Therapy vs. Psycho-Education for Patients with Major Depression Who Did Not Achieve Remission Following Anti-Depressant Treatment," *Psychiatry Research* 226 (2015): 174-83.
6. William Kuyken et al., "Efficacy of Mindfulness-Based Cognitive Therapy in Prevention of Depressive Relapse," *JAMA Psychiatry* (April 27, 2016); doi:10.1001/jamapsychiatry.2016.0076
7. 2016年11月18〜20日にサンディエゴで開催された瞑想科学国際学会(International Conference on Contemplative Science)における、ジンデル・シーガルの発表より。
8. Sona Dimidjian et al., "Staying Well During Pregnancy and the Postpartum: A Pilot Randomized Trial of Mindfulness-Based Cognitive Therapy for the Prevention of Depressive Relapse/Recurrence," *Journal of Consulting and Clinical Psychology* 84 :2 (2016): 134-45.
9. S. Nidich et al., "Reduced Trauma Symptoms and Perceived Stress in Male Prison Inmates through the Transcendental Meditation Program: A Randomized Controlled Trial," Permanente Journal 20:4 (2016): 43-47; http://doi.org/10.7812/TPP/16-007
10. Filip Raes et al., "School Based Prevention and Reduction of Depression in Adolescents: A Cluster-Randomized Controlled Trial of a Mindfulness Group," Mindfulness, March 2013; doi:10.1007/s12671-013-0202-1
11. Philippe R. Goldin and James J. Gross, "Effects of Mindfulness-Based Stress Reduction (MBSR) on Emotion Regulation in Social Anxiety Disorder," *Emotion* 10:1 (2010): 83-91; http://dx.doi.org/10.1037/a0018441
12. David J. Kearney et al., "Loving-Kindness Meditation for Post-Traumatic Stress Disorder: A Pilot Study," *Journal of Traumatic Stress* 26 (2013): 426-34.　退役軍人省の研究者らは、これらの有望な結果を裏づけるには追跡調査が必要だと考えており、その調査は現在進行中である。追跡調査では、

26. Kieran C. R. Fox, "Is Meditation Associated with Altered Brain Structure? A Systematic Review and Meta-Analysis of Morphometric Neuroimaging in Meditation Practitioners," *Neuroscience and Biobehavioral Reviews* 43 (2014): 48-73.
27. Eileen Luders et al., "Estimating Brain Age Using High-Resolution Pattern Recognition: Younger Brains in Long-Term Meditation Practitioners," *NeuroImage* (2016); doi:10.1016/j.neuroimage.2016.04.007
28. Eileen Luders et al., "The Unique Brain Anatomy of Meditation Practitioners' Alterations in Cortical Gyrification," *Frontiers in Human Neuroscience* 6:34 (2012): 1-7.
29. 以下を参照：B. K. Holzel et al., "Mindfulness Meditation Leads to Increase in Regional Grey Matter Density," *Psychiatry Research: Neuroimaging* 191 (2011): 36-43.
30. S. Coronado-Montoya et al., "Reporting of Positive Results in Randomized Controlled Trials of Mindfulness-Based Mental Health Interventions," *PLoS One* 11:4 (2016): e0153220; http://doi.org/10.1371/journal.pone.0153220
31. Cole Korponayの未発表の論文より。
32. A. Tusche et al., "Decoding the Charitable Brain: Empathy, Perspective Taking, and Attention Shifts Differentially Predict Altruistic Giving," *Journal of Neuroscience* 36:17 (2016):4719- 32. doi:10.1523/JNEUROSCI.3392-15.2016
33. S. K. Sutton and R. J. Davidson, "Prefrontal Brain Asymmetry: A Biological Substrate of the Behavioral Approach and Inhibition Systems," Psychological Science 8:3 (1997): 204-10; http://doi.org/10.1111/j.1467-9280.1997.tb00413.x
34. Daniel Goleman, *Destructive Emotions: How Can We Overcome Them?* (New York: Bantam, 2003).／ダニエル・ゴールマン『なぜ人は破壊的な感情を持つのか』アーティストハウスパブリッシャーズ、2003年
35. P. M. Keune et al., "Mindfulness-Based Cognitive Therapy (MBCT), Cognitive Style, and the Temporal Dynamics of Frontal EEG Alpha Asymmetry in Recurrently Depressed Patients," *Biological Psychology* 88:2-3 (2011): 243- 52; https://doi.org/10.1016/j.biopsycho.2011.08.008
36. P. M. Keune et al., "Approaching Dysphoric Mood: State-Effects of Mindfulness Meditation on Frontal Brain Asymmetry," *Biological Psychology* 93:1 (2013): 105-13; http://doi.org/10.1016/j.biopsycho.2013.01.016
37. E. S. Epelet al., "Meditation and Vacation Effects Have an Impact on Disease Associated Molecular Phenotypes," *Nature* 6 (2016): e880; doi:10.1038/tp.2016.164
38. 正式名称は「補完医療研究におけるステファン・E・ストラウス記念講演（The Stephen E. Straus Distinguished Lecture in the Science of Complementary Health Therapies）」

Inflammatory Gene Expression in Expert Meditators," *Psychoneuroendocrinology* 40 (2014): 96-107.

15. J. D. Creswell et al., "Mindfulness-Based Stress Reduction Training Reduces Loneliness and Pro-Inflammatory Gene Expression in Older Adults: A Small Randomized Controlled Trial," *Brain, Behavior, and Immunity* 26 (2012): 1095-1101.
16. J. A. Dusek, "Genomic Counter-Stress Changes Induced by the Relaxation Response," PLoS One 3:7 (2008): e2576; M. K. Bhasin et al., "Relaxation Response Induces Temporal Transcriptome Changes in Energy Metabolism, Insulin Secretion and Inflammatory Pathways," *PLoS One* 8:5 (2013): e62817.
17. H. Lavretsky et al., "A Pilot Study of Yogic Meditation for Family Dementia Caregivers with Depressive Symptoms: Effects on Mental Health, Cognition, and Telomerase Activity," *International journal of Geriatric Psychiatry* 28:1 (2013): 57-65.
18. N. S. Schutte and J.M. Malouff, "A Meta-Analytic Review of the Effects of Mindfulness Meditation on Telomerase Activity," *Psychoneuroendocrinology* 42 (2014): 45-48; http://doi.org/10.1016/j.psyneuen.2013.12.017
19. Tonya L. Jacobs et al., "Intensive Meditation Training, Immune Cell Telomerase Activity, and Psychological Mediators," *Psychoneuroendocrinology* 36:5 (2011): 664-81; http://doi.org/10.1016/j.psyneuen.2010.09.010
20. Elizabeth A. Hoge et al., "Loving-Kindness Meditation Practice Associated with Longer Telomeres in Women," *Brain, Behavior, and Immunity* 32 (2013): 159-63.
21. Christine Tara Peterson et al., "Identification of Altered Metabolomics Profiles Following a *Panchakarma*-Based Ayurvedic Intervention in Healthy Subjects: The Self-Directed Biological Transformation Initiative (SBTI)," *Nature: Scientific Reports* 6 (2016): 32609; doi:10.1038/srep32609
22. A. L. Lumma et al., "Is Meditation Always Relaxing? Investigating Heart Rate, Heart Rate Variability, Experienced Effort and Likeability During Training of Three Types of Meditation," *International Journal of Psychophysiology* 97:1 (2015): 38-45.
23. Antoine Lutz et al., "BOLD Signal in Insula Is Differentially Related to Cardiac Function during Compassion Meditation in Experts vs. Novices," *NeuroImage* 47:3 (2009): 1038- 46; http://doi.org/10.1016/j.neuroimage.2009.04.081
24. J. Wielgosz et al., "Long-Term Mindfulness Training Is Associated with Reliable Differences in Resting Respiration Rate," *Scientific Reports* 6 (2016): 27533; doi:10.1038/srep27533
25. Sara Lazar et al., "Meditation Experience Is Associated with Increased Cortical Thickness," *Neuroreport* 16 (2005): 1893-97. この研究では、20人のヴィパッサナー瞑想家（生涯瞑想時間は平均3000時間）を、年齢とジェンダーを揃えた対照グループと比較している。

Behaviour Therapy 45:1 (2016): 5-31.
3. Paul Grossman et al., "Mindfulness-Based Intervention Does Not Influence Cardiac Autonomic Control or Pattern of Physical Activity in Fibromyalgia in Daily Life: An Ambulatory, Multi-Measure Randomized Controlled Trial," *Clinical Journal of Pain* (2017); doi:10.1097/AJP.0000000000000420
4. Elizabeth Cash et al., "Mindfulness Meditation Alleviates Fribromyalgia Symptoms in Women: Results of a Randomized Clinical Trial," *Annals of Behavioral Medicine* 49:3 (2015): 319-30.
5. Melissa A. Rosenkranz et al., "A Comparison of Mindfulness-Based Stress Reduction and an Active Control in Modulation of Neurogenic Inflammation," *Brain, Behavior, and Immunity* 27 (2013): 174-84.
6. Melissa A. Rosenkranz et al., "Neural Circuitry Underlying the Interaction Between Emotion and Asthma Symptom Exacerbation," *Proceedings of the National Academy of Sciences* 102:37 (2005): 13319-24; http://doi.org/10.1073/pnas.0504365102
7. Jon Kabat-Zinn et al., "Influence of a Mindfulness Meditation-Based Stress Reduction Intervention on Rates of Skin Clearing in Patients with Moderate to Severe Psoriasis Undergoing Phototherapy (UVB) and Photochemotherapy (PUVA)," *Psychosomatic Medicine* 60 (1988): 625-32.
8. Melissa A. Rosenkranz et al., "Reduced Stress and Inflammatory Responsiveness in Experienced Meditators Compared to a Matched Healthy Control Group," *Psychoneuroimmunology* 68 (2016): 117-25.
9. E. Walsh, "Brief Mindfulness Training Reduces Salivary IL-6 and TNF- *α* in Young Women with Depressive Symptomatology," Journal of Consulting and Clinical Psychology 84: 10 (2016): 887-97; doi:10.1037/ccp0000122; T. W. Pace et al., "Effect of Compassion Meditation on Neuroendocrine, Innate Immune and Behavioral Responses to Psychological Stress," *Psychoneuroimmunology* 34 (2009): 87-98.
10. David Creswell et al., "Alterations in Resting-State Functional Connectivity Link Mindfulness Meditation with Reduced Interleukin-6: A Randomized Controlled Trial," *Biological Psychiatry* 80 (2016): 53-61.
11. Daniel Goleman, "Hypertension? Relax," *New York Times Magazine*, December 11, 1988.
12. Jeanie Park et al., "Mindfulness Meditation Lowers Muscle Sympathetic Nerve Activity and Blood Pressure in African -American Males with Chronic Kidney Disease," *American journal of Physiology-Regulatory, Integrative and Comparative Physiology* 307:1 (July 1, 2014), R93-R101; published online May 14, 2014; doi:10.1152/ajpregu.00558.2013
13. John O. Younge, "Mind-Body Practices for Patients with Cardiac Disease: A Systematic Review and Meta-Analysis," *European Journal of Preventive Cardiology* 22:11 (2015): 1385-98.
14. Perla Kaliman et al., "Rapid Changes in Histone Deacetylases and

8. Kathleen A. Garrison et al., "BOLD Signals and Functional Connectivity Associated with Loving Kindness Meditation," *Brain and Behavior* 4:3 (2014): 337-47.
9. Aviva Berkovich-Ohana et al.,"Alterations in Task-Induced Activity and Resting-State Fluctuations in Visual and DMN Areas Revealed in Long-Term Meditators," *NeuroImage* 135 (2016): 125-34.
10. Giuseppe Pagnoni, "Dynamical Properties of BOLD Activity from the Ventral Posteromedial Cortex Associated with Meditation and Attentional Skills," *Journal of Neuroscience* 32:15 (2012): 5242-49.
11. V. A. Taylor et al., "Impact of Meditation Training on the Default Mode Network during a Restful State," *Social Cognitive and Affective Neuroscience* 8 (2013): 4-14.
12. D. B. Levinson et al., "A Mind You Can Count On: Validating Breath Counting as a Behavioral Measure of Mindfulness," *Frontiers in Psychology* 5 (2014); http://journal.frontiersin.org/Journal/110196/abstract
13. ウィスコンシン大学〈健やかな心センター〉の、Cole Korponayの準備中の論文より。この研究では、瞑想家の脳の容積を調べた従来の研究よりも、脳の変化に対してより厳密な基準を採用している。
14. 一方で、一部の瞑想家はより超然とした、冷淡で、無関心な道のほうに進んでいくかもしれない。これを引き止めるために、多くの瞑想法では慈しみと献身を強調しているのだろう。慈しみと献身こそより多くの実りをもたらすものだ。
15. アーサー・ザイエンスとの個人的な会話より。
16. Kathleen Garrison et al., "Effortless Awareness: Using Real Time Neurofeedback to Investigate Correlates of Posterior Cingulate Cortex Activity in Meditators' Self-Report," *Frontiers in Human Neuroscience* 7:440 (August 2013): 1-9.
17. Anna-Lena Lumma et al., "Is Meditation Always Relaxing? Investigating Heart Rate, Heart Rate Variability, Experienced Effort and Likeability During Training of Three Types of Meditation," *International Journal of Psychophysiology* 97 (2015): 38-45.
18. 以下を参照：Daniel Goleman, *Destructive Emotions: How Can We Overcome Them?* (New York: Bantam, 2003).／ダニエル・ゴールマン『なぜ人は破壊的な感情を持つのか』アーティストハウスパブリッシャーズ、2003年

9――心、身体、ゲノム

1. Natalie A. Morone et al., "A Mind-Body Program for Older Adults with Chronic Low Back Pain: A Randomized Trial," *JAMA Internal Medicine* 176:3 (2016): 329-37.
2. M. M. Veehof, "Acceptance- and Mindfulness-Based Interventions for the Treatment of Chronic Pain: A Meta-Analytic Review, 2016," *Cognitive*

Intensive Meditation Predicts Improvements in Self-Reported Adaptive Socioemotional Functioning," *Emotion* 11:2 (2011): 299-312.
18. Sam Harris, *Waking Up: A Guide to Spirituality Without Religion* (NY: Simon & Schuster, 2015), p.144.
19. 以下を参照：Daniel Kahneman, *Thinking, Fast and Slow* (New York: Farrar, Straus and Giroux, 2011.／ダニエル・カーネマン『ファスト&スロー』早川書房、2012年
20. R. C. Lapate et al., "Awareness of Emotional Stimuli Determines the Behavioral Consequences of Amygdala Activation and Amygdala-Prefrontal Connectivity," *Scientific Reports* 20:6 (2016): 25826; doi:10.1038/srep25826
21. Benjamin Baird et al., "Domain-Specific Enhancement of Metacognitive Ability Following Meditation Training," *Journal of Experimental Psychology: General* 143:5 (2014): 1972-79; http://dx.doi.org/10.1037/a0036882. マインドフルネスのグループも栄養学のグループも、それぞれ45分間の講座を週4回、2週間にわたって受講し、自宅では毎日15分間の自習をおこなった。
22. Amishi Jha et al., "Mindfulness Training Modifies Subsystems of Attention," *Cognitive, Affective, & Behavioral Neuroscience* 7:2 (2007): 109-19; doi:10.3758/cabn.7.2.109

8——自分という存在の軽さ

1. Marcus Raichle et al., "A Default Mode of Brain Function," *Proceedings of the National Academy of Sciences* 98 (2001): 676-82.
2. M. F. Mason et al., "Wandering Minds: The Default Network and Stimulus-Independent Thought," *Science* 315:581 (2007): 393-95; doi:10.1126/ science.1131295
3. Judson Brewer et al., "Meditation Experience Is Associated with Differences in Default Mode Network Activity and Connectivity," *Proceedings of the National Academy of Sciences* 108: 50 (2011): 1-6; doi:10.1073/pnas.1112029108
4. 13世紀のスーフィ詩人、ファフルッディーン・イラーキーの詩。以下より引用：James Fadiman and Robert Frager, *Essential Sufism* (New York: HarperCollins, 1997)
5. マイハナ生まれの神秘主義聖者、アブー・サイード・ビン・アビル・ハイルの言葉。以下より引用：P. Rice, *The Persian Sufis* (London: Allen & Unwin, 1964), p.34.
6. David Creswell et al., "Alterations in Resting-State Functional Connectivity Link Mindfulness Meditation with Reduced Interleukin-6: A Randomized Controlled Trial," *Biological Psychiatry* 80 (2016): 53-61.
7. Brewer et al.," Meditation Experience Is Associated with Differences in Default Mode Network Activity and Connectivity."

づいたら周囲のものに注意を戻す」ように指示されていた。
4. T. R. A. Kral et al., "Meditation Training Is Associated with Altered Amygdala Reactivity to Emotional Stimuli," 2017 (査読中).
5. Amishi Jha et al., "Mindfulness Training Modifies Subsystems of Attention," *Cognitive, Affective, & Behavioral Neuroscience* 7: 2 (2007): 109-19; http://www.ncbi.nlm.nih.gov/pubmed/17672382
6. Catherine E. Kerr et al., "Effects of Mindfulness Meditation Training on Anticipatory Alpha Modulation in Primary Somatosensory Cortex," *Brain Research Bulletin* 85 (2011): 98-103.
7. Antoine Lutz et al., "Mental Training Enhances Attentional Stability: Neural and Behavioral Evidence," *Journal of Neuroscience* 29: 42 (2009): 13418-27; Heleen A. Slagter et al., "Theta Phase Synchrony and Conscious Target Perception: Impact of Intensive Mental Training," *Journal of Cognitive Neuroscience* 21:8 (2009): 1536-49.
この実験では、アクティブ・コントロールによる対照グループが用意された。被験者は3カ月の実験期間の最初と最後にマインドフルネスの1時間講習を受け、自宅でも毎日20分間の実践をおこなうように指示された。しかし、実験期間が終了を迎えても、彼らのテストの成績に向上は見られなかった。
8. Katherine A. MacLean et al., "Intensive Meditation Training Improves Perceptual Discrimination and Sustained Attention," *Psychological Science* 21:6 (2010): 829-39.
9. H. A. Slagter et al., "Mental Training Affects Distribution of Limited Brain Resources," *PLoS Biology* 5:6 (2007): e138; doi:10.1371/journal.pbio.0050138. 非瞑想家で構成された対照グループも同じ要領でテストを受けたが、注意のまばたきに変化は見られなかった。
10. Sara van Leeuwen et al., "Age Effects on Attentional Blink Performance in Meditation," *Consciousness and Cognition*, 18 (2009): 593-99.
11. Lorenzo S. Colzato et al., "Meditation-Induced States Predict Attentional Control over Time," *Consciousness and Cognition* 37 (2015): 57-62.
12. E. Ophir et al., "Cognitive Control in Multi-Taskers," *Proceedings of the National Academy of Sciences* 106: 37 (2009): 15583-87.
13. ナショナル・パブリック・ラジオの取材に応えて。ファスト・カンパニー誌(2014年2月2日号)より引用
14. Thomas E. Gorman and C. Shawn Gree, "Short-Term Mindfulness Intervention Reduces the Negative Attentional Effects Associated with Heavy Media Multitasking," *Scientific Reports* 6 (2016): 24542; doi:10.1038/srep24542
15. Michael D. Mrazek et al., "Mindfulness and Mind Wandering: Finding Convergence through Opposing Constructs," *Emotion* 12:3 (2012): 442-48.
16. Michael D. Mrazek et al., "Mindfulness Training Improves Working Memory Capacity and GRE Performance While Reducing Mind Wandering," *Psychological Science* 24:5 (2013): 776-81.
17. Bajinder K. Sahdra et al., "Enhanced Response Inhibition During

Suffering," *Psychological Science* 24:10 (August 2013): 1171-80; doi:10.1177/0956797613485603
26. Desbordes et al., "Effects of Mindful-Attention and Compassion Meditation Training on Amygdala Response to Emotional Stimuli in an Ordinary, Non-Meditative State," 2012. この研究では、ふたつのグループが各々最低20時間の瞑想の実践をおこなった。全被験者は瞑想の前後に脳をスキャンされる。ふたつめのグループについては、瞑想の最中ではなく休息中にスキャンがおこなわれた。
27. 以下を参照：Derntl et al., "Multidimensional Assessment of Empathic Abilities: Neural Correlates and Gender Differences," *Psychoneuroimmunology* 35 (2010): 67-82
28. L. Christov-Moore et al., "Empathy: Gender Effects in Brain and Behavior," *Neuroscience & Biobehavioral Reviews* 4:46 (2014): 604-27; doi:10.1016/j.neubiorev.2014.09.001.Empathy
29. M. P. Espinosa and J. Kovářík, "Prosocial Behavior and Gender," *Frontiers in Behavioral Neuroscience* 9 (2015): 1-9; doi:10.3389/fnbeh.2015.00088
30. ダライ・ラマはこの感覚を無限に広げていく。証拠は何もないが、この宇宙のどこかには、独自の生命体が暮らす別の世界が存在するかもしれない。だとすれば彼らもまた、苦しみを避け、幸福になることを求めているだろうとダライ・ラマは言うのである。
31. A. J. Greenwald and M. R. Banaji, "Implicit Social Cognition: Attitudes, Self-Esteem, and Stereotypes," *Psychological Review* 102:1 (1995): 4-27; doi:10.1037/0033-295X.102.1.4
32. Y. Kang et al., "The Nondiscriminating Heart: Lovingkindness Meditation Training Decreases Implicit Intergroup Bias," *Journal of Experimental Psychology* 143:3 (2014): 1306-13; doi:10.1037/a0034150
33. 2013年6月10日、ニュージーランドのダニーデンでのダライ・ラマの発言。ジェレミー・ラッセルによる記録はwww.dalailama.orgを参照のこと。

7——注意！

1. Charlotte Joko Beck, Nothing Special: Living Zen (New York: HarperCollins, 1993), p.168.
2. Akira Kasamatsu and Tomio Hirai, "An Electroencephalographic Study on Zen Meditation (Zazen)," *Psychiatry and Clinical Neurosciences* 20:4 (1966): 325-36.
3. Elena Antonova et al., "More Meditation, Less Habituation: The Effect of Intensive Mindfulness Practice on the Acoustic Startle Reflex," *PLoS One* 10:5 (2015): 1-16; doi:10.1371/journal.pone.0123512. この実験に参加した瞑想家たちは、騒音が聞こえても「オープン・アウェアネス（開かれた気づき）」の状態を保つように要請された。一方、瞑想初心者による対照グループは「実験中は注意を途切れさせず、覚醒状態を保ち、心がさまよいだしたことに気

12. Helen Y. Weng et al., "Compassion Training Alters Altruism and Neural Responses to Suffering," *Psychological Science*, May 21, 2013; http://pss.sagepub.com/content/early/2013/05/20/0956797612469537
13. Julieta Galante, "Loving-Kindness Meditation Effects on Well-Being and Altruism: A Mixed-Methods Online RCT," *Applied Psychology: Health and Well-Being* (2016); doi:10.1111/aphw.12074
14. Antoine Lutz et al., "Regulation of the Neural Circuitry of Emotion by Compassion Meditation: Effects of Meditative Expertise," *PLoS One* 3:3 (2008): e1897; doi:10.1371/journal.pone.0001897
15. J. A. Brefczynski-Lewis et al., "Neural Correlates of Attentional Expertise in Long-Term Meditation Practitioners," *Proceedings of the National Academy of Sciences* 104:27 (2007): 11483-88.
16. 2016年11月にサンディエゴで開催された第2回瞑想科学国際学会（International Conference on Contemplative Science）における、クリフ・サロンの発表より。
17. Abigail A. Marsh et al., "Neural and Cognitive Characteristics of Extraordinary Altruists," *Proceedings of the National Academy of Sciences* 111:42 (2014), 15036-41; doi:10.1073/pnas.1408440111
18. 利他的な行為を誘発する因子は数多いが、他者の苦しみに寄り添えるかどうかが最大のカギとなる。念のために申し添えておくと、瞑想によって生じた神経活動のパターンは、腎臓提供者の脳に見られたパターンほどには強力でもなければ持続的でもなかった。以下を参照：Desbordes, "Effects of Mindful-Attention and Compassion Meditation Training on Amygdala Response to Emotional Stimuli in an Ordinary, Non-Meditative State," 2012
19. Tania Singer and Olga Klimecki, "Empathy and Compassion," *Current Biology* 24:15 (2014): R875-R878.
20. Weng et al., "Compassion Training Alters Altruism and Neural Responses to Suffering," 2013.
21. Tania Singer et al., "Empathy for Pain Involves the Affective but Not Sensory Components of Pain," *Science* 303:5661 (2004): 1157-62; doi:10.1126/science.1093535
22. Klimecki et al., "Functional Neural Plasticity and Associated Changes in Positive Affect after Compassion Training."
23. Bethany E. Kok and Tania Singer, "Phenomenological Fingerprints of Four Meditations: Differential State Changes in Affect, Mind-Wandering, Meta-Cognition, and Interoception Before and After Daily Practice Across 9 Months of Training," *Mindfulness* (online), August 19, 2016; doi:10.1007/s12671-016-0594-9
24. Yoni Ashar et al., "Effects of Compassion Meditation on a Psychological Model of Charitable Donation," *Emotion* (online), March 28, 2016, http:///dx.doi.org/10.1037/emo0000119
25. Paul Condon et al., "Meditation Increases Compassionate Response to

彼らは人里離れたエジプトの砂漠にコミュニティをつくって暮らしていた。そこでなら、より集中して宗教的慣習に励むことができたからだ。彼らは主にキリスト教の「マントラ」であるキリエ・エレイソン（ギリシャ語で「主よ、憐れみたまえ」の意）を唱えて過ごしていた。こうした隠者たちのコミュニティは、後世における修道士や修道女の団体の走りと言えるだろう。アトス山の僧のような東方正教会の修道士たちにとっては、いまでもキリエ・エレイソンを繰り返し唱えることが、最重要の日課となっている。記録によれば、エジプトに暮らしていたキリスト教の修道士たちは、イスラム帝国の支配から逃れて、7世紀にアトス山に棲み着くようになったらしい。以下を参照：Helen Waddell, *The Desert Fathers* (Ann Arbor: University of Michigan Press, 1957)

2. 「善きサマリア人」のシチュエーションは、利他的な行為を後押しする、もしくは妨げる条件を調べるための、大規模かつ系統立った研究の一環として設定されたものである。以下を参照：Daniel Batson, *Altruism in Humans* (New York: Oxford University Press, 2011)
3. Sharon Salzberg, *Lovingkindness: The Revolutionary Art of Happiness* (Boston: Shambhala, 2002).
4. Arnold Kotler, ed., *Worlds in Harmony: Dialogues on Compassionate Action* (Berkeley: Parallax Press, 1992).
5. この研究者らは、自己批判は気分を落ち込ませるばかりでなく、その他のさまざまな感情的トラブルを引き起こすと述べている。私たちとしては、瞑想によってセルフ・コンパッションが育まれることを脳活動の変化から示してみせた研究を見たいものだと思っている。以下を参照：Ben Shahar, "A Wait-List Randomized Controlled Trial of Loving-Kindness Meditation Programme for Self-Criticism," *Clinical Psychology and Psychotherapy* (2014); doi:10.1002/ cpp.1893
6. 以下を参照：Jean Decety, "The Neurodevelopment of Empathy," *Developmental Neuroscience* 32 (2010): 257-67
7. Olga Klimecki et al., "Functional Neural Plasticity and Associated Changes in Positive Affect after Compassion Training," *Cerebral Cortex* 23:7 (July 2013) 1552-61.
8. Olga Klimecki et al., "Differential Pattern of Functional Brain Plasticity after Compassion and Empathy Training," *Social Cognitive and Affective Neuroscience* 9:6 (June 2014): 873-79; doi:10.1093/scan/nst060
9. Thich Nhat Hanh, "The Fullness of Emptiness," Lion's Roar, August 6, 2012.「観音菩薩 (Kuan Yin)」は「Guan Yin」もしくは「Quan Yin」と表記されることもある。
10. Gaelle Desbordes, "Effects of Mindful-Attention and Compassion Meditation Training on Amygdala Response to Emotional Stimuli in an Ordinary, Non-Meditative State," *Frontiers in Human Neuroscience* 6:292 (2012): 1-15; doi:10.399/fnhum.2012.00292
11. Cendri A. Hutcherson et al., "Loving-Kindness Meditation Increases Social Connectedness," *Emotion* 8:5 (2008): 720-24.

15. A. Golkar et al., "The Influence of Work-Related Chronic Stress on the Regulation of Emotion and on Functional Connectivity in the Brain," *PLoS One* 9:9 (2014): e104550.
16. Stacey M. Schaefer et al., "Purpose in Life Predicts Better Emotional Recovery from Negative Stimuli," *PLoS One* 8:11 (2013): e80329; doi:10.1371/journal.pone.0080329
17. A. Fraser, ed., *The Healing Power of Meditation* (Boston, MA: Shambhala Publications, 2013), pp.45-65に、Clifford Saron, "Training the Mind—The Shamatha Project" として「サマタ・プロジェクト」に1章が割かれている。
18. Baljinder K. Sahdra et al., "Enhanced Response Inhibition During Intensive Meditation Training Predicts Improvements in Self-Reported Adaptive Socioemotional Functioning," *Emotion* 11:2 (2011): 299-312.
19. Margaret E. Kemeny et al., "Contemplative/ Emotion Training Reduces Negative Emotional Behavior and Promotes Prosocial Responses," *Emotion* 1:2 (2012): 338.
20. Melissa A. Rosenkranz et al., "Reduced Stress and Inflammatory Responsiveness in Experienced Meditators Compared to a Matched Healthy Control Group," *Psychoneuroimmunology* 68 (2016): 117-25. この実験に参加した長期の瞑想経験者は、全員がヴィパッサナー瞑想と慈愛の瞑想を最低3年間実践している。その間彼らは、毎日30分以上の実践を習慣とし、合宿による集中的な修行も複数回おこなっていた。対照グループは、各被験者と年齢と性別を揃えた瞑想未経験者で構成される。実験の途中では、唾液のサンプルが複数回にわたって採取され、コルチゾールの濃度が測定された。ここでは、ふたつの理由によりアクティブ・コントロールによる比較はおこなわれていない。ひとつには、自己申告ではなく生物学的な尺度が用いられる場合、結果がバイアスによって左右される恐れははるかに少ないからだ。また、クリフ・サロンの3カ月におよぶ実験でもそうだったように、3年以上かけておこなわれた9000時間の瞑想に相当するアクティブ・コントロールを実現することは、事実上不可能だからである。
21. T. R. A. Kral et al., "Meditation Training Is Associated with Altered Amygdala Reactivity to Emotional Stimuli," 2017（査読中）.
22. もしリッチーが、大方の研究で用いられているのと同じ手法でデータを分析していれば、こうした違いを見出すことはできなかっただろう。扁桃体の反応のピークだけを見れば、両グループはまったく同じだった。しかし、長い経験を積んだ瞑想家ほど、扁桃体の興奮状態からすばやく回復することができた。これは「粘性」の少なさを神経科学的に証明するものと言える。無残な写真を目にしたとき、彼らの脳はしかるべき反応を示すが、その状態を引きずることはないのである。

6——愛を育む

1. 砂漠の師父は、初期キリスト教における隠者たちである。紀元後の数世紀間、

23. 同上

5——乱されない心

1. 聖アッバ・ドロテウスの言葉。下記より引用：E. Kadloubovsky and G. E. H. Palmer, *Early Fathers from the Philokalia* (London: Faber & Faber, 1971), p.161.
2. Thomas Merton, *"When the Shoe Fits," The Way of Chuang Tzu* (New York: New Directions, 2010), p.226.
3. Bruce S. McEwen, "Allostasis and Allostatic Load," *Neuropsychoparmacology* 22 (2000): 108-24.
4. Jon Kabat-Zinn, "Some Reflections on the Origins of MBSR, Skillful Means, and the Trouble with Maps," *Contemporary Buddhism* 12: 1 (2011); doi:10.1080/14639947.2011.564844
5. 同上
6. Philippe R. Goldin and James J. Gross, "Effects of Mindfulness-Based Stress Reduction (MBSR) on Emotion Regulation in Social Anxiety Disorder," *Emotion* 10: 1 (2010): 83– 91; http://dx.doi.org/10.1037/a0018441
7. Phillipe Goldin et al., "MBSR vs. Aerobic Exercise in Social Anxiety: fMRI of Emotion Regulation of Negative Self-Beliefs," *Social Cognitive and Affective Neuroscience Advance Access*, August 27, 2012; doi:10.1093/scan/nss054
8. Alan Wallace, The Attention Revolution: Unlocking the Power of the Focused Mind. Somerville, MA: Wisdom Publications, 2006.「マインドフルネス」という言葉に含まれる広範な意味をひもとくには、以下を参照されたい：B. Alan Wallace, "A Mindful Balance," *Tricycle* (Spring 2008): 60.
9. Gaelle Desbordes, "Effects of Mindful-Attention and Compassion Meditation Training on Amygdala Response to Emotional Stimuli in an Ordinary, Non-Meditative State," *Frontiers in Human Neuroscience* 6: 292 (2012): 1-15; doi:10.399/fnhum.2012.00292
10. V. A. Taylor et al., "Impact of Mindfulness on the Neural Responses to Emotional Pictures in Experienced and Beginner Meditators," *NeuroImage* 57: 4 (2011): 1524-1533; doi:10.1016/j.neuroimage.2011.06.001
11. Tor D. Wager et al., "An fMRI-Based Neurologic Signature of Physical Pain," *NEJM* 368:15 (April 11, 2013): 1388-97.
12. 以下を参照：James Austin, *Zen and the Brain: Toward an Understanding of Meditation and Consciousness* (Cambridge, MA: MIT Press, 1999)
13. Isshu Miura and Ruth Filler Sasaki, *The Zen Koan* (New York: Harcourt, Brace & World, 1965), p.xi.
14. Joshua A. Grant et al., "A Non-Elaborative Mental Stance and Decoupling of Executive and Pain-Related Cortices Predicts Low Pain Sensitivity in Zen Meditators," *Pain* 152 (2011): 150-56.

することである。
10. Joseph Henrich et al., "Most People Are Not WEIRD," *Nature* 466: 28 (2010). Published online June 30, 2010; doi:10.1038/466029a
11. Anna-Lena Lumma et al., "Is Meditation Always Relaxing? Investigating Heart Rate, Heart Rate Variability, Experienced Effort and Likeability During Training of Three Types of Meditation," *International Journal of Psychophysiology* 97 (2015): 38-45.
12. Eileen Luders et al., "The Unique Brain Anatomy of Meditation Practitioners' Alterations in Cortical Gyrification," *Frontiers in Human Neuroscience* 6:34 (2012): 1-7.
13. 観測された変化が、「非特定的な」一般的要因によるものではなく、瞑想であれサイコセラピーであれ投薬であれ、特定の介入によって生じたものであることを導き出すのは困難な作業だ。これは今日においても実験を設計するにあたってきわめて重要なポイントとなる。
14. S. B. Goldberg et al., "Does the Five Facet Mindfulness Questionnaire Measure What We Think It Does? Construct Validity Evidence from an Active Controlled Randomized Clinical Trial," *Psychological Assessment* 28: 8 (2016): 1009-14; doi:10.1037/pas0000233
15. R. J. Davidson and Alfred W. Kazniak, "Conceptual and Methodological Issues in Research on Mindfulness and Meditation," *American Psychologist* 70:7 (2015): 581-92.
16. 以下を参照：Bhikkhu Bodhi, "What Does Mindfulness Really Mean? A Canonical Perspective," Contemporary Buddhism 12:1 (2011): 19-39; John Dunne, "Toward an Understanding of Non-Dual Mindfulness," *Contemporary Buddhism* 12: 1 (2011) 71-88.
17. http://www.mindful.org/jon-kabat-zinn-defining-mindfulness/を参照：併せて以下も参照のこと。J. Kabat-Zinn, "Mindfulness-Based Interventions in Context: Past, Present, and Future," *Clinical Psychology Science and Practice* 10 (2003): 145.
18. The Five Facet Mindfulness Questionnaire: R. A. Baer et al., "Using Self-Report Assessment Methods to Explore Facets of Mindfulness," *Assessment* 13 (2009): 27-45.
19. S. B. Goldberg et al., "The Secret Ingredient in Mindfulness Interventions? A Case for Practice Quality over Quantity," *Journal of Counseling Psychology* 61 (2014): 491-97.
20. J. Leigh et al., "Spirituality, Mindfulness, and Substance Abuse," *Addictive Behavior* 20:7 (2005): 1335-41.
21. E. Antonova et al., "More Meditation, Less Habituation: The Effect of Intensive Mindfulness Practice on the Acoustic Startle Reflex," *PLoS One* 10:5 (2015): 1-16; doi:10.1371/journal.pone.0123512
22. D. B. Levinson et al., "A Mind You Can Count On: Validating Breath Counting as Behavioral Measure of Mindfulness," *Frontiers in Psychology* 5: 1202 (2014); http://journal.frontiersin.org/Journal/110196/abstract

an Intervention in Stress Reactivity," *Journal of Consulting and Clinical Psychology* 44:3 (June 1976): 456-66; http://dx.doi.org/10.1037/0022-006X.44.3.456

3. Daniel T. Gilbert et al., "Comment on 'Estimating the Reproducibility of Psychological Science,'" *Science* 351:6277 (2016); doi:10.1126/science.aad7243
4. このときダンが用いた自己評価の方法である「状態－特性不安尺度」は、瞑想研究も含め、ストレスと不安に関する研究において今日でも広く使用されている。Charles. D. Spielberger et al., *Manual for the State-Trait Anxiety Inventory* (Palo Alto, CA: Consulting Psychologists Press, 1983).
5. 指導教官がしきりに勧めるので、ダンは何週間もかけてハーバード・メディカルスクールのベイカー図書館に所蔵されている研究書をあさり、GSR、つまり皮膚の発汗を促す脳の神経回路がどこにあるのかを探りつづけた。当時の神経解剖学では、情報はまだ細切れ状態で、それらを統合して回路を特定するまでには至っていなかったのだ。ダンの指導教官はこのテーマで論文を発表することを夢見ていたが、残念ながら実現することはなかった。
6. 断っておくと、ダンが主に用いていた電気計測の技術は、当時としては先進的なものだったが、その記録を読んだところで実際に脳の中で何が置きているかを正確に知った気になれるものではなかった。EEGを分析する現在のシステムと比べれば、その差はあまりにも大きい。
7. さらに悪いことに、ダンの研究ではそうした周辺部位の反応測定さえも、いささか失敗ぎみだった。ダンは心拍数と発汗反応に加えて、前頭筋（私たちが難色を示したり心配したりするときに眉根を引き寄せる筋肉）に生じる緊張のレベルを測定するためにEMG（筋電図）を用いたが、その結果は投げ捨てるほかなかった。センサーをおでこに取り付けるためのペーストの種類について、誤った助言を受けていたためだ。
8. ダンの指導教官は、学位論文の作成にあたっては心拍数の計測を省略するように指導していたが、共著者として学術誌に論文を発表しようということになって初めて、学科に手を回して予算をいくらか引っ張ってきた。これによって、学部生をデータ係として何人か雇うことができたが、記録された心拍数のすべてを分析するほどの余裕はなく、ダンの指導教官が必要だと判断した期間のデータのみが分析されることになった。たとえば、木工所の事故を目撃した被験者の心拍数の回復期などである。ところがここにも問題があった。瞑想者は対照グループよりも強く事故に反応した。瞑想者の回復曲線は対照グループのそれよりも急勾配を描いており、そのことはベースラインへのより迅速な復帰を意味してはいたが、この結果は事故の直後において瞑想者が対照グループよりもずっとリラックスしていたことを示すものではない。 これは、この論文の弱点としてのちに論評で指摘されたところでもある。この点については、たとえば以下を参照されたい。David S. Holmes, "Meditation and Somatic Arousal Reduction: A Review of the Experimental Evidence," *American Psychologist* 39:1 (1984): 1-10.
9. ここで脳が新たな性質を獲得したという可能性を探るカギとなるのは、事故映像を観る前に瞑想をおこなっていなかったベテラン瞑想者と初心者を比較いま現在のありようが死ぬまで続くという仮定、あるいは人格は時と状況を問わず不変であるといったような仮定である。神経可塑性は、これらとはまったく別の可能性を示していた――人格を支えている脳の特質は、人生経験によってある程度変わり得るのである。

17. 以下を参照：Dennis Charney et al., "Psychobiologic Mechanisms of Post-Traumatic Stress Disorder," *Archives of General Psychiatry* 50 (1993): 294-305.
18. D. Palitsky et al., "The Association between Adult Attachment Style, Mental Disorders, and Suicidality," *Journal of Nervous and Mental Disease* 201:7 (2013): 579-86; doi:10.1097/NMD.0b013e31829829ab
19. より厳密には、変性特質とは、意図的な精神鍛錬によってもたらされる思考、感情、行動の持続的にして有益な資質と、それを支える脳内の持続的な変化を表象している。
20. Cortland Dahl et al., "Meditation and the Cultivation of Wellbeing: Historical Roots and Contemporary Science," *Psychological Bulletin*, in press, 2016.
21. キャロル・リフのインタビューより。以下を参照：http://blogs.plos.org/neuroanthropology/2012/07/19/psychologist-carol-ryff-on-wellbeing-and-aging-the-fpr-interview/
22. Rosemary Kobau et al., "Well-Being Assessment: An Evaluation of Well-Being Scales for Public Health and Population Estimates of Well-Being among US Adults," *Applied Psychology: Health and Well-Being* 2:3 (2010): 272-97.
23. Viktor Frankl, *Man's Search for Meaning* (Boston: Beacon Press, 2006).／ヴィクトール・フランクル『夜と霧 新版』みすず書房、2002年
24. Tonya Jacobs et al., "Intensive Meditation Training, Immune Cell Telomerase Activity, and Psychological Mediators," *Psychoneuroendocrinology* 2010; doi:10.1016/j.psyneuen.2010.09.010
25. Omar Singleton et al., "Change in Brainstem Gray Matter Concentration Following a Mindfulness-Based Intervention Is Correlated with Improvement in Psychological Well-Being," *Frontiers in Human Neuroscience*, February 18, 2014; doi:10.3389/fnhum.2014.00033
26. Shauna Shapiro et al., "The Moderation of Mindfulness-Based Stress Reduction Effects by Trait Mindfulness: Results from a Randomized Controlled Trial," *Journal of Clinical Psychology* 67:3 (2011): 267-77.

4――技術的限界の中で

1. Richard Lazarus, *Stress, Appraisal and Coping* (New York: Springer, 1984).／リチャード・ラザルス『ストレスの心理学　認知的評価と対処の研究』実務教育出版、1991年
2. Daniel Goleman, "Meditation and Stress Reactivity," Harvard University PhD thesis, 1973; Daniel Goleman and Gary E. Schwartz, "Meditation as

被験者とした実験である。音楽家のトレーニング期間は最短で7年、最長で17年。非音楽家のグループは年齢とジェンダーを音楽家と対応させてある。重要なポイントは、音楽家が演奏するのがどれも弦楽器であること、そして全員が右利きであるということだ。演奏中、彼らの左手は絶えずフィンガリングをしていることになる。弦楽器を演奏するには相当に手先が器用でなくてはならず、巧みな演奏をするには触覚の感度を高めることがカギとなる。脳が発生させる磁気信号を計測する手法は電気信号を測る手法と多分に似通っているが（とはいえ、いっそう高度な空間分解能が要求される）、この測定によって判明したのは、左手の指の運動をつかさどる皮質の表面積を比較してみたところ、音楽家のそれは非音楽家のそれよりも劇的なまでに大きいということだった。この領域の大きさについては、人生の早い時期にトレーニングを開始した音楽家ほど大きいということも明らかになった。

13. 厳密に言えば、これは「傍中心窩視野」ということになる。正面にあるものからの情報をインプットする網膜の領域が中心窩であり、右ないしは左に外れた情報を受信するのが傍中心窩である。

14. ネヴィルは生まれつき重度の聴覚障害を負った10人を被験者として詳細な研究をおこなった。被験者の平均年齢は30歳。年齢およびジェンダーを彼らと対応させた、聴覚に障害を持たない定型発達者の対照グループを用意し、比較をおこなっている。ネヴィルのチームは、被験者に傍中心窩視野を測る目的で設計された課題を与えた。この課題では、点滅する黄色の円が画面に示される。すばやく点滅する円もあるが、たいていの円はもっとゆっくり点滅する。被験者は、高速で点滅する円（そう頻繁に現れるわけではない）が目に入ったときにボタンを押すよう求められる。円はスクリーンの中央に出現することもあるし、両サイド、つまり傍中心窩の視野に現れることもある。その結果、円が周辺に出現したときは、聴覚障害を持った被験者のほうが、定型発達者の対照グループよりも正確に検知できることが判明した。もっとも、聴覚障害者がみな手話になじんでおり、彼らの視覚経験が対照グループのそれと違って、中心から外れた位置にある情報に日頃から慣らされていることを思えば、この発見は予想の範疇とも言える。最も驚かされるのは、中心から外れた場所に円が出現したとき、耳から入った情報を最初に捉える「一次聴覚野」が活性化することがはっきりと確認されたことだ。この現象は聴覚障害者にしか見られなかった。耳が正常に聞こえる被験者の場合、視覚的なインプットがあっても一次聴覚野の活性化は一切確認されなかったのである。以下を参照：G. D. Scott, C. M. Karns, M. W. Dow, C. Stevens, H. J. Neville, "Enhanced Peripheral Visual Processing in Congenitally Deaf Humans Is Supported by Multiple Brain Regions, Including Primary Auditory Cortex," *Frontiers in Human Neuroscience* 2014: 8 (March): 1-9; doi:10.3389/fnhum.2014.00177

15. 従来は、腎臓学よろしく脳を地図に見立て、各々の脳の領域には固定の機能が備わっており、それらが変更されることはないと考えるのが普通だったが、この研究はその神話に終止符を打つものとなった。

16. 神経可塑性というアイデアは、これまで心理学の世界で神聖視されてきた仮定にまとめて異議を唱えるものだった。たとえば、成人初期には人格が固定し、

ヨギたちは今日でも密かに修練を積むために人里離れた場所を探し求めている。伝統的にはヨガの実践に必要なのは師（つまり「グル」）ひとりと生徒ひとりであって、ヨガスタジオのグループレッスンとは異なる。そしてまた、現代のヨガにおいて典型的な道具立てとなっている一連のポーズも、重要な点で伝統的なヨガの実践とは異なっている。直立した姿勢というのは近年発明されたものだし、種々のポーズの型はヨーロッパ人がおこなってきたエクササイズの型を借り受けたものだ。自然の中で実践をおこなうヨギたちは、プラーナヤーマと呼ばれる呼吸法により重きをおいており、それによって心を鎮め、瞑想状態を惹起しようとする。現代のヨガのプログラムは長時間座ったまま瞑想するため（ヨガのアサナの本来の目的はこれである）のものではなく、フィットネスのために設計されたものなのだ。以下を参照：William Broad, *The Science of Yoga* (New York: Simon & Schuster, 2012).／ウィリアム・J・ブロード『ヨガを科学する』晶文社、2013年

6. Richard J. Davidson and Daniel J. Goleman, "The Role of Attention in Meditation and Hypnosis: A Psychobiological Perspective on Transformations of Consciousness," *International Journal of Clinical and Experimental Hypnosis* 25:4 (1977): 291-308.
7. David Hull, *Science as a Process* (Chicago: University of Chicago Press, 1990).
8. Joseph Schumpeter, *History of Economic Analysis* (New York: Oxford University Press, 1996), p.41.／ヨゼフ・シュンペーター『経済分析の歴史』岩波書店、2005年
9. 当時は神経科学という分野の形成期だったが、その頃、研究の主要な題材となっていたのは動物であって人間ではなかった。神経科学学会の最初の会議が開かれたのは1971年のことで、リッチーが最初に出席したのは第5回目の会議ということになる。
10. E. L. Bennett et al., "Rat Brain: Effects of Environmental Enrichment on Wet and Dry Weights," *Science* 163:3869 (1969): 825-26. www.sciencemag.org/content/163/3869/825.short. いまや、こうした脳の成長過程において新しいニューロンが誕生することも判明している。
11. 音楽トレーニングがいかに脳を形成するかという点に関して近年もたらされた知見については、以下の文献を参照されたい。C. Pantev and S. C. Herholz, "Plasticity of the Human Auditory Cortex Related to Musical Training," *Neuroscience Biobehavioral Review* 35:10 (2011): 2140-54; doi:10.1016/j.neubiorev.2011.06.010; S. C. Herholz and R. J. Zatorre, "Musical Training as a Framework for Brain Plasticity: Behavior, Function, and Structure," *Neuron* 2012:76(3): 486-502; doi:10.1016/j.neuron.2012.10.011
12. T. Elbert et al., "Increased Cortical Representation of the Fingers of the Left Hand in String Players," *Science* 270: 5234 (1995): 305-7; doi:10.1126/science.270.5234.305. 音楽トレーニングが脳に与えるインパクトを調べた研究の中でも、とりわけ大きな反響を呼んだのが、バイオリニスト6人、チェリストふたり、ギタリストひとりに、非音楽家6人からなる対照グループを

定されていた。といっても、その機能についてはほとんど知られていなかったが。それから40年を経て、同定可能な神経伝達物質はいまや100を越えている。機能のリストにも膨大な細目が加わり、物質間の複雑な相互作用についても非常に多くのことがわかっている。

18. このとき、ダンは社会科学研究会議の奨学金を受けて、アジアの精神的伝統に見られる心理学体系を研究することになっていた。
19. このマインドフルネスの定義はニヤナポニカに由来するものである：*The Power of Mindfulness* (Kandy, Sri Lanka: Buddhist Publication Society, 1986).
20. シェイラ・ウェラーの「あの夏、突然に」（ヴァニティ・フェア誌、2012年7月号）からルリア・カステル・ディキンソンの言葉を引用した。神経学者のオリヴァー・サックスも、さまざまなドラッグを介した自身の冒険について同じようなことを書いている。「瞑想や同様の恍惚を引き起こすテクニックを用いてトランス状態に入っていける人間もいる。しかし近道したいのならドラッグだ。間違いなく思うさまトランス状態に入ることができる」（ニューヨーカー誌、2012年8月27日号）。ドラッグは変性意識を誘引することはできるが、変性特質の獲得の役には立たない。

3——瞑想の「あと」は次の「あいだ」の「まえ」

1. 健康と不健康。これを学問的に言い直せば、それぞれ「浄心所」と「不善心所」ということになる。
2. ニヤナポニカの本名はジーグムント・フィニガーという。1901年、ユダヤ人としてドイツに生まれたフィニガーは20代の頃にはすでに仏教徒になっており、いまひとりのドイツ生まれの仏教徒、ニヤーナティロカ・テーラ（アントン・グエト）の論文を読んでとりわけ刺激を受けていた。ヒトラーが台頭してくると、フィニガーは当時のセイロンへ渡り、ニヤーナティロカのいるコロンボ近郊の僧院に加わった。ニヤーナティロカは悟りの境地に達した（阿羅漢となった）という評価を得ていたビルマの仏僧の下で瞑想の修行を積んだ経験があったが、ニヤナポニカもまたのちに、伝説的なビルマの瞑想導師であり学僧であったマハーシ・サヤドーの下で学ぶことになる。マハーシ・サヤドーはムニンドラの師となった人物である。
3. この講義は学生以外の人間をも数多く惹きつけた。その中には、のちにロータスを創業し、ソフトウェアの世界で最初期の成功者となったミッチ・ケイパーもいる。
4. このときのもうひとりの助手が、のちに華々しいキャリアを築くことになるショシャーナ・ズボフである。ズボフはハーバード・ビジネススクールの教授となり、*In The Age of the Smart Machine* (Basic Books, 1989) などの著書を発表している。また、学生の中にはジョエル・アクリアリーがいた。彼はジミー・カーター政権のメンバーとなり、国務省に対してダライ・ラマの入国を許可するように働きかけ、ダライ・ラマの初訪米に大きく貢献している。
5. 数えきれないほど多くの人が近代的な施設でヨガに励んでいるが、それはアジアのヨギたちが採用している標準的な方法を正確に写し取ったものではない。

烈な批判を浴び、世間の関心を集めていた。チョムスキーが指摘したのは、たとえば犬はどれほど人間の言語を聞かされようと、あるいはどれほど褒美を与えられようと、人の言葉を話すようにはならないということだった。一方で、人間の赤ん坊であれば、とりたてて強化などなくとも言葉を話すようになる。このことは、言語の習得においては連合学習ではなく遺伝的な認知能力が主導的役割を果たしていることを示唆している。リッチーはゼミでプレゼンをおこなうにあたって、スキナーの著作に対するチョムスキーの批判を繰り返すことになった。その後リッチーは、主任教授が絶えず自分をやっつけてやろうと働きかけているような気がしてならなかったし、なんなら自分を学部から追放しようとしているのではないかとすら考えるようになった。あのゼミのせいで、リッチーは少々おかしくなってしまったのだ——なにせ、朝の3時に主任教授の研究室に忍び込んで鳩を解放してやることまで妄想していたのだから。以下を参照：Noam Chomsky, "The Case Against Behaviorism," *New York Review of Books*, December 30, 1971.

11. リッチーの論文指導教官のジュディス・ロディンは、自身がコロンビア大学で博士号を取得したばかりだった。その後、心理学の分野で目覚ましいキャリアを積み重ねていったロディンは、やがてイエール大学総合学術大学院の学部長、ペンシルベニア大学の副学長を経て、同大学でアイビーリーグの大学では初となる女性の学長に就任した。これを書いている現在は、ロックフェラー財団会長からの退任を目前に控えているところである。
12. まさにそうした方法を習得するために、リッチーはニューヨーク市立大学シティカレッジで教鞭をとっていたジョン・アントローバスに頼った。当時、リッチーはアントローバスの研究室に入り浸っていたが、そこは自分の学科の雰囲気に耐えかねた彼にとっては隠れ家のような場所だったのだ。
13. Daniel Goleman, *Emotional Intelligence* (New York: Bantam, 1995).／ダニエル・ゴールマン『EQ こころの知能指数』講談社+α文庫、1998年
14. William James, *The Varieties of Religious Experience* (CreateSpace Independent Publishing Platform, 2013), p.388.／ウィリアム・ジェイムズ『宗教的経験の諸相』岩波文庫、1969年
15. フロイトとロランについては以下を参照：Sigmund Freud, *Civilization and Its Discontents*（『フロイト全集第20巻』所収「文化の中の居心地の悪さ」、岩波書店）。しかしながら後年、超越的な経験はアブラハム・マズローの理論に「至高経験」という用語で取り入れられることになる。1970年代にはマズローの提唱する人間性心理学の運動はすでに下火になっていたが、今度はその末端で新しい運動が胎動しつつあった。「トランスパーソナル心理学」である。変性意識について初めて本格的に取り上げたのはこの流派だった（ダンはトランスパーソナル心理学会の初期の会長を務めている）。ダンが瞑想に関する最初の論文を発表したのはThe Journal of Transpersonal Psychology。
16. Charles Tart, ed., *Altered States of Consciousness* (New York: Harper & Row, 1969).
17. あの時代の幻覚剤をめぐる興奮と文化的な好奇心は、ある意味では脳科学が進展し、神経伝達物質についての知識が何年にもわたって蓄積されてきたことによって生まれたものだ。1970年代の初頭には何十もの神経伝達物質が同

ルで初めて実施されたマインドフルネスと心の知能のコースの企画にも携わっている。

4. もちろん、こうした文献には非現実的すぎてまともに取り合うことのできない部分もある。とりわけ超自然的な力の獲得について書かれた箇所がそうで、パタンジャリが編纂した『ヨーガ・スートラ』にも酷似した記述がある。これらの文献では、たとえば遠方の音を聞き取るといったような「パワー」を、スピリチュアルな重要性を持たないものだとして退けている。実際、ラーマーヤナのようなインドの叙事詩でも、悪人として描かれるのは幾年にもおよぶ厳しい瞑想修行を経てそのようなパワーを身につけた者たちだ。ただし、彼らは他者を気づかう倫理的な枠組みを持ち合わせていない。だからこそ悪人なのである。
5. 以下を参照：Daniel Goleman, "The Buddha on Meditation and States of Consciousness, Part I: The Teachings," *Journal of Transpersonal Psychology* 4:1 (1972): 1-44.
6. Daniel Goleman, "Meditation as Meta-Therapy: Hypotheses Toward a Proposed Fifth Stage of Consciousness," *Journal of Transpersonal Psychology* 3:1 (1971): 1-25. 約40年後のいま、改めてこの論文を読んだダンは、その素朴さに赤面すると同時に、いくつかの点ではその先見性に誇らしさも感じている。
7. B. K. Anand et al., "Some Aspects of EEG Studies in Yogis," *EEG and Clinical Neurophysiology* 13 (1961): 452-56. この論文はひとつの事例報告にすぎない。加えて、コンピュータによるデータ解析が発展するはるか以前に発表されたものだという問題点もある。
8. スキナー心理学の標語「徹底的行動主義」とは、あらゆる人間の活動は刺激（有名な例はパブロフの実験におけるベルの音）とそれに対する反応（犬はベルに反応して唾液を出す）、およびその強化（初期段階で餌を与えることで反応が強化される）という一連の過程（連合学習）の結果として説明できるという立場を示したものである。
9. リッチーが所属していた学科の主任教授は、ハーバードで当のB・F・スキナーの下で博士号を取得した人物で、条件づけによって鳩にトレーニングを施す研究をニューヨーク大学に持ち込んだ。おかげで研究室は鳩のケージでいっぱいだった。主任教授は行動主義者の見解に忠実だったばかりか、リッチーからすれば、狂信的とは言わないまでも、おそろしく頑固だった。その時代、行動主義は名だたる大学の心理学科の大半を占拠していたが、それは実験研究を通じて心理学をより「科学的」なものにしようという、当時の心理学研究の一般的趨勢を反映したものだった。そこには一大勢力をなしていた精神分析理論（実験よりも臨床事例に重きを置く学派）への対抗という意味合いがあった。
10. 4年生のときに主任教授の下で優等学位論文を書くためのゼミが設けられたが、リッチーはその教科書が1957年に刊行されたスキナーの『言語行動』であることを知って戦慄した。同書は、あらゆる人間の習慣は強化を通じて習得されるもので、言語こそその好例であると主張するものだった。さかのぼること数年、スキナーのその著作はMITの言語学者ノーム・チョムスキーから苛

注

1――深い道、広い道

1. 教授がここで言及していたのは、おそらくトゥレット症候群の患者がしばしばまくし立てるように口にする意味のない間投詞のことで、強迫性障害のそれではないだろう。しかし1970年代前半には、臨床心理学においてトゥレット症候群という診断がくだされることは、まだそれほど多くはなかった。
2. www.mindandlife.org
3. Daniel Goleman, *Destructive Emotions: How Can We Overcome Them?* (New York: Bantam, 2003).／ダニエル・ゴールマン『なぜ人は破壊的な感情を持つのか』アーティストハウスパブリッシャーズ、2003年。併せてwww.mindandlife.orgも参照。
4. その研究室の責任者は、生理学の教授デヴィッド・シャピロだった。研究チームにはジョン・カバットジンもいて、彼は程なく、現在の「マインドフルネス・ストレス低減法」の指導を開始することになる。リチャード・サーウィットもチームの一員だった。当時はマサチューセッツ・メンタルヘルスセンターで心理学のインターンをしていたが、のちにデューク大学の医学部で精神および行動医療部門の教授となる。デヴィッド・シャピロはハーバードを去ってUCLAの教授陣に加わり、そこで他のテーマと並行して、ヨガがもたらす生理学的効果について研究することになった。
5. 論文検索に用いたキーワードは、瞑想、マインドフルネス瞑想、慈悲の瞑想、ラビングカインドネス瞑想（慈愛の瞑想）、である。

2――いにしえの手がかり

1. ニーム・カロリ・ババの変幻自在な感覚について、彼を知る西洋人が記した書籍としては以下のものがある。Parvati Markus, *Love Everyone: The Transcendent Wisdom of Neem Karoli Baba Told Through the Stories of the Westerners Whose Lives He Transformed* (San Francisco: HarperOne, 2015).
2. Mirka Knaster, *Living This Life Fully: Stories and Teachings of Munindra* (Boston: Shambhala, 2010).
3. マハラジに追随した人々も、こうした瞑想者の一群につけ加えられるだろう。たとえばクリシュナ・ダス、それにラム・ダスその人である。ゴエンカの講習の参加者では、シャロン・サルツバーグ、ジョン・トラヴィス、ウェス・ニスカーといった人々が、のちにヴィパッサナー瞑想の講師となっている。もうひとりの参加者であるミラバイ・ブッシュはのちに「センター・フォー・コンテンプラティブ・マインド・イン・ソサエティー」を設立した。これは大学レベルでの瞑想教育促進を目的とした組織である。ミラバイは、グーグ

■著者紹介

ダニエル・ゴールマン（Daniel Goleman, PhD）

心の知能指数（EQ）をテーマとする数々のベストセラーで知られる。ハーバードの大学院に在学中、２年間インドに滞在したことをきっかけに、長年瞑想に関心を抱いてきた。心理学者として、脳と行動科学に関する記事を長年にわたりニューヨーク・タイムズ紙に寄稿している。主な著書に、ベストセラーとなった『EQ こころの知能指数』（講談社）、『EQリーダーシップ 成功する人の「こころの知能指数」の活かし方』『SQ生きかたの知能指数』（日本経済新聞出版社）などがある。

ホームページ　Daniel Goleman.info
フェイスブック　DanielGoleman
ツイッター　@DanielGolemanEI

リチャード・J・デビッドソン（Richard J. Davidson, PhD）

ウィスコンシン大学マディソン校客員研究教授。専門は心理学と精神医学。同校で脳の研究をおこなうかたわら、〈健やかな心センター〉を創設。これまでに320本を超える論文と、14冊の単行本を執筆しており、『心を整えれば、シンプルに生きられる：１日５分の「マインドフルネス」習慣 』『脳には、自分を変える「６つの力」がある。』（三笠書房）などがある。

ホームページ　RichardJDavidson.com

■訳者紹介

藤田美菜子（ふじた・みなこ）

早稲田大学第一文学部卒。出版社で雑誌・書籍の編集に携わり、その後フリーランスの編集者・翻訳者に。訳書に『ツイン・ピークス　ファイナル・ドキュメント』『ツイン・ピークス　シークレット・ヒストリー』（いずれもKADOKAWA）、『北朝鮮を撮ってきた！』（原書房）、『炎と怒り』（共訳、早川書房）などがある。

2018年８月２日 初版第１刷発行

フェニックスシリーズ ⑮

心《こころ》と体《からだ》をゆたかにするマインドエクササイズの証明《しょうめい》

著　者　ダニエル・ゴールマン、リチャード・J・デビッドソン
訳　者　藤田美菜子
発行者　後藤康徳
発行所　パンローリング株式会社
〒160-0023　東京都新宿区西新宿 7-9-18　6階
TEL 03-5386-7391　FAX 03-5386-7393
http://www.panrolling.com/
E-mail　info@panrolling.com
装　丁　パンローリング装丁室
印刷·製本　株式会社シナノ

ISBN978-4-7759-4199-7